栄養科学シリーズ

NEXT
Nutrition, Exercise, Rest

公衆栄養学

酒井 徹・郡 俊之・中本真理子／編　第7版

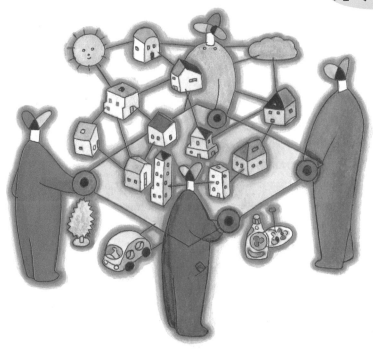

講談社

シリーズ総編集

木戸　康博　甲南女子大学医療栄養学部医療栄養学科　教授
宮本　賢一　龍谷大学農学部食品栄養学科　教授

シリーズ編集委員

河田　光博　京都府立医科大学名誉教授
桑波田雅士　京都府立大学大学院生命環境科学研究科　教授
郡　　俊之　甲南女子大学医療栄養学部医療栄養学科　教授
塚原　丘美　名古屋学芸大学管理栄養学部管理栄養学科　教授
渡邊　浩幸　高知県立大学健康栄養学部健康栄養学科　教授

執筆者一覧

市川　知美　広島女学院大学人間生活学部管理栄養学科　教授(5.6 ～ 5.10)
岩橋　明子　帝塚山大学現代生活学部食物栄養学科　准教授(5.1)
岡本　尚子　大阪樟蔭女子大学健康栄養学部健康栄養学科　専任講師(5.2，5.3)
河嶋　伸久　京都光華女子大学健康科学部健康栄養学科　准教授(9.2H)
幸林　友男　千里金蘭大学名誉教授(4.3)
郡　　俊之＊甲南女子大学医療栄養学部医療栄養学科　教授(6，付録2)
後藤　千穂　名古屋文理大学健康生活学部健康栄養学科　教授(5.4)
小西　香苗　昭和女子大学食健康科学部管理栄養学科　准教授(8)
齊藤　曜子　京都光華女子大学健康科学部健康栄養学科　准教授(9.1)
酒井　　徹＊徳島大学大学院医歯薬学研究部実践栄養学分野　教授(1，4.2，9.2イントロ)
猿倉　薫子　相模女子大学栄養科学部健康栄養学科　准教授(3.1，3.2)
鹿内　彩子　青森県立保健大学健康科学部栄養学科　教授(4.1ABC)
首藤　恵泉　岡山県立大学保健福祉学部栄養学科　准教授(4.1DE)
鈴木　太朗　龍谷大学農学部食品栄養学科　専任講師(3.3，付録1)
竹市　仁美　神戸女子大学家政学部管理栄養士養成課程　教授(2)
妻木　陽子　広島女学院大学人間生活学部管理栄養学科　准教授(4.4)
長幡　友実　京都府立大学大学院生命環境科学研究科　准教授(5.5)
中本　晶子　徳島大学大学院医歯薬学研究部実践栄養学分野　助教(9.2A ～ F)
中本真理子＊徳島大学大学院医歯薬学研究部実践栄養学分野　講師(7)
福村　智恵　大阪公立大学大学院生活科学研究科　准教授(9.2Gcd)
矢澤　彩香　大阪公立大学大学院生活科学研究科　准教授(9.2Gab)
ロシニョーリ(中森)正代　京都華頂大学現代家政学部食物栄養学科　准教授(3.4，5.11)

(五十音順，＊印は編者，かっこ内は担当章・節・項)

第7版 まえがき

　日本人の平均寿命は，男女とも80歳を超え，世界でもトップクラスに位置している．また，疾患別年齢調整死亡率の推移をみても，全体として低下傾向を示しており，世界でも有数の健康な国である．一方，国民医療費はここ最近毎年1兆円ずつ増加し，2009年には国民所得に対する比率が10%を超え，2019年には11.06%と国家財政を逼迫している．国民医療費が増加する要因の一つとして，少子・超高齢社会があげられる．編者らの学生時代と現在の社会情勢はさほど変化をしていないと思っていたが，65歳以上の高齢人口の割合は，2020年には28.6%となっていた．将来推計人口によると2065年には，国民の4割が65歳以上の高齢者に該当するとしている．

　少子高齢化が進む中，医療を必要としない健康な状態でいられる期間をできるだけ延長することが，国民医療費や個々人の健康を考えるうえでとりわけ重要な課題といえる．健康状態はさまざまな要因によって規定されているが，栄養とのかかわりは大きい．適切なエネルギーを摂取して，適度な運動を行うことで肥満症は予防できるが，現実の肥満者の割合を見てみると体重管理がうまくいっていないことがうかがえる．栄養や運動の重要性がわかっていても行動変容まで行き着くことが困難であることを示すよい例である．食の専門家である管理栄養士・栄養士は，疾患の一次予防のために，集団レベルで食生活における問題点を抽出し，その問題解決のために食環境を含めた総合的かつ横断的な計画・施策を立案し実施する能力，そしてその実施計画に対して適切な評価を行える能力が求められている．

　今回の改訂では，これまでのNEXTシリーズの編集方針を踏まえ「管理栄養士国家試験出題基準」に準拠しつつ，各種データの更新，9章公衆栄養プログラムの展開を再整理した．本書では，公衆栄養学分野でどのような統計を使うかについての基礎知識も，例題を用い平易に解説している．

　栄養改善のプロとして活躍する管理栄養士・栄養士の基礎づくりに本書が貢献できれば，編者としてこの上ない喜びである．最後に講談社サイエンティフィク関係諸氏，ご執筆いただいた先生方に深く感謝いたします．

　　2023年1月

編者　酒井　　徹
　　　郡　　俊之
　　　中本真理子

栄養科学シリーズ NEXT
新期刊行にあたって

　「栄養科学シリーズNEXT」は，"栄養Nutrition・運動Exercise・休養Rest"を柱に，1998年から刊行を開始したテキストシリーズです．2002年の管理栄養士・栄養士の新カリキュラムに対応し，新しい科目にも対応すべく，書目の充実を図ってきました．新カリキュラムの教育目標を達成するための内容を盛り込み，他の専門家と協同してあらゆる場面で健康を担う食生活・栄養の専門職の養成を目指す内容となっています．一方，2009年，特定非営利活動法人日本栄養改善学会により，管理栄養士が備えるべき能力に関して「管理栄養士養成課程におけるモデルコアカリキュラム」が策定されました．本シリーズではこれにも準拠するべく改訂を重ねています．

　この度，NEXT草創期のシリーズ総編集である中坊幸弘先生，山本茂先生，およびシリーズ編集委員である海老原清先生，加藤秀夫先生，小松龍史先生，武田英二先生，辻英明先生の意思を引き継いだ新体制により，時代のニーズと栄養学の本質を礎にして，改めて，次のような編集方針でシリーズを刊行していくこととしました．

- ・各巻ごとの内容は，シリーズ全体を通してバランスを取るように心がける
- ・記述は単なる事実の羅列にとどまることなく，ストーリー性をもたせ，学問分野の流れを重視して，理解しやすくする
- ・レベルを落とすことなく，できるだけ平易にわかりやすく記述する
- ・図表はできるだけオリジナルなものを用い，視覚からの内容把握を重視する
- ・4色フルカラー化で，より学生にわかりやすい紙面を提供する
- ・管理栄養士国家試験出題基準(ガイドライン)にも考慮した内容とする
- ・管理栄養士，栄養士のそれぞれの在り方を考え，各書目の充実を図る

　栄養学の進歩は著しく，管理栄養士，栄養士の活躍の場所も益々グローバル化すると予想されます．最新の栄養学の専門知識に加え，管理栄養士資格の国際基準化，他職種の理解と連携など，新しい側面で栄養学を理解することが必要です．本書で学ばれた学生達が，新しい時代を担う管理栄養士，栄養士として活躍されることを願っています．

シリーズ総編集　　木戸　康博

宮本　賢一

公衆栄養学 第7版 —— 目次

1. 公衆栄養学の概念 ·········· 1

1.1 人間集団を対象とする栄養学 ············· 1
1.2 疾病予防のための栄養学 ············· 2
1.3 超高齢社会と健康・栄養問題 ············· 8
1.4 わが国の食料需給 ············· 10
1.5 食環境の変化 ············· 13
1.6 保健・医療・福祉・介護システムと公衆栄養 ············· 16
　　A. 生態系保全のための公衆栄養活動 ············· 16
　　B. 地域づくりのための公衆栄養活動 ············· 17
　　C. ヘルスプロモーションのための公衆栄養活動 ············· 17
　　D. 自己管理能力(エンパワーメント)のための公衆栄養活動 ············· 18
　　E. 疾病予防のための公衆栄養活動 ············· 18
　　F. 少子高齢社会における健康増進 ············· 19

2. 公衆栄養の歴史 ············· 21

2.1 諸外国の歴史 ············· 21
2.2 日本の歴史 ············· 21
　　A. 脚気予防から始まった日本の公衆栄養活動 ············· 21
　　B. 学校給食の誕生・終戦後の栄養士養成 ············· 22
　　C. 栄養士法，栄養改善法の生まれた第二次世界大戦後の混乱期 ········· 22
　　D. 管理栄養士制度ができた復興時代(1956 ～ 1965 年) ············· 25
　　E. 健康・体力づくり時代(1966 ～ 1977 年) ············· 25
　　F. 第 1 次健康づくり対策時代(1978 ～ 1987 年) ············· 26
　　G. 第 2 次健康づくり対策時代(1988 ～ 1999 年) ············· 26
　　H. 第 3 次国民健康づくり対策時代(2000 ～ 2012 年) ············· 27
　　I. 第 4 次国民健康づくり対策時代(2013 年～現在) ············· 28

3. 食生活と栄養問題の変遷と現状 ············· 30

3.1 食生活の変遷 ············· 30
　　A. 穀類に偏った明治～第二次世界大戦前の食生活 ············· 30
　　B. 飢餓と栄養欠乏の戦後混乱期 ············· 30
　　C. 経済成長期の食生活 ············· 32
　　D. 近年の食生活 ············· 33
　　E. 料理・食事パターン ············· 34
　　F. 食生活の変化 ············· 35
3.2 エネルギーと栄養素摂取量の変遷 ············· 35
　　A. エネルギー摂取量 ············· 35
　　B. 炭水化物，脂質およびタンパク質摂取量 ············· 36

   C. カルシウム摂取の努力が必要··37
   D. 気を抜けない食塩摂取量···37
  3.3 国民健康・栄養調査の結果の概要···38
  3.4 諸外国の健康・栄養問題の現状と課題···40

4. わが国の栄養問題の現状と課題··51
  4.1 食生活と循環器疾患··51
  4.2 食生活とがん··63
  4.3 食生活と貧血・骨粗鬆症···68
  4.4 食生活とアレルギー··70

5. 栄養政策···73
  5.1 中央行政と地方行政··73
  5.2 栄養関係法規··76
   A. 健康増進法··77
   B. 食育基本法··77
   C. 栄養士法··79
   D. 調理師法··81
   E. 地域保健法··81
   F. 母子保健法··83
   G. 学校給食法··83
   H. 高齢者の医療の確保に関する法律··83
   I. 学校教育法··84
   j. 食品表示法··84
  5.3 管理栄養士・栄養士制度と職業倫理···88
  5.4 健康増進法に基づく事業···90
   A. 特別用途食品と特定保健用食品···90
   B. 国民健康・栄養調査··92
   C. 特定給食施設··95
  5.5 健康日本 21（第二次）··97
  5.6 食生活指針··103
  5.7 健康づくりのための身体活動指針···105
  5.8 健康づくりのための休養指針··107
  5.9 健康づくりのための睡眠指針··107
  5.10 食事バランスガイド···108
  5.11 諸外国の健康・栄養政策··110
   A. 公衆栄養活動に関係する国際的な栄養行政···110
   B. 諸外国の健康・栄養政策：米国の健康栄養政策···113

6. 栄養疫学···120
  6.1 栄養疫学の概要··120
  6.2 曝露情報としての食事摂取量··121
   A. 食物と栄養素··121
   B. 食事の個人内変動と個人間変動···121
   C. 日常的な，平均的な食事摂取量···122

　　6.3　食事摂取量の測定方法···123
　　　　A.　食事記録法···124
　　　　B.　24時間思い出し法···125
　　　　C.　食物摂取頻度調査法···125
　　　　D.　食事歴法···127
　　　　E.　陰膳法···127
　　　　F.　食事摂取量を反映する生化学的指標·····································127
　　　　G.　食事摂取量を反映する身体計測値·····································128
　　6.4　総エネルギー摂取量が栄養素摂取量に及ぼす影響··················128
　　　　A.　栄養素密度法···129
　　　　B.　残差法···129
　　6.5　疫学の指標と研究デザイン···131
　　　　A.　疾病の頻度や生死に関する指標·····································131
　　　　B.　曝露による効果の評価に関する指標·····································132
　　6.6　疫学の方法···133
　　　　A.　疫学調査の手順···133
　　　　B.　疫学研究の方法···133

7.　公衆栄養活動に必要な統計学 ···138

　　7.1　管理栄養士・栄養士と統計学···138
　　7.2　データ解析の基本···138
　　　　A.　データと変数···139
　　　　B.　標本と母集団···139
　　　　C.　信頼区間···140
　　　　D.　変数の種類と尺度···141
　　　　E.　データの分布とその特徴·····································142
　　7.3　統計的検定の基本···144
　　　　A.　帰無仮説と対立仮説···144
　　　　B.　統計的に有意とはどういうことか·····································145
　　　　C.　検定の種類···145
　　7.4　検定の選択方法···146
　　7.5　統計の実際···147
　　　　A.　例1.　週2回のエアロビクス体操は，肥満男性のBMIを
　　　　　　　　変化させるか？（対応のある2群の検定）··················147
　　　　B.　例2.　苦みを感じやすい子と感じにくい子では，野菜を食べる量に
　　　　　　　　違いがあるのか？（対応のない2群の検定）··················147
　　　　C.　例3.　大豆イソフラボンをより多く摂取している人は血糖値が
　　　　　　　　低いのか？（対応のない3群以上の検定）··················148
　　　　D.　例4.　男女で喫煙習慣は違うのか？（比率の差の検定）··················149
　　　　E.　例5.　体を動かすことと筋肉量は関連するか？（相関）··················149
　　　　F.　例6.　1日の運動量から全身の筋肉量を予測できるか？（回帰分析）···150
　　　　G.　例7.　複数の要因の影響を除いた結果が知りたい（多変量解析）······151

8.　地域栄養マネジメント ···152

　　8.1　公衆栄養マネジメント···152

    8.2 　公衆栄養アセスメント･･････････････････････････････････････ 154
        A. 　公衆栄養アセスメントの目的と方法･･････････････････ 154
        B. 　日本人の食事摂取基準の地域集団への活用･･････････････ 155
        C. 　食事改善の計画と実施･････････････････････････････ 160
        D. 　食事摂取基準（2020 年版）の特徴と改定のポイント ･････ 161
        E. 　社会調査法･･ 162
        F. 　既存資料の活用････････････････････････････････････ 163
    8.3 　公衆栄養プログラムの目標設定････････････････････････ 165
        A. 　改善課題の抽出と短期・中期・長期目標･･･････････････ 165
        B. 　改善課題に基づく改善目標の設定･･･････････････････ 167
    8.4 　公衆栄養プログラム計画･････････････････････････････ 167
    8.5 　公衆栄養プログラムの実施･･･････････････････････････ 169
        A. 　地域社会資源の管理･･･････････････････････････････ 169
        B. 　プログラム実施と関係者・機関の役割････････････････ 170
        C. 　コミュニケーションの管理･････････････････････････ 170
    8.6 　公衆栄養プログラムの評価･･･････････････････････････ 171

9. 公衆栄養プログラムの展開 ･･････････････････････････ 173

    9.1 　都道府県，保健所設置市および特別区，市町村における行政栄養士の
        役割･･ 173
        A. 　組織体制の整備････････････････････････････････････ 174
        B. 　健康・栄養課題の明確化と PDCA サイクルに基づく施策の推進 ･･･ 175
        C. 　生活習慣病の発症予防と重症化予防の徹底のための施策の推進･･････ 175
        D. 　社会生活を自立的に営むために必要な機能の維持および向上のための
           施策の推進･･ 176
        E. 　食を通じた社会環境の整備の促進･･･････････････････ 176
    9.2 　公衆栄養プログラムの展開例････････････････････････ 178
        A. 　健康づくり・食育（食環境づくり）･･･････････････････ 178
        B. 　在宅療養，介護支援（高齢期を中心としたプログラム）････ 182
        C. 　健康・食生活の危機管理と食支援････････････････････ 185
        D. 　地域栄養ケアのためのネットワークづくり････････････ 188
        E. 　栄養成分表示の活用･･･････････････････････････････ 191
        F. 　健康づくりのための外食料理の食環境整備･････････････ 193
        G. 　ライフステージ別プログラム･･････････････････････ 194
        H. 　生活習慣病ハイリスク集団におけるプログラム展開･･････････ 206

付録 1 　保健統計 ･･･････････････････････････････････････ 214

付録 2 　栄養関係法規 ･････････････････････････････････ 216

付録 3 　西暦・元号対照表 ･････････････････････････････ 223

参考書，報告書･･ 224
索引･･ 225

1. 公衆栄養学の概念

1.1 人間集団を対象とする栄養学

　公衆栄養学は，人間集団の健康問題が栄養素，食物，食生活および食習慣などの栄養学的な要因とどのように関係するのかを明らかにし，その知見を疾病予防・健康増進に役立てることを目的とした学問である．

　現在，日本人の約5割は，がん（悪性新生物），心臓病（心疾患），および脳血管疾患により死亡する．これら疾患に対する栄養的な要因のかかわりが明らかになれば，その知見を基として疾病予防を講じることが可能である．食塩の過剰摂取は血圧の上昇と関連していることは今日ではよく知られたことであるが，これらの関連性が判明したのは1950年代である．そのきっかけとなったのは，高血圧や脳卒中が多い地域で食事調査をしてみると食塩の摂取量が多いことがわかったことである．その後，日本国内の複数の地域（第4章参照）あるいは世界のさまざまな国で食塩摂取量と血圧との関連が調べられ，両者の間で関連性（相関）があることがわかり，血圧コントロールにおける食塩摂取の重要性が示された．日本でも減塩運動により食塩の摂取量は以前に比べ減少し，1975年では1日あたり14.0 gであった食塩摂取量が2019年では9.7 gまでに低下している．また，食塩摂取の減少だけが原因ではないが，1975年以前は死因別死亡率で最も多かった脳血管疾患の死亡率も同様に減少がみられ，栄養改善の重要性が認識された．

1.2 疾病予防のための栄養学

A. 日本は世界でも有数の長寿の国

a. 平均寿命と平均余命

　健康のバロメーターとは，適正な体重を維持していること，血液検査に異常がないこと，体調が良好であるなどさまざまである．簡便に健康の度合いを比較できる指標として「平均寿命<ruby>寿命<rt>じゅみょう</rt></ruby>」がある．平均寿命は，生まれたばかりの0歳の子どもが，将来にわたり現在の衛生環境が保たれた場合に予想される「平均余命<ruby>余命<rt>よめい</rt></ruby>」である．平均寿命は，すべての年齢層の死亡率により影響を受ける．たとえば，平均寿命が50年の国は，ほとんどの人が50年くらいで亡くなることを意味するのではない．乳幼児死亡率が非常に高かったり，戦争などで若年者の死亡率が高い国は必然的に平均寿命が短くなる．日本人の平均寿命は戦後上昇を続け，2021年では男性81.47年，女性87.57年であり（図1.1），日本は世界で有数の長寿の国である．

図1.1　おもな諸外国の平均寿命の年次推移
1990年以前のドイツは，旧西ドイツの数値である．
［資料：簡易生命表，UN，Demographic Yearbook など］

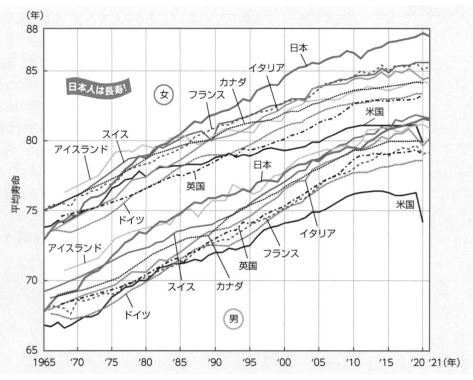

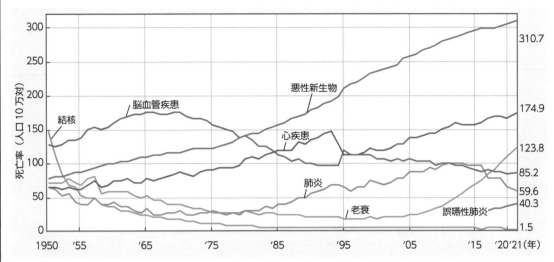

図 1.2　日本人の主要死因別にみた死亡率（人口 10 万対）の推移

2017 年の「肺炎」の低下のおもな要因は，国際疾病分類 ICD-10（2013 年版）（2017 年適用）による原死因選択ルールの明確化と考えられる．誤嚥性肺炎は 2017 年より死因順位の分類項目として追加されている．
［人口動態統計］

＊ 1939 ～ 1945（昭和 14 ～ 20）年

ICD : International Classification of Diseases

b.　死亡率と年齢調整死亡率

　人口 10 万対の死因別死亡率の年次推移（図 1.2）をみると，第二次世界大戦＊前は，肺炎や胃腸炎などの急性細菌感染，結核などの慢性細菌感染といった感染症による死亡率が高かったが，衛生状態と栄養状態の改善により激減した．第二次世界大戦後になると脳血管疾患による死亡率が最も多くなり，1970 年ころをピークに減少した．これは，減塩運動で血圧が低下したこと，栄養状態がよくなったため血管が強くなり出血性の脳血管疾患が低下したためと考えられる．その後は現在に至るまで，悪性新生物が死因別死亡率ではトップである．心疾患の死因別死亡率の推移をみてみると 1995 年に心疾患と脳血管疾患の値に大きな変動があった．これは国際疾病分類（ICD）の基準改訂によるものである．2021 年の日本の死亡総数は約 144 万人で，死亡総数に占める死亡原因の割合は，悪性新生物 26.5%，心疾患 14.9%，老衰 10.6%，脳血管疾患 7.3%，肺炎 5.1%を合わせると 64.4%となる．

　図 1.2 は人口 10 万対での主要死因別死亡率を示したものであるのに対し，図 1.3 は肺炎，心疾患，脳血管疾患および悪性新生物の年齢調整死亡率の年次推移を示したものである．図 1.2 では全体的にそれぞれの疾患の死亡率が上昇傾向であるのに対して，図 1.3 では横ばいか低下傾向を示している．それぞれの年代で日本人の人口構成は異なるので，補正をしなくてはならない．高齢者が少なく，若年者が多い人口構成であれば，多少死亡率が高くても，人口あたりの死亡率は高くならないであろう．一方，高齢者の割合が高い人口構成であれば，高齢者での死亡率が低くなっても，全体では高齢者が多いので人口あたりの死亡率は高くなる．計算に必要な基準人口については，2019 年までは「1985 年（昭和 60 年）モデル人口」を，2022 年より，「2015 年（平成 27 年）モデル人口」を用いて年齢調整死亡率を算

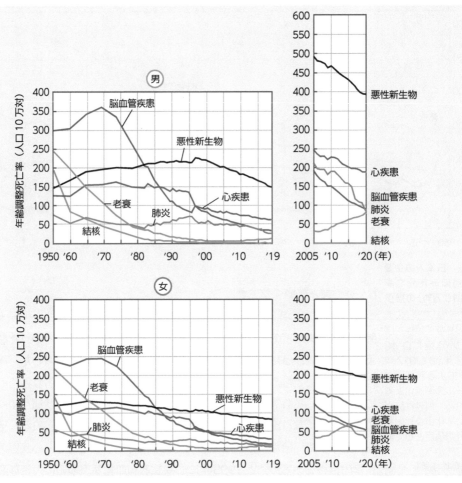

図 1.3　日本人の主要死因別にみた年齢調整死亡率（人口 10 万対）の推移

男女ともに 1950〜2019 年は基準人口が昭和 60 年モデルによる値，2005 〜 2020 年は平成 27 年モデルによる．

［人口動態統計年報，主要統計表］

定している．

　日本人の食生活は第二次世界大戦後の半世紀の間に，貧しい時代から豊かな時代へと激しく変化してきた．栄養改善により健康増進が進み，寿命の延伸というかたちで現れ，世界でも有数の長寿の国となった．すなわち，日本人の戦後から最近までの食生活は改善の方向に進んできたため，それが主要な疾患の年齢調整死亡率の低下に貢献してきた．しかし，食生活や生活様式の変化に応じて新たな問題が生じている．公衆栄養学の役割は，このような栄養上の問題を解決し，国民の健康増進を図ることにある．

　今や日本人は世界で最も健康な国民といえる．しかしこのような現状は，日本の歴史においてたかだかここ 60 年ほどの現象にすぎず，貧しい社会から豊かな社会に移行する一過性の好ましい状況にすぎないのかもしれない．現在の日本人の健康は，貧しい時代における学校給食や国民健康・栄養調査に基づいた適切な栄養指導・教育などの公衆栄養活動によって支えられてきた部分が大きい．日本

　　　　　　　　　　　　　　　　　　　　　　　　　　　　1.　公衆栄養学の概念

では，かつて世界が経験したことのない勢いで高齢化が進んだため，高齢者の健康維持という新しい課題が最重要になっている．また，生活様式もつねに変化しており，新たな問題が生じている．このような問題点の改善のためには適切な食生活が生活様式の基礎として重要である．

B. 日本における少子高齢問題

　赤字国債が毎年のように発行され，国の借金が増加しつつある．収入を支える税収が伸び悩むとともに支出では社会保障や医療費が毎年増加しており財政を逼迫させる要因の一つとなっている．その原因の一つとして少子高齢化があげられる．平均寿命が延長し高齢者が増えても，それを支える世代が増えれば問題はな

図1.4　人口ピラミッド
[総務省，人口推計]

A. 人口ピラミッドの類型

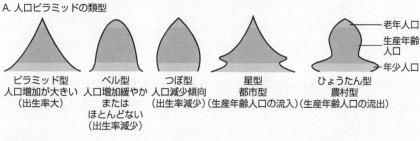

ピラミッド型	ベル型	つぼ型	星型	ひょうたん型
人口増加が大きい（出生率大）	人口増加緩やかまたはほとんどない（出生率減少）	人口減少傾向（出生率減少）	都市型（生産年齢人口の流入）	農村型（生産年齢人口の流出）

老年人口
生産年齢人口
年少人口

B. 2021年10月1日現在

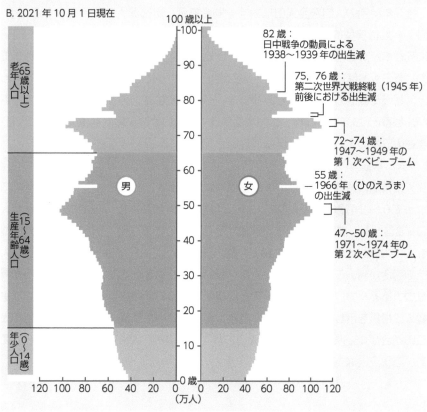

老年人口（65歳以上）
生産年齢人口（15〜64歳）
年少人口（0〜14歳）

男　女

100歳以上

82歳：
日中戦争の動員による
1938〜1939年の出生減

75, 76歳：
第二次世界大戦終戦（1945年）
前後における出生減

72〜74歳：
1947〜1949年の
第1次ベビーブーム

55歳：
1966年（ひのえうま）
の出生減

47〜50歳：
1971〜1974年の
第2次ベビーブーム

120 100 80 60 40 20 0 20 40 60 80 100 120
（万人）

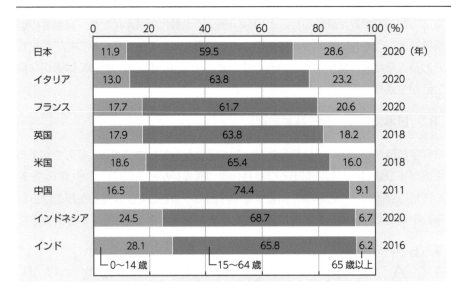

図1.5 年齢3区分別推計人口（2020）の国際比較
[資料：国立社会保障・人口問題研究所，人口の動向．日本と世界人口統計資料集2022, UN : World Population Prospects, The 2020 Revision（中位推計）]

い．問題なのは出生率が低い状態で，医療および衛生環境の向上で寿命が延長した結果，高齢者を支える世代の割合が低下し，負担が増していることである．

a. 人口ピラミッド

性，年齢別の人口を全人口に対する割合で示した図を人口ピラミッドという．図1.4 A.は典型的な人口ピラミッドの種類を示している．出生率が高く，同時に死亡率が高いときは，裾野の長いピラミッド型を示す．昭和初期までのわが国のピラミッドはこの形であった．人口増加が緩やかになり死亡率が低下してくると，ピラミッドの上部に膨らみがつき，ベル型になる．その状態に出生率の低下が加わると，つぼ型になる．この状態が続くと人口は減少傾向を示すようになる．現在の日本の人口構成はつぼ型に近い．

b. 人口構成

人口構成の特徴は，各種の人口指標によって示すことができる．人口を年齢によって0～14歳の年少人口，15～64歳の生産年齢人口，65歳以上の老年人口に3区分し，各種人口指標で評価することができる．図1.5は年齢3区分別推計人口の国際比較を示したもので，諸外国と比べても日本は65歳以上の老年人口の割合が高いことがわかる．また，経時的な変動をみてみると，年少人口が減りつつある一方，老年人口は年ごとに増えているのがわかる（図1.6）．表1.1は主要人口指標を示したものであり，老年人口指数では生産年齢人口に対する老年人口の割合が46.3%と，生産年齢人口に該当する者約2人に対し高齢者1人を支えている状況となっている．

図1.6　年齢3区分別人口構成割合の推移（1947〜2065年）

[資料：1947〜2015年は総務省統計局，国勢調査報告，2016年以降は国立社会保障・人口問題研究所，日本の将来推計人口（2017年1月推計）の中位推計値]

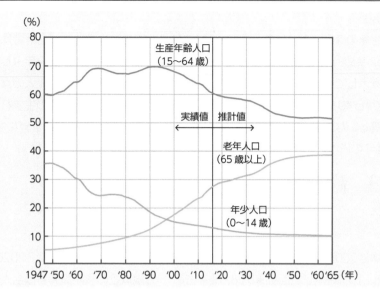

表1.1　主要人口指標の概要

人口推計（2021年10月1日現在）

種類	定義式	意味	現状
年少人口指数	年少人口/生産年齢人口 ×100	生産年齢100人が扶養する年少人口の割合	19.8
老年人口指数	老年人口/生産年齢人口 ×100	生産年齢100人が扶養する老年人口の割合	48.6
従属人口指数	（年少人口 ＋ 老年人口）/生産年齢人口 ×100	生産年齢100人が扶養する年少人口と老年人口の割合	68.5
老年化指数	老年人口/年少人口×100	人口高齢化の程度と将来予想	245.0

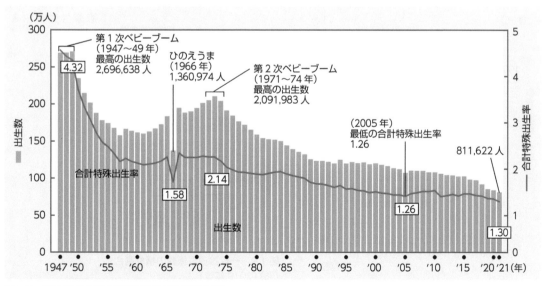

図1.7　出生数および合計特殊出生率の年次推移

[資料：厚生労働省，人口動態統計]

c. 出生率

　出生率のほうはどうであろうか．図1.7はわが国の出生数および合計特殊出生率（粗再生産率）の年次推移を示したものである．増減はあるが，1979年より低下傾向を示している．合計特殊出生率とは，その年の出生率をもとに1人の女性が15歳から49歳までの間に生む子どもの数をいう．単純に，男女児の生まれる割合が等しいなら1人の女性が2人の子どもを生めば人口の増減はない計算になる．2021年の日本における合計特殊出生率は，1.30である．

1.3 | 超高齢社会と健康・栄養問題

　日本は2007年に高齢化率*1が21.5%となり超高齢社会に突入した．2020年，65歳以上の高齢者は全人口の28.6%を占め，75歳以上の後期高齢者は全人口の約14.7%となった．国民の平均寿命が延びることは望ましいことであるが，寝たきりや障害をもたず健康的な状態で日常生活を過ごすことができる期間を延長することが重要である．健康寿命とは，平均余命（平均寿命）から病気や障害などで健康状態を保つことができなくなった期間を差し引いたものである．健康寿命の延長は高齢者の生活の質を高めるとともに医療費の削減の観点からも重要な点である．令和3年簡易生命表（2022年公表）によると，日本の平均寿命は男性81.47年，女性87.57年で世界でも上位に位置する．健康寿命*2は2019年は男性72.68年，女性75.38年で世界のトップとなっている．

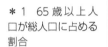

＊1　65歳以上人口が総人口に占める割合

＊2　第16回健康日本21（第二次）推進専門委員会資料3-1，p.2（令和4年版厚生労働白書，p.27）

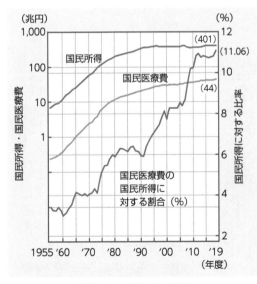

図 1.8　国民医療費と国民所得の年次推移
［資料：厚生労働省，国民医療費］

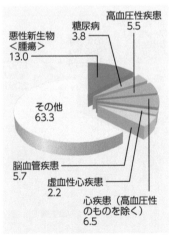

図 1.9　一般診療医療費の構成割合（%）（2019 年度）
［厚生労働省，令和元（2019）年度国民医療費の概況］

少子高齢に伴い，日本の医療費は，年々増加している．特に，国民皆保険達成の1961年度以降の増加は著しく，1965年度に1兆円を超え，1978年に10兆円を超えた．その後は，毎年約1兆円ずつ増加しており，2019年度は約44.3兆と過去最高となっている（図1.8）．医療費に占める割合が高く，食生活と関連が深い疾患として，がん，高血圧症，脳卒中，虚血性心疾患，糖尿病があげられ，それら疾患で約1/3を占める（図1.9）．1人あたりの国民医療費は，2019年度で35万1800円となっている．このうち65歳以上の年間医療費は約75万円で，65歳未満では約19万円であった．国民医療費の国民所得に対する割合は昭和30年代の3％台から一貫して上昇傾向を示しており，2009年度において10.61％と初めて10％台に達し，2019年度では11.06％となっている．生活習慣病は食とのかかわりが強い．そのため，食生活や食習慣を改善することで，高齢になっても健康でいられる期間を延長することが公衆栄養学の重要な課題といえる．

わが国は，高齢化が進行し寝たきりや認知症の高齢者が急速に増加する一方で，核家族化の進展などによる家族の介護機能の変化が起こっている．介護保険制度は，社会全体で介護を支える保健・医療・福祉分野における総合的な介護サービス体制であり2000年にスタートした．厚生労働省の「介護保険事業状況報告」によると，要介護（要支援）認定者は，2021年3月末で約682万人であり，この数は介護保険制度が始まった2000年に比べ約3倍となっている（図1.10）．特に要支援1・2認定を受けたものが増加している．介護保険受給者の増加については，居宅サービス（ホームヘルプなど）の受給者の増加が大きい．居宅（介護予防）サービス

図 1.10　要介護度別認定者数の推移
各年度末現在
[資料：介護保険事業状況報告（年報）]

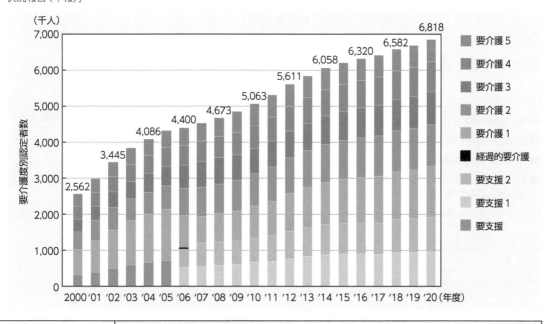

受給者は，2000年度には124万人であったが，2021年度には408.5万人となっている．地域密着型(介護予防)サービスは，16万人(2006年度)から90.1万人(2021年度)である．また，施設サービスは，60万人(2000年度)から96.1万人(2021年度)となっている．施設サービス型（特別養護老人ホームなど）介護保険利用者数の大幅な増加に伴い，介護保険にかかわる総費用も増加しており，2000年度は3.6兆円だったものが，2020年度における介護保険の給付費用額10兆4,567億円，利用者負担を除いた9兆3,524億円となっている．

1.4 わが国の食料需給

A. 食料需給表は食物の生産から消費に至る動きを示す

　スーパーマーケットなどで食品を購入する際，生鮮食品の食品表示をみると「……産」と産地名が記載されている．「長野県産」，「徳島県産」と国内で生産された食品もあるが，「中国産」，「オーストラリア産」といった海外からの輸入食品も数多い．いったい，私たちの食卓にのぼる食べ物は，どのくらい海外に依存しているのであろうか．

　食料需給表（フードバランスシート）は，FAO（国連食糧農業機関）の統一的な作成方法に基づいて，毎年農林水産省において作成され，FAOに報告されている(表1.2)．現在，175か国でほぼ同様の方法で食料需給表は作成されており，国際比較も可能である．食料需給表により，さまざまな食物の生産から消費に至る動きを知ることができる．1人あたりの食料供給量は，純食料を総人口（年度中央の10月1日）と日数（365日）で割ったものである(図1.11)．食料需給表で算出された1人1日あたりのエネルギー供給量は約2,500kcalであるのに対して，国民健康・栄養調

FAO：Food and Agriculture Organization

■ 国内消費仕向量 = 国内生産量 + 輸入量 − 輸出量 − 在庫の増加量（+ 在庫の減少量）

■ 粗食料 = 国内消費仕向量 −（飼料用 + 種子用 + 加工用 + 減耗量）

■ 純食料 =（国内消費仕向量 −（飼料用 + 種子用 + 加工用 + 減耗量））× 歩留まり

■ 1人1日あたりの平均供給量 = 純食料／総人口数／日数
　（日本食品標準成分表を用い供給栄養量が算出される）

表1.2　食料需給表に示される値

重量ベース自給率：国内生産量／国内消費仕向量× 100（%）
カロリー（熱量）ベース自給率：国内生産熱量／国内消費仕向熱量× 100（%）
生産額ベース自給率：国内生産額／国内消費仕向量× 100（%）
穀物自給率：穀物生産量（飼料を含む）／国内消費仕向量× 100（%）

減耗量：食料が生産されてから家庭の台所までに失われる数量．野菜を例にとると農場で収穫された後，輸送途上や店頭で販売されるまでに無駄な部分あるいは見かけ上好ましくない部分が除かれる量．ただし，台所に届いてからの減耗，調理中の減耗，食べ残しによる廃棄などは含まれない．
歩留まり：通常の食品調理において廃棄される量を差し引いた後の可食部分の全重量に対する割合．たとえば，廃棄率 20%の食品であれば，歩留まりは 0.8 である．

**図 1.11　1人1日あ
たり供給純食料**
［食料需給表］

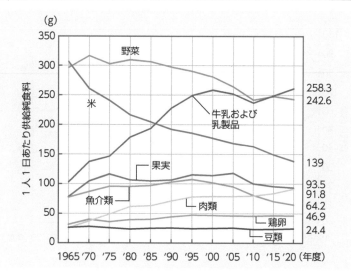

査で得られる値は約1,900 kcal程度であり，両者の値には開きがある．食料需
給表は，食物の生産および消費量をベースとしマクロの視点で計算されるのに対
し，国民健康・栄養調査では秤量法を用い実際に人々が摂取した量を調査するの
で，両者の値を単純に比較することはできない．食料需給表は，食料需給の全般
的動向，栄養水準とその構成，食料消費構造の変化を把握する資料として利用さ
れている．

B.　日本の食卓は，半数以上が海外からの食物に依存している

　食料自給率は，食料の国内消費量に対する国内生産量の割合で，供給熱量自給
率，穀物自給率，品目別食料自給率の3つがおもに用いられる．供給熱量自給率
は1965年では73%であったが，年々低下し2020年度では37%となっている．
穀物自給率も1960年代60%程度であったものが，1995年以降は毎年30%を割っ
ている（図1.12）．図1.13に示すように日本は世界的にみても食料自給率が低い．
　品目別食料自給率をみると，品目により自給率の差が著しい．大豆・小麦の自
給率は著しく低い．果物，肉類（特に牛肉）の自給率は急激に減少し，自給率が比
較的高かった野菜や魚介類も低下傾向を示している．現在日本において，自給率
がほぼ100%なのは米と鶏卵のみという状況である（表1.3）．
　2015年の「食料・農業・農村基本計画」において，食料自給力の指標化が行わ
れた．食料自給力とは，「我が国農林水産業が有する食料の潜在生産能力」を表す
もので，国内の農地などをフル活用した場合，国内生産のみでどれだけの食料を
生産することが可能か（食料の潜在生産能力）を試算したものが食料自給力指標であ
る．

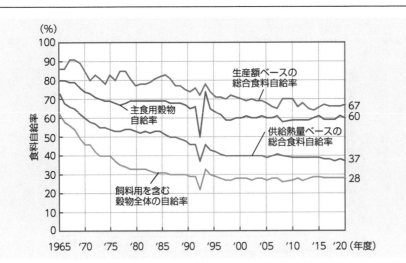

図 1.12　わが国の食料自給率の推移

[資料：農林水産省，令和 2 年度食料需給表]

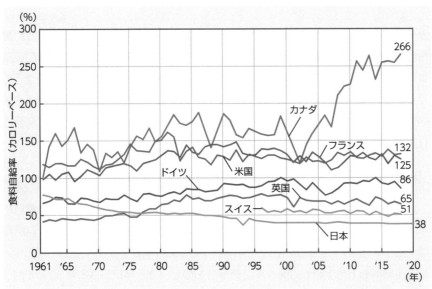

図 1.13　各国の食料自給率（カロリーベース）の推移

日本は年度.

[資料：農林水産省，令和 2 年度食料需給表]

品目	1960	1965	1970	1975	1980	1985	1990	1995	2000	2005	2010	2015	2020
米 (うち主食用)	102	95	106	110	100	107	100	104	95 (100)	95 (100)	97 (100)	98 (100)	97 (100)
小麦	39	28	9	4	10	14	15	7	11	14	10	15	15
大麦・はだか麦	104	57	28	8	13	14	12	8	7	8	13	9	12
いも類	100	100	100	99	96	96	93	87	83	81	75	76	73
大豆	28	11	4	4	4	5	5	2	5	5	5	7	6
野菜	100	100	99	99	97	95	91	85	81	79	81	80	80
果実	100	90	84	84	81	77	63	49	44	41	38	41	38
牛肉	96	95	90	81	72	72	51	39	34	43	42	40	36
豚肉	96	100	98	86	87	86	74	62	57	50	53	51	50
鶏肉	100	97	98	97	94	92	82	69	64	67	68	66	66
鶏卵	101	100	97	97	98	98	98	96	95	94	96	96	97
牛乳および乳製品	89	86	89	81	82	85	78	72	68	68	67	62	61
魚介類(食用)	111	110	108	100	97	86	72	59	53	57	60	59	57
海藻類	92	88	91	86	74	74	72	68	63	65	70	70	70

**表 1.3 品目別自給率
(%)の推移**
主食用米については
1997年度より発表.
[食料需給表]

1.5 | 食環境の変化

A. 生態系と食料

　私たちの体は日々摂取する食物により維持がなされている. 私たちが口にする
ものは, おもに自然界に存在するものを直接あるいは加工した有機物である. 植
物 (生産者) は, 光合成により無機的環境要因である二酸化炭素と水, および土壌
中の無機物質から有機物をつくっている. この有機物は食物として, 消費者であ
る動物群集の体内に入る. 食べる・食べられるといった食物連鎖を通じて, 一次
消費者, 二次消費者, 高次消費者へと移っていく. 最終的には植物・動物個体は
生命活動を終え, 微生物などの分解者によって分解され, 無機的環境に戻る. 植
物, 動物, 微生物からなる生物群集と無機的環境要因とは相互に作用を及ぼし合
いながら, 全体として平衡状態を保ち生態系を維持している.

　生鮮食品の値段は, 年間で変動し, 値段は需要と供給のバランスで決定される.
食物生産は気候を含めた生態系の影響を強く受ける. わが国の食生活は, 海外か
らの食品に支えられている面も多いため, 食品の価格は輸入国の食物生産状況に
も大きく影響される.

B. 食品生産・流通

昔は，農家が作った生産物は，その周辺の地域で消費されていた．しかし，現在は交通システムや生産物の保存方法が発達し，生産物は国内，国外から集められ，広く日本中に届けられるようになった．

フードマイレージ (food mileage) とは，英国の消費者運動家ティム・ラングが1994年から提唱している概念で，生産地から食卓までの距離が短い食料を食べたほうが輸送に伴う地球環境への負荷が少ないであろうという仮説を前提として考え出されたものである．具体的には，輸入相手国からの輸入量と距離を乗じたもので，この値が大きいほど地球環境への負荷が大きいという考えである．輸入食料にかかるフードマイレージ＝輸入相手国別の食料輸入量×当該国からわが国までの輸送距離で計算される．2001年では人口1人あたりのフードマイレージは日本が7,093 t·km（単位：トンキロメートル/人）であるのに対し，韓国は6,637 t·km，米国は1,051 t·km，英国は3,195 t·km，フランスは1,738 t·km，ドイツは2,090 t·kmと国により大きな開きがある．また，日本には「地産地消」という考え方があるが，フードマイレージは，このような考え方を数量的に裏付けるものと考えられる．

大型ショッピングセンターの郊外への進出や少子高齢化による人口減少により食材を扱う店舗の減少など食へのアクセスが困難になることを，フードデザート（食の砂漠）問題という．社会・経済環境の急速な変化の中で生じる生鮮食料品供給体制の崩壊，ならびにそれに伴う社会的弱者層の健康被害を意味する．

C. 食情報の提供

食品を選ぶときに，栄養成分表示を参考にする人も増えてきた．食品に関する情報提供が適切になされれば，消費者は食料選択のうえで非常に参考となる．消費者が，エネルギーを控えた食品やヘルシーメニューを選択できるような食環境の整備も公衆栄養学の一端として位置づけられる．消費者庁は，食品表示にかかわる行政機関であり，食品衛生法，日本農林規格等に関する法律*（JAS法），健康増進法および米穀等の取引等に係る情報の記録及び産地情報の伝達に関する法律（米トレーサビリティー法），食品表示法に関する行政業務を担当している．

以前，日本でBSE（牛海綿状脳症）が問題となった．BSE感染牛が発見された場合，迅速に感染牛の現在地を把握する必要がある．そのとき役立つのがトレーサビリティーである．食品のトレーサビリティーとは，農産物や加工食品などの食品が，どこから来て，どこへ行ったか「移動を把握できる」ことである．個々の事業者が，各自取り扱う商品（食品）の移動に関する記録を作成・保存することによって，結果として，生産から小売まで，食品の移動の経路を把握することが可能となり，

*「農林物資の規格化及び品質表示の適正化に関する法律」を2015（平成27）年4月に「農林物資の規格化等に関する法律」に改称し，さらに2017（平成29）6月に現行名となった．

食品事故が発生した際の迅速な回収などに役立たせることができる.

D. 保健を目的とした食品の提供

　生活習慣病が増加し, 国民の健康に対する関心も年々高まっている. 特に, 消費者が食品に求める機能も複雑・多様化している. 三次機能を付加し, 保健を目的とした食品としては, 特別用途食品 (特定保健用食品を含む), 栄養機能食品, 機能性表示食品および「いわゆる健康食品」がある.

a. 特定保健用食品

　特定保健用食品は, 身体の生理学的機能や生物学的活動に影響を与える保健機能成分を含み, 食生活において, 特定の保健の用途の目的で摂取をするものに対し, その摂取により当該保健の目的が期待できる旨の表示ができるもので, 表示には消費者庁の許可が必要である. 特定保健用食品では, 疾患リスクの低減表示は認められているが, 効果の強調表示は認められていない.

b. 栄養機能食品

　栄養機能食品は, ビタミンあるいはミネラルが一定の基準以上1食品に含有されていれば栄養成分機能表示ができるものであり, すべてのビタミン, 5種類のミネラル, n−3系脂肪酸が該当する. 栄養機能食品は, 身心の健全な発育・発達, 健康の維持に必要な栄養成分の補給・補完を目的とした食品であり, ダイエットや食生活の乱れなどにより, 1日に必要な栄養成分を摂取できない場合などに, その補給のために利用する食品である.

c. 機能性表示食品

　機能性表示食品は, 事業者の責任で科学的根拠を基に商品パッケージに機能性を表示するものとして, 消費者庁に届け出られた商品である.

d. 食品の表示

　保健を目的とした食品の栄養機能性を表示する場合には, あたかも特定の食品を摂取していれば疾患が治癒することができるような誤解を生む表示は禁止されている. 栄養機能食品では, それぞれの栄養素で表示できる機能表示は規定されており, カルシウムでは "骨や歯の形成に必要な栄養素" とは表示できるが "骨を強くする" といった表示はできない.

　健康食品は, 疾患の予防・治療を目的としたものではないため, "がんが治る", "糖尿病に効く" などの効果を表示すれば「医薬品, 医療機器等の品質, 有効性及び安全性の確保等に関する法律」(薬機法. 旧薬事法) に違反する. 健康食品に関しては, 消費者が安心して選択できるように, 日本健康・栄養食品協会では健康食品の規格基準を設定し, 認定した商品に「JHFAマーク」を発行している. また, 消費者庁では, "食品の表示基準の違反例等", 医薬基盤・健康・栄養研究所では, 「健康食品」の安全性有効性情報" や "安全情報関連情報" を公表している.

1.6 保健・医療・福祉・介護システムと公衆栄養

　公衆栄養活動というと，おもに一般住民を対象とした栄養改善活動がイメージされやすい．しかし現在の公衆栄養活動は，保健，医療，福祉，介護分野とネットワークを形成して展開されている．それぞれの分野の具体的施設としては保健分野であれば，保健所，市町村保健センター，医療分野であれば，医療機関，訪問看護ステーション，栄養ケア・ステーション，福祉分野であれば保健福祉センター，老人福祉施設，介護分野であれば，在宅看護支援センター，介護保険施設などがあげられる．

　公衆栄養学の多くは栄養施策として，介護保険制度，老人保険事業など各種の保健・医療・福祉・介護システムとの密接なつながりの中で実施が図られている．

A. 生態系保全のための公衆栄養活動

　食物の生産と生態系は独立したものではなく相互に密接している．生態系や環境の維持に公衆栄養活動を通じどのような取り組みができるのであろうか．牛一頭を育てる穀物の量を考えると，ただ単純にエネルギーや金額のことを考えたら，牛肉を食べるよりも大豆を食べたほうが地球には優しい．食べ残しをしない，必要量以上に食品を買わないことは，だれにもできる環境を考えた取り組みである．日本の食料自給率は諸外国に比べ著しく低い．海外に多くの食物を依存している日本であるが，食べ残しや買った食品が古くなり手つかずの状態で捨てられることが多々ある．

　「食品ロス」とは，本来食べられるにもかかわらず捨てられている食品を示す．食品ロスは一般家庭から発生する家庭系食品ロス量と食品製造業，食品卸売業，食品小売業および外食産業から発生する事業系食品ロス量に分類され，両者の比率は約半分程度である．図1.14は2012年度からの食品ロス量の推移を示したものである．近年は減少傾向を示しており，2020年度は2019年度と比較して全体の食品ロス量で8％，事業系食品ロス量で11％，家庭系食品ロス量で5％減少した．

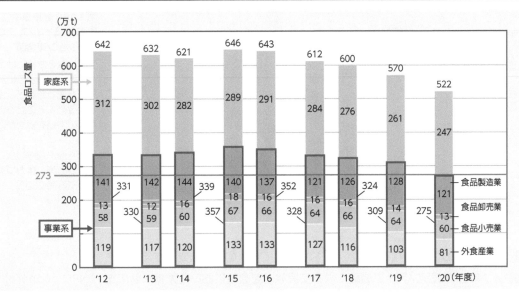

図 1.14 食品ロス量の推移

赤ラインの273tは，2030年度事業系食品ロス量削減目標

［農林水産省，食品ロス及びリサイクルをめぐる情勢，p.12（2022）］．

B. 地域づくりのための公衆栄養活動

　公衆栄養学の目的の一つには，集団レベルでの健康増進を目指すことがあげられる．国をあげての健康づくり対策である健康日本21（2000～2012年）では健康関連項目の目標を数値化して改善を試みたが，当初の目的を達成できなかった項目が多かった．生活習慣の改善は個人の努力のみでは難しい面もあり，個人の行動変容を後押しするようなシステムの構築が必要である．その一つとして地区組織の育成がある．住民主体の保健活動を行うためには，地域住民の参加が必要条件であり，住民の主体的参加による地区組織活動（コミュニティ・オーガニゼーション）は重要なものの一つである．

　地区組織活動とは，地域住民の日常生活における問題解決のために地域の組織や団体が自主的・組織的に行う活動と定義される．住民の主体的な活動であるので，意思決定や活動の進行などは，最初は時間がかかるが，行政からの押しつけでなく自らの自主的な活動のため，プログラム達成度合いは高い．

C. ヘルスプロモーションのための公衆栄養活動

　1986年のオタワ憲章において「ヘルスプロモーションとは，人々が自ら健康をコントロールし，改善することができるようにするプロセスである」と定義されている．従来の考え方では最終目的は「健康になること」であったが，ヘルスプロモーションでは「QOLの向上」にある．

QOL：quality of life

　QOLの向上を実現するために，従来は個人の能力の強化を主眼に置き知識伝

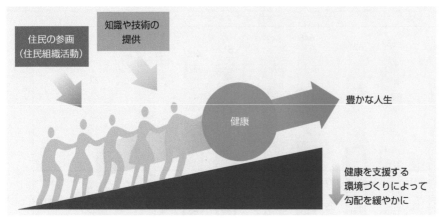

図 1.15　健康日本 21 におけるヘルスプロモーション概念図
健康になるためには急な坂道を登るように努力が必要であるが，環境を改善することで登り坂の勾配を緩やかにする．
[資料：島内憲夫 1987 および健康・体力づくり事業財団 2000]

達型の栄養教育が実施されていたが，これに加えて個人の努力を支援する環境を重視し，NPO やボランティア組織による支援などを念頭においた栄養・健康支援策を講じる必要がある．また，個人の努力ではどうにもならない要因を環境因子とし，食環境の改善といった条件整備を行政として考えるシステムを構築することでヘルスプロモーションを推進する（図1.15）．

NPO：nonprofit organization

D.　自己管理能力（エンパワーメント）のための公衆栄養活動

　オタワ憲章ではエンパワーメントを「人々，組織，コミュニティが自分たちの生活をコントロールする能力を獲得するプロセスである」と定義している．エンパワーメントは，個人，組織，コミュニティレベルに分けて考えられている．個人レベルでは，個人の生活に対して自ら意思決定を行い，コントロールする能力を高めることである．組織レベルでは，民主的なマネジメントの向上，コミュニティレベルでは，コミュニティ内の組織や個人が，コミュニティの社会的・政治的・経済的資源を整備，利用してコミュニティ内の QOL 向上に対する管理能力を高めることである．

E.　疾病予防のための公衆栄養活動

　疾病予防は，一次予防（健康増進と特異的予防），二次予防（早期発見と早期治療による進行防止と生体機能の最大の保全），三次予防（生体機能の損失と QOL の低下を最小限に予防し，社会復帰を図る）の適用水準がある．公衆栄養活動の主たる目的は，疾病の一次予防である．疾病予防のためには，疾病発症にかかわるリスクを低下させる必要がある．集団の中で高い危険因子を有する者を対象とし，リスクを低減させることにより疾病予防を図る手法をハイリスクアプローチというのに対し，特定の者ではなく集団全体で危険因子を低減させる手法をポピュレーションアプローチという．

　　　　　　　　　　　　　　　　　　　　　　　1.　公衆栄養学の概念

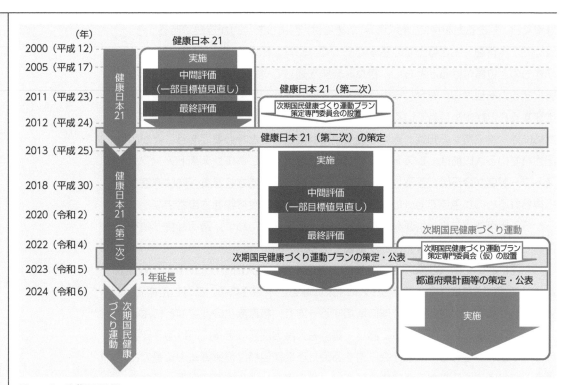

図 1.16　次期国民健康づくり運動プランの検討スケジュール（案）

国の健康づくり対策として「健康日本21」があげられる．これは健康関連指標の目標を数値で示して改善を図るものであり，2000年から2010年の10年の予定（実際は2年延長され12年間）で行われてきた．その間で改善した項目も見受けられたが，多くの項目では目標値に達していない．2013年度からは，「健康日本21」の結果を踏まえて，新たな目標を設定した「健康日本21（第二次）」が行われている．「健康日本21（第二次）」は期間2013～2022年までとされていたが1年間延期し2023年までとした．1年間の延長に伴う各目標および年度については変更はしない．また，「健康日本21（第二次）」は，2022年10月に最終評価報告書が公表され，2023年春頃を目途に次期プランを公開することとしており，2024年度から実際に次期プランを開始予定である（図1.16）．

F.　少子高齢社会における健康増進

日本は，世界的にみても少子高齢化が進んだ国である．年少期においては，健康教育を行い健康に対する意識を高め将来的に健康でQOLの高い生活を送れるような，また，高齢者においては，障害がなく健康でいられる状態が維持できるような活動・制度が必要である．

2005年に食育基本法が制定され，その前文に「子どもたちが豊かな人間性を

はぐくみ，生きる力を身につけていくためには，何よりも「食」が重要である．今，改めて，食育を，生きる上での基本であって，知育，徳育及び体育の基礎となるべきものと位置付けるとともに，様々な経験を通じて「食」に関する知識と「食」を選択する力を習得し，健全な食生活を実践することができる人間を育てる食育を推進することが求められている．」と記されており，人々が健全な社会生活を送るためには，食に関する知識と適切な食品摂取ができることが必要であることが明記されている．以前は，レストランなどの外食店，コンビニエンスストア，ファストフード店が今日ほど普及していなかったため，食に給される食べ物は家庭から得られるものが主流であった．現在では，さまざまな食べ物をさまざまなところから入手可能であり，生涯を通じ健康的な生活を送るために，適切な食べ物を選択できる能力を身につけることが重要である．

わが国においては，65歳以上の高齢者は，2000年に全人口の6人に1人であったものが，2025年には全人口の3.3人に1人になると予想される．こうした中で，寝たきりや認知症の高齢者が急速に増加する一方で，核家族化の進展などによる家族の介護機能の変化が起こっており，高齢者介護の問題は老後における不安要因の一つとなっている．高齢社会に対する最たる健康目標は健康寿命の延長であろう．高齢者では低栄養の者の割合が高い．歯の消失，消化機能の低下，身体機能の低下などにより食欲が落ち，身体の恒常維持に必要な栄養が摂れないことが，そのまま身体の不全，ひいてはQOLの低下に関連する．高齢者の健康維持・増進に対する公衆栄養活動の重要性は以前にも増して大きくなっている．

2. 公衆栄養の歴史

2.1 諸外国の歴史

諸外国における栄養調査の報告は，1881年ドイツの生理学者フォイトがミュンヘン市民について調査したものが最初といわれている．また，1903年には米国のアトウォーターが，栄養調査の結果を報告している．その他，第一次世界大戦中に多くの調査報告が行われた．1945年にFAO（国連食糧農業機関），1948年にはWHO（世界保健機関）が設立され，栄養分野においては各種栄養素の必要量が各専門委員会で検討されてきた．栄養調査結果から，栄養素摂取状況を把握できるようになり，地域での公衆栄養活動が行われるようになった．

かつて，開発途上国と先進諸国でかかえる栄養・健康問題は異なり，前者では食料不足による栄養失調，飢餓対策が，後者では過剰栄養による生活習慣病対策が中心となっていた．しかし，近年では，開発途上国でも都市部の経済発展によるライフスタイルの変化がみられ，同じ国の中で低栄養と過剰栄養の2つの問題が生じている．先進諸国，開発途上国ともに自国に沿った食事目標や食生活指針が作成されている．

WHO：World Health Organization

2.2 日本の歴史

A. 脚気予防から始まった日本の公衆栄養活動

江戸時代には貝原益軒による「養生訓」（1712）の中で食への配慮が記されている．最初の食事調査は，1882 ～ 1885年，内務省東京司薬場（のちに衛生試験所）により学校や施設で行われた．

海軍省軍医大監の高木兼寛は1882年，軍艦乗組員376人のうち169人が272日間の遠洋航海で脚気に罹患し，患者の25人が死亡したことから，乗組員の主食を1884年に白米食からパン食に，さらに翌年パン食から米麦混合食に改め，食事中のタンパク質量の増加によって患者が激減し，脚気が予防できると報告した（後にタンパク質に比例してビタミンB$_1$も多く摂取されたことによると判明）．陸軍でも米麦混合食が支給されるようになった．陸軍軍医の森林太郎（森鴎外）は高木の説に反論，脚気の原因は細菌であると唱え1909年陸軍省は，森を会長として脚気病調査会を設立し，脚気の原因究明は続いた．のちに鈴木梅太郎が1910年，米糠から抗脚気成分を発見し，1912年「オリザニン」と名づけ発表した．ビタミンB$_1$の欠乏が脚気の主因であることを明らかにした．

佐伯矩医師は米国留学を通して栄養の重要性に気づき，帰国後1914年私立栄養研究所を設立した．その後，1920年内務省栄養研究所が設立され，初代の所長となった．さらに佐伯は1925年，私立栄養研究所跡に栄養学校を設立し，栄養士の養成を開始した．第1回卒業生として15人の栄養手（後に栄養士）が誕生した．生活習慣を重視した教育は「栄養の歌」として残されている．

B. 学校給食の誕生・栄養士の養成

栄養士は第二次世界大戦以前は公の資格ではなかったが，1928年愛媛県警察部工場課に栄養手が「栄養技手」として採用されてから，各県に栄養手が活躍しはじめた．さらに1937年保健所法の公布により，保健所が全国に設置され，保健所に配置され，栄養改善業務を行うようになった．

1932年，国庫助成による学校給食制度が発足した．これは貧困児童救済を目的とするものであった．

1941年9月，厚生科学研究所国民栄養部が「日本人の栄養要求量標準」を発表し，国民の熱量，タンパク質の需要量を決定した．1945年4月，戦後の食料事情を背景に栄養士の身分ならびにその業務を国家的に確定し，国民栄養に対する指導の統一と徹底を図るために，栄養士の資格を公的に定め（栄養士規則制定）．14校の養成施設が指定され，育成が始まった．同年5月に大日本栄養士会が設立され，その3か月後に終戦を迎えた．

C. 栄養士法，栄養改善法が生まれた第二次世界大戦後の混乱期

1945年8月と12月に連合国軍最高司令官総司令部（GHQ）から「一般住民の栄養調査」という覚書が出され，東京都内35区で栄養士による栄養調査が実施された．翌年（1946年）度からは，年4回（5，8，11，2月），特定の都道府県に対し山村地帯，漁村地帯，酪農地帯あるいはくる病や結核が多発し，小児死亡率が高く栄養欠陥が多い地方を選定し，さらに特殊対象として200世帯前後の炭坑，鉱山，

GHQ：General Headquarters

　　　　2. 公衆栄養の歴史

図 2.1　東京都麹町国
民学校の給食を視察す
るララ委員会委員

ララ委員会の援助で世
界に誇る日本の学校給
食がスタートした.
[大磯敏雄氏（元国立栄
養研究所所長）提供]

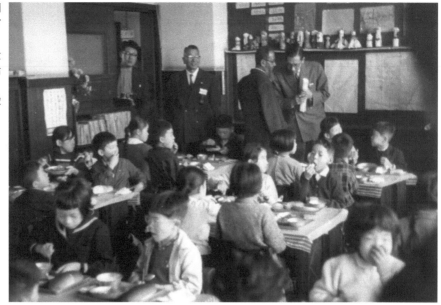

LARA：Licensed
Agency for Relief
in Asia

鉄道従業員を対象として国民栄養調査を実施するようになった.

　1946年5月，米国大統領特使ハーバート・フーバーが日本の食料事情の視察を行った．その結果，米国政府は極東委員会に対し，14万余トンの小麦粉を送り，8月3日以降，覚書をもって食料を放出した．同年12月，学校給食の対象は貧困児童や虚弱児童だけでなく全児童を対象とし，1947年1月から授業日の昼食時に実施することが各地方長官宛通知された（「学校給食実施の普及奨励について」）．この通達により東京都，神奈川県，千葉県下の児童に対して試験的に学校給食実施のため，LARA（公認アジア救済機関）物資の贈呈式が東京永田町の小学校で行われた．この12月24日を学校給食感謝の日と定め，さらに，その後1か月遅れの1月24日からの1週間を「学校給食週間」と定めて種々の行事が行われた（図2.1）．LARA物資は，学校給食以外にも戦災孤児，戦災者，引揚者，収容施設などを中心に配給された.

　1947年12月29日，栄養士法が公布され，従来の栄養士規則は廃止された（1948年1月1日施行）．これによって，栄養士の法的基盤が確立した．その結果，1948年3月から，大都市の病院ならびに全国結核療養所，精神病院，らい療養所を対象に病院給食指導が実施されるようになり，同年4月保健所法施行令が公布され，保健所に栄養士を置かなければならないことが定められた．さらに7月医療法が公布され，病院は患者全員に給食することのできる施設を設けることが定められ，11月には病院に置くべき栄養士の員数の標準として，病床数100床以上の病院にあっては1人とすることが定められた（医療法施行規則）．また12月には児童福祉施設最低基準が公布され，乳児院および虚弱児施設には栄養士を置かなければ

表 2.1　公衆栄養の歴史（年表）

元号	西暦（年）	ことがら	元号	西暦（年）	ことがら
明治	1884	・海軍軍医の高木兼寛，脚気予防のため軍艦乗組員の主食を白米食→パン食→米麦混合食に切り換える	平成	1997	・栄養改善法の一部改正（1994年）に伴い，4月1日より市町村が栄養相談・一般的栄養指導を実施
	1909	・森林太郎を会長として脚気病調査会を設立		1999	・「第6次改定日本人の栄養所要量──食事摂取基準──」公表
大正	1920	・内務省栄養研究所設立（初代所長佐伯矩）		2000	・第3次国民健康づくり対策「21世紀における国民健康づくり運動（健康日本21）」を策定
	1925	・佐伯矩，私立栄養学校を設立，栄養士の養成を開始			・厚生省，農林水産省，文部省の3省が合同で「食生活指針」策定
昭和	1937	・保健所法公布，保健所に栄養士の配置			・栄養士法の一部が改正され，管理栄養士の資格は免許制となり，行う業務として傷病者に対する栄養指導などが位置づけられた（2002年4月施行）
	1945	・栄養士規則公布 ・GHQから「一般住民の栄養調査」という覚書が出され，東京都内で栄養士による栄養調査が実施される		2002	・国民の健康増進を総合的に推進することを目的として，栄養改善法を廃止し，健康増進法公布（2003年5月施行）
	1946	・全国的規模で最初の国民栄養調査が実施される（年4回）		2003	・国民健康・栄養調査実施
	1947	・学校給食の開始 ・保健所法公布（1937年の全部改正） ・栄養士法公布（1948年1月1日施行，栄養士規則は廃止）		2004	・栄養教諭制度制定（2005年4月から施行） ・「日本人の食事摂取基準（2005年版）」公表
	1952	・栄養改善法公布		2005	・食育基本法公布 ・農林水産省と厚生労働省が「食事バランスガイド」策定
	1954	・学校給食法公布，東京都でキッチンカーによる指導		2006	・食育推進基本計画（内閣府），健康づくりのための運動基準・運動指針
	1958	・調理師法公布		2007	・授乳・離乳の支援ガイド策定
	1962	・栄養士法などの一部を改正する法律公布（1963年4月1日施行）管理栄養士制度（登録制）の創設		2008	・40～74歳の全国民への特定健康診査・特定保健指導の実施が義務づけ
	1963	・第1回管理栄養士試験の学科試験（11月）および実地試験（1964年2月）の実施		2009	・「日本人の食事摂取基準（2010年版）」公表
	1969	・「日本人の栄養所要量」初回策定（使用期間：1970年4月～1975年3月）		2010	・特別用途食品制度，保健機能食品制度（消費者庁）
	1972	・宮崎市（県立）と加西市（市立）の健康増進センター整備始まる		2011	・第2次食育推進基本計画（内閣府）
	1975	・「第1次改定日本人の栄養所要量」公表		2012	・第4次国民健康づくり対策「健康日本21（第二次）」を策定
	1978	・"健康づくり"元年として第1次国民健康づくり対策を展開		2013	・消費者庁発足，食品表示法公布
	1982	・老人保健法公布（1983年2月1日施行）		2014	・「日本人の食事摂取基準（2015年版）」公表
	1985	・厚生省「健康づくりのための食生活指針」策定 ・栄養士法および栄養改善法の一部を改正する法律公布（1987年4月1日施行）管理栄養士国家試験の義務づけ		2015	・健康増進法の栄養表示基準が食品表示法の食品表示基準に含められる
	1987	・第1回管理栄養士国家試験実施		2016	・第3次食育推進基本計画（農林水産省） ・「食生活指針」の一部改正
	1988	・第2次国民健康づくり対策（アクティブ80ヘルスプラン）展開		2018	・成育基本法（成育過程にある者及びその保護者並びに妊産婦に対し必要な成育医療等を切れ目なく提供するための施策の総合的な推進に関する法律）公布
平成	1990	・厚生省「健康づくりのための食生活指針（対象特性別）」策定		2019	・授乳・離乳の支援ガイド改定 ・「日本人の食事摂取基準（2020年版）」公表
	1994	・保健所法が地域保健法に題名改正	令和	2020	・健康増進法の受動喫煙防止の全面施行
	1996	・食品の栄養表示基準制度告知		2021	・第4次食育推進基本計画（農林水産省）

ならないことが定められた.

1948年には沖縄県を除く46都道府県を調査対象とした全国規模の国民栄養調査が実施されるようになり，調査結果はGHQにも報告され，援助食料補給の資料とされると同時に一般にも公表され，国民の栄養状態を知る資料とされた.

1952年7月31日，栄養改善法が公布され国民栄養調査の実施，栄養相談所および栄養指導員の設置，集団給食施設（現：特定給食施設）における栄養士または栄養指導員の指導，特殊栄養食品の標示許可，栄養審議会の設置などについて規定がなされ，栄養行政の中核となった. また1954年，学校給食法が公布され，義務教育諸学校の設置者は，その学校において学校給食が実施されるように務めるべき旨を定め，国の補助などについての規定がなされた.

D. 管理栄養士制度ができた復興時代（1956 〜 1965 年）

1958年調理師法が公布され，調理師の資格が都道府県知事の免許制として創設された. 一方，栄養改善法を改正し，特定多数人に対して継続的に食事を供給する施設（集団給食施設）における調理は，栄養指導員の指導を受けている場合または栄養士が置かれている場合にあっては，それらの者の栄養指導にしたがって行わなければならない旨の規定が新設された.

1959年8月には栄養士養成施設の指定基準が規定された.

1962年9月，栄養士法が改正され，管理栄養士制度が創設された（1963年4月1日施行）. 一方，栄養改善法を改正し，一定の集団給食施設における栄養士，管理栄養士の設置についての努力義務規定が新設された（1964年4月1日施行）. 1963年6月，科学技術庁より「三訂日本食品標準成分表」が発表された. 同年11月に第1回管理栄養士試験の学科試験が行われ，実地試験は翌年2月に実施された. 1964年3月には国民栄養調査の改正が行われ，年1回5日間実施されることになった. 1964年東京オリンピックの流れを受け，国として国民の健康・体力の向上に意識が向くようになる.

E. 健康・体力づくり時代（1966 〜 1977 年）

1969年8月には厚生省において，日本人の栄養所要量が策定・公表された.

1972年には健康増進モデルセンター施設整備国庫補助が創設され，健康増進モデルセンターの整備が始まり，1973年宮崎県に初めて健康増進センターが設立され，住民一人ひとりへの生活状態，栄養素等摂取状況，健康状態などを把握して健康を増進させるための実践指導が行われるようになった. 1971年まで年1回連続した5日間の国民栄養調査が行われたが，1972年，栄養改善法の改正が行われ，国民栄養調査が年1回3日間実施されることになった.

栄養素等：エネルギーと各種栄養素を含むことを示す.

F. 第1次国民健康づくり対策時代 （1978 ～ 1987 年）

1978年4月，「健康づくり」元年として総合的な健康づくり施策が展開された（第1次国民健康づくり対策）．また，この年厚生省から「市町村保健センターの整備について」が各都道府県知事宛に通知され，市町村保健センターの設置が推進された．同年5月には，栄養改善法の第7次改正が行われ，栄養審議会は廃止され，公衆衛生審議会に統合されて，栄養部会となった．

1979年8月には公衆衛生審議会より「日本人の栄養所要量等について」（54年改定）が策定された．翌1980年には市町村栄養改善事業国庫補助が創設され，栄養士雇上げによる市町村栄養改善事業が推進された．

1982年8月には老人保健法が公布された（1983年2月1日施行）．同年10月，科学技術庁資源調査会から「四訂日本食品標準成分表」が報告，発表された．また，1983年には食生活改善推進員教育事業に対する国庫補助が創設された．1984年8月には，公衆衛生審議会より「日本人の栄養所要量等について」（第三次改定）が発表された．

1985年5月，公衆衛生審議会より「健康づくりのための食生活指針」に関する意見書が提出された．また6月には，栄養士法および栄養改善法の一部を改正する法律が公布（1987年4月1日施行）され，栄養士免許の取得資格を見直し養成施設卒業者に限定するとともに，管理栄養士の登録資格も見直され，国家試験を義務づけた．また，一定の集団給食施設における管理栄養士の必置義務規定が新設された．

1987年，第1回管理栄養士国家試験が実施された．

G. 第2次国民健康づくり対策時代 （1988 ～ 1999 年）

1988年4月から第2次国民健康づくり対策「アクティブ80ヘルスプラン」が展開され，この年に第1回健康運動指導士の養成講習会が始まった．

1989年9月，公衆衛生審議会より「日本人の栄養所要量等について」（第四次改定）が策定された．1990年9月，厚生省は「健康づくりのための食生活指針（対象特性別）」を策定した．

1994年3月，「日本人の栄養所要量等について」（第五次改定）が策定された．同年，保健所法が廃止され地域保健法が成立し，1997年度より全面施行され，住民に身近なサービスを市町村が，広域的かつ専門的な住民サービスを保健所が担い，両者は連携をとりながら，住民への総合的なサービス向上を行うことになった．

1995年5月，栄養表示基準制度が創設された（1996年5月施行）．これにより1997年5月，特殊栄養食品という名称および強化食品は廃止され，これに代わって特別用途食品として病者用食品，乳児用調製粉乳，妊産婦・授乳婦用粉乳，高

齢者用食品，特定保健用食品を位置づけた．なお，廃止された強化食品については栄養表示基準制度で対応することになった．

1996年8月から1年間，厚生省は「21世紀の管理栄養士等あり方検討会」を設け，管理栄養士の業務として栄養指導の重要性が示された．

1999年6月「第六次改定日本人の栄養所要量——食事摂取基準」が策定された．

H.　第3次国民健康づくり対策時代（2000〜2012年）

2000年には栄養士法が一部改正され，管理栄養士は従来の「複雑または困難な業務」から「厚生労働大臣の免許を受けて傷病者に対する栄養指導など人に対する栄養指導業務」が位置づけられた（2002年4月施行）．さらに2000年には第3次国民健康づくり対策として「21世紀における国民健康づくり運動（健康日本21）」が発足した．従来と異なることは，2010年までの具体的な健康の目標が9分野（①栄養・食生活，②身体活動・運動，③休養・こころの健康づくり，④たばこ，⑤アルコール，⑥歯の健康，⑦糖尿病，⑧高血圧，高脂血症，脳卒中，虚血性心疾患などの循環器病，⑨がん）で定められたことである．また2000年11月には「五訂日本食品標準成分表」が策定され，2005年1月に五訂増補が策定された．

2002年8月，健康増進法が公布された（2003年5月施行）．これにより栄養改善法は廃止されることになった．2003年にはこれまでの国民栄養調査にかわって国民健康・栄養調査が実施された．

2004年5月には栄養教諭制度が成立し，2005年4月から実施されることになった．

2004年11月「日本人の食事摂取基準（2005年版）」が策定され，2009年5月には「日本人の食事摂取基準（2010年版）」が策定された．

子どもたちが豊かな人間性をはぐくみ，生きる力を身に付けていくためには，何よりも「食」が重要であることから，2005年6月に食育基本法が公布された．また「食生活指針」（2000年3月）を具体的に行動に結びつけるものとして，2005年6月に農林水産省と厚生労働省により「食事バランスガイド」が作成され，2006年3月には食育推進基本計画が内閣府により決定された．

2006年7月には「健康づくりのための運動基準2006〜身体活動・運動・体力〜」が発表された．これは健康づくりのための運動所要量を見直したもので，身体活動量と運動量の基準値が示されている．同時に「健康づくりのための運動指針2006＜エクササイズガイド2006＞」が策定された．

2008年4月から老人保健法が全面改正され「高齢者の医療の確保に関する法律」が施行され，生活習慣病予防の目的で，医療保険者が医療保険の加入者（40〜74歳）を対象に特定健康診査（特定健診）・特定保健指導を実施することが義務付けられた．

2009年9月に内閣府内に消費者庁が発足し，食品衛生法や健康増進法の規定に基づく食品表示について，表示基準の企画立案，執行が厚生労働省から移管された.

2010年に「日本食品標準成分表2010」が改定され，日本人の食事摂取基準と成分値項目が揃った．また2011年，これまでの食育推進の成果と食をめぐる諸課題を踏まえて，食育に関する施策を総合的かつ計画的に推進するため，内閣府によって「第2次食育推進基本計画」(2011～2015年度)が策定された.

「健康日本21」(2000～2010年度)は2005年に中間評価がなされ，2012年まで2年間運動期間が延長された．2011年3月から最終評価が行われた結果，59項目の目標のうち約6割が改善されていた.

I. 第4次国民健康づくり対策時代（2013年～現在）

「健康日本21」の最終評価結果を2013年以降の運動の推進に反映し，第4次国民健康づくり対策として「21世紀における第二次国民健康づくり運動（健康日本21（第二次））」(2013～2022年度，のちに2023年度まで延長)が2012年7月に発表された．これにより国民の健康増進の推進に関する基本的な方向（健康増進基本方針）が改正された．改正内容は「健康寿命の延伸と健康格差の縮小」「生活習慣病の発症予防と重症化予防の徹底」「社会生活を営むために必要な機能の維持及び向上」「健康を支え，守るための社会環境の整備」「栄養・食生活，身体活動・運動，休養，飲酒，喫煙及び歯・口腔の健康に関する生活習慣及び社会環境の改善」などである．第二次は2022年10月に最終評価報告書が公表されている.

健康日本21（第二次）の策定に伴い，2013年に「健康づくりのための身体活動基準2013」および「健康づくりのための身体活動指針（アクティブガイド）」が新たな科学的知見に基づき改定され，厚生労働省から公表された.

食品を摂取する際の安全性および一般消費者の自主的かつ合理的な食品選択の機会を確保するため，食品衛生法，JAS法および健康増進法の食品の表示に関する規定を統合して食品の表示に関する包括的かつ一元的な制度の創設のため2013年に消費者庁が食品表示法を公布した（2015年施行）.

2014年3月に「日本人の食事摂取基準（2015年版）」が公表された．目的として従来の生活習慣病予防とともに重症化予防が加えられた．対象については従来の対象に加え，高血圧，脂質異常，高血糖，腎機能低下に関して自立した日常生活を営んでいる保健指導レベルにある者までを含んでいるのが特徴である.

2015年4月には食品表示法の施行に伴い，これまで健康増進法に定められていた栄養表示基準が新たに食品表示基準として食品表示法で定められることとなった．2015年12月には「日本食品標準成分表2015年版（七訂）」，2020年4月にはタバコの受動喫煙対策を厳格化する改正健康増進法が施行された．また，

2020年12月には「日本食品標準成分表2020年版（八訂）」が公表された.

2016年には「第3次食育推進基本計画」（2016～2020年度）が作成された（農林水産省へ移管）. 2016年6月には「食生活指針」が一部改正されている.

なお，2019年12月には「日本人の食事摂取基準（2020年版）」が公表され，2020年1月に最終更新版が出された（この頃，世界的に新型コロナウイルス感染症が広がりを見せ，社会環境が大きく変化した）. 2021年3月には「第4次食育推進基本計画」（2021～2025年度）が作成されている.

2021年5月には，市町村間の検診結果などの情報連携を趣旨とした健康増進法施行規則の改定が行われた.

地球規模での環境問題に取り組むことが喫緊の課題であることに加え，世界情勢の不安要素から食料の流通や物価高騰を招くなど，栄養問題にもこれまでにも増した複雑さを呈している. 健康にかかわる要因は多様であり，広い視点から他分野との連携などで根本的な解決に向けた対策に取り組むことが不可欠な時代となっている.

3. 食生活と栄養問題の変遷と現状

いきあたりばったりの食生活では，健康を維持することはできない．わが国と諸外国の食生活・栄養の何が現在の問題であるかを知り，現状のまま進めば将来は何が問題になってくるかを予測して対策を立てなければならない．そのためには，私たちの食生活・栄養と健康問題が今日までどのように移り変わってきたかを知っておく必要がある．

3.1 食生活の変遷

A. 穀類に偏った明治～第二次世界大戦前の食生活

明治から第二次世界大戦前までのわが国の食生活の実態は，1879年の「日本人民常食調査」や1939年「国民食糧の現状」などによって概況を把握できる．このころのわが国は所得水準が低く，米，いも，麦などに依存する極めて貧困な食生活であった（表3.1）．この期間に穀類と豆類の摂取量はほとんど変化していないが，さつまいもの摂取量がやや減少している．明治後期と昭和初期を比べると砂糖，食用油，果物，肉の摂取量が約2倍に，牛乳，卵，魚介類が約3倍に増加し，動物性食品の摂取量が多くなる傾向が見られた．しかし，昭和初期には世界経済恐慌の影響を受け，さらに第二次世界大戦前の軍事経済優先政策により，食料事情は悪化し，国民の食生活は質的に急速に低下していった．

B. 飢餓と栄養欠乏の戦後混乱期

1945年8月に，第二次世界大戦は終結した．終戦直後は食料生産の低下や外地からの引揚げなどによる人口増加により，全国的に飢餓と栄養失調がまん延し，極めて深刻な食料不足になった．

1946年，LARA物資（p.23参照）として小麦粉，粉乳，砂糖，ベビーフード，大豆，

表 3.1　戦前の1人1日あたり食品群別摂取量（単位：g）

表 3.1　戦前の1人1日あたり食品群別摂取量（単位：g）

穀類ばかりの食生活がみてとれる.
[資料：国民食糧の現状（1939 年，日本学術振興会），戦前の食糧消費（1957 年，科学技術庁資源局）]

食品群	1911～1915 年	1921～1925 年	1931～1935 年
米	358.0	391.1	385.3
小麦	26.8	40.3	37.7
大麦	30.3	23.0	15.7
裸麦	41.5	31.4	24.3
雑穀	17.1	14.3	9.4
（小計）	(473.7)	(500.0)	(472.4)
大豆	28.1	35.4	28.3
その他の豆	13.1	17.4	15.7
さつまいも	130.0	119.7	102.0
じゃがいも	26.2	26.6	25.5
砂糖	14.8	29.8	32.6
食用油	1.3	1.9	2.2
野菜	239.1	215.8	220.7
果物	24.5	26.4	36.2
（小計）	(477.1)	(473.0)	(463.3)
牛乳	2.9	5.8	8.3
卵	1.8	4.0	5.9
肉	3.6	5.7	6.1
魚介類	10.2	22.3	28.4

表 3.2　戦後の混乱期の1人1日あたり食品群別摂取量（単位：g）

戦後 4 年で，だいぶもとのレベルにもどっていることがわかる.
[資料：厚生省，国民栄養調査]

		1946 年	1947 年	1948 年	1949 年
穀類	米	241.1	267.3	290.7	333.1
	麦	142.0	121.2	136.4	128.5
	その他	15.3	22.2	8.7	11.5
いも類		277.9	268.6	210.2	169.9
砂糖類		0.5	0.8	6.0	5.2
油脂類		1.7	1.2	1.2	1.8
大豆および大豆製品		30.9	33.2	37.2	44.3
魚介類・肉・卵類		55.0	51.7	60.7	64.4
乳および乳製品		3.1	2.2	3.0	4.1
緑黄色野菜		153.8	96.0	98.2	76.0
その他の野菜		152.8	144.1	124.3	118.9
果物		16.9	22.7	31.7	27.5

肉, 缶詰類が GHQ を通じて厚生省に引き渡された. これにより 1947 年 1 月から, 貧困児童や虚弱児童だけでなく全児童を対象として学校給食が実施されるようになった. また, この物資は学校給食以外にも戦災孤児, 戦災者, 引揚者, 収容施設などを中心に配給されるようになった.

1948年には全国的な規模で国民栄養調査が実施されるようになり，1949年ころには食料事情もしだいに好転してきた（表3.2）.

C. 経済成長期の食生活

　昭和30年代（1955年〜）に入ると工業生産の発展，貿易の拡大により所得水準も向上し，消費生活も著しく変化した．また昭和30年代初めころから急速に人々の都市への移動が進み，国民の消費生活の変化とともに食生活も「多様化」した．特に1955年からの米の豊作により米食依存傾向が強まるとともに，動物性食品，油脂類の摂取量が増加し，逆に麦類，雑穀類，いも類，緑黄色野菜の摂取量が減少した（図3.1）．また，各種加工食品（魚肉ソーセージ，インスタント食品など）が普及し，諸外国の調理法がさかんに取り込まれた．これによって栄養面でも動物性タンパク質，脂肪，カルシウム，ビタミンA，ビタミンB$_2$，ビタミンCなどの摂取量が増加傾向を示し，栄養状態は著しく改善された.

　昭和40年代（1965年〜）に入ると，経済の高度成長とともにさらに食生活は急速な変化を遂げ，10年間で，米，いも類の摂取量は減少し，油脂類，緑黄色野菜，果実類，肉類，卵類，乳類の摂取量はほぼ倍に増加した．また地域間や職種，所得の相違による栄養水準の格差もしだいに縮小し始めた（表3.3）.

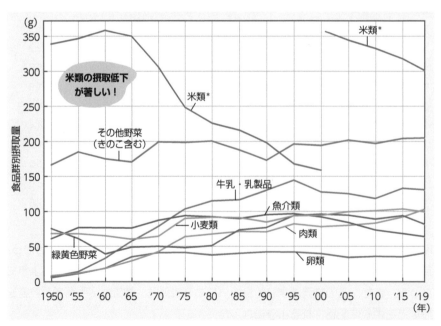

図 3.1　戦後から今日までの食品群別摂取量の年次推移

＊2001年調査より分類が変更され，「米・加工品」の米は「めし」・「かゆ」となったため，以降「米類」摂取量が増加したようにみえるが，実際は，2000年度とさほど変化していない.
［資料：厚生労働省，国民健康・栄養調査］

	1950	'60	'65	'70	'75	'80	'85	'90	'95	'00	'05	'10	'15	'19
エネルギー(kcal)	2,098	2,096	2,184	2,210	2,188	2,084	2,088	2,026	2,042	1,948	1,904	1,849	1,889	1,903
タンパク質(g)	68.1	69.7	71.3	77.6	80.0	77.9	79.0	78.7	81.5	77.7	71.1	67.3	69.1	71.4
うち動物性(g)	17.6	24.7	28.5	34.2	38.9	39.2	40.1	41.4	44.4	41.7	38.3	36.0	37.3	40.1
脂質(g)	18.3	24.7	36.0	46.5	52.0	52.4	56.9	56.9	59.9	57.4	53.9	53.7	57.0	61.3
うち動物性(g)		8.6	14.3	20.9	27.4	27.2	27.6	27.5	29.8	28.8	27.3	27.1	28.7	32.4
炭水化物(g)	415	399	384	368	337	313	298	287	280	266	267	258	258	248
カルシウム(mg)*1	276	389	465	536	550	535	553	531	585	547	546	503	517	505
鉄(mg)*1	47	13	—	—	13.4	13.1	10.8	11.1	11.8	11.3	8.1	7.4	7.6	7.6
食塩(g)					14.0	13.0	12.1	12.5	13.2	12.3	11.0	10.2	9.7	9.7
ビタミンA(IU)*2	2,348	1,180	1,324	1,536	1,602	1,576	2,188	2,567	2,840	2,654	604*3	529*3	534*3	534*4
ビタミンB₁(mg)*1	1.49	1.05	0.97	1.13	1.11	1.16	1.34	1.23	1.22	1.17	1.44	0.83	0.86	0.95
ビタミンB₂(mg)*1	0.72	0.72	0.83	1.00	0.96	1.01	1.25	1.33	1.47	1.40	1.42	1.13	1.17	1.18
ビタミンC(mg)*1	101	75	78	96	117	107	128	120	135	128	124	90	98	94

表3.3 栄養素等摂取量の年次推移(国民1人1日あたり)

*1 2003年より強化食品,補助食品からの栄養素等摂取量の調査開始,2005年以降は通常の食品の数値. *2 IU単位は平成12年調査(2000)まで, *3 平成13年調査(2001)よりレチノール当量(μgRE), *4 令和元年調査(2019)よりレチノール活性当量(μgRAE). どの栄養素の摂取も1975年まで伸び続け,その後はエネルギーが低下している以外,ほぼ安定している.
[資料:厚生労働省,国民健康・栄養調査]

D. 近年の食生活

　令和元年国民健康・栄養調査結果では野菜摂取量は280.5gであり,「健康日本21(第二次)」の目標値である350gに達していない. 性・年齢階級別にみると,男性,女性ともに20歳代で最も摂取量が少なく,60歳以上で多かった(図3.2). 図3.3はエネルギーとおもな栄養素摂取量の推移を示したものである. 第二次世界大戦終戦の翌年である1946年の摂取量を100とすると,動物性タンパク質や動物性脂質,カルシウムなどは1975年ころまでに急速に不足からの改善がみられる.

　国民1人1日あたりの栄養素等摂取量は,カルシウム不足やナトリウム過剰摂取など一部を除き,日本人の食事摂取基準の値に近いか,あるいは上回っている. 国民の平均的な栄養素の摂取に関しては,問題は少なそうにみえる. しかし,生

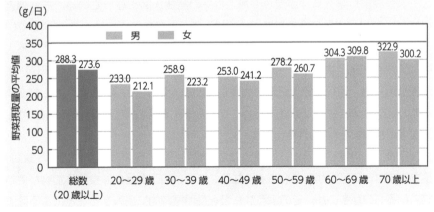

図3.2 1日の野菜摂取量(緑黄色野菜+その他の野菜)の平均値
[令和元年国民健康・栄養調査]

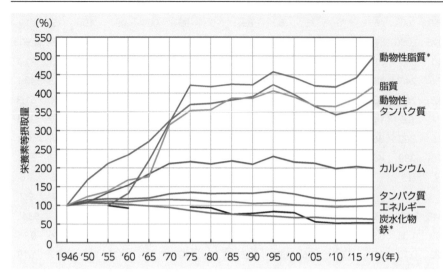

活環境はつねに変化しており，現在の状況は歴史のなかで見れば1つの通過点と考えられる．日本人の食生活は，1975年ころまではどん底からはい上がってきた．何もかも不足から始まったのであり，よくなる一方のことだけを考えることで足りた．しかし現代は，活動量の低い日常生活，強いダイエット志向，サプリメントの過剰な利用，若い世代の朝食の欠食などの新しい問題が生じ，適切な栄養教育が必要となっている．

E.　料理・食事パターン

　日本人の食生活は，都市化の進展や産業構造の高度化，そして生活水準の向上といった社会経済的な変化に強く影響されてきた．食品加工業は1965年以降著しく発展し，コールドチェーンなどの食品流通機構の発展と相まって，冷凍食品やレトルト食品，調理済み食品，コピー食品などが出回るようになってきた．

　また女性の社会進出に伴う共働き家庭の増加がみられ，家事労働の省力化のニーズが高まり家庭料理が減り，加工食品の需要が高くなっている．家計調査（2017年）では，家計の食料費に占める加工食品と外食の支出は47%に達している．また，令和元年国民健康・栄養調査では，外食を週1回以上利用している人は，男性41.6%，女性26.7%と男性で高く，若い世代ほどその割合が高い．持ち帰りの弁当・惣菜を週1回以上利用している人は，男性47.2%，女性44.3%であった．従来，主婦が家庭で行っていた家事労働を企業が代行することから，外食の増加現象を「食の外部化」という．

　加工食品や外食に偏ると，脂質や食塩の過剰摂取，ミネラル類やビタミン類，食物繊維などの不足が起こりやすくなる．また，加工食品には食品添加物が使われているものが多いが，そのようなものを長期継続的に摂取することによる健康

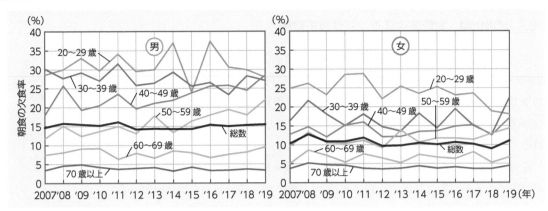

図3.4　朝食の欠食率の年次推移（20歳以上，性・年齢階級別）
朝食の欠食率とは，調査を実施した日（任意の1日）において朝食を欠食した者の割合をいう．欠食とは，「食事をしなかった場合」「錠剤などによる栄養素の補給．栄養ドリンクのみの場合」「菓子，果物，乳製品，嗜好飲料などの食品のみの場合」の合計．
［国民健康・栄養調査］

への影響にも注意が必要である．

　また，令和元年国民健康・栄養調査の結果では，朝食欠食率は，男性では15.5％，女性では11.1％であった．年齢階級別にみると，男性，女性ともに20歳代で最も多かった（図3.4）．これは，夜更かし，遅い食事などの不規則な生活によるためと思われる．生活リズムの乱れは，種々の健康問題を生じる可能性があり，若い人々の多数がそのような状態にあることは問題である．

F.　食生活の変化

　時代の流れとともに食生活は絶えず変化している．そのような状況の中で，食行動は，複雑となり，朝食欠食の増加，外食利用の増加，家族との共食の状況の変化など，さまざまな問題が生じている．望ましい健全な食行動を育てるためには，健康や栄養に関するあふれた情報の中から正しい食知識や食スキル（技術）を習得し，食習慣などの改善をしようとする食態度を形成することが必要である．

3.2　エネルギーと栄養素摂取量の変遷

A.　エネルギー摂取量

　エネルギー摂取量は，戦後（1945年）から1970年代初めまでの約30年間は増加し続けたが，それ以後は顕著な低下を示し，1999年には2,000 kcal以下となった（表3.3参照）．エネルギー摂取が低下したことを，肥満防止の観点からだけ見て望ましいと考えるのは危険である．このような低下は，自動車の普及やエネルギー消費量の少ない仕事の増加，運動不足のまん延など，ライフスタイルの変化がおもな理由であり，問題点を含むことも認識する必要がある．

B. 炭水化物，脂質およびタンパク質摂取量

図3.5に戦後から現在までのエネルギーの栄養素別摂取構成比率（エネルギー産生栄養素バランス，PFC比率）の推移を示した．タンパク質からのエネルギー比率はわずかずつ増加した．タンパク質は，自由に摂取させてもエネルギーの13〜16％程度で落ち着く．体内での代謝や処理に限度があるためであろうと考えられる．

PFC：protein, fat, carbohydrate

脂質と炭水化物の摂取の変化は顕著である．欧米などの歴史から見ると，自由に摂取できる条件では脂質の摂取は40％以上まで増え続ける．タンパク質からのエネルギー比率はそれほど大幅には変わらないから，脂質が増えた分，炭水化物が減少することになる．脂質の摂取は，戦後の約8％から1975年の22.3％まで急速に増え続け，その後はゆっくりと増加を続けている．これに対して炭水化物からのエネルギー比率は，戦後（1945年）の約80％から1975年の63.1％まで急激に低下し，その後はゆるやかに低下し，2019年には56.0％にまで減少している．このような低下はおもに米の摂取量減少による．

戦後は時代とともに脂質からのエネルギー比率が高まったが（図3.5），脂質摂取量の絶対量を見ると，1975年以後の変化は小さい（図3.6）．すなわち，脂質からのエネルギー比率が，脂質摂取量が増えたことよりも，この期間の総エネルギー摂取の低下がより大きな原因といえる．内容的にも，1950年以後は植物性：動物性：魚類の比率はほとんど変化なく5：4：1で，第五次改定の日本人の栄養所要量として推奨されていた内容とほぼ一致する．

摂取エネルギーの問題は，脂質摂取量だけでなく，穀類の摂取量，ライフスタイル，人口の高齢化などの観点から総合的に考えていかなければならない．

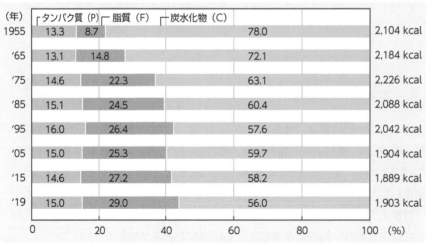

図3.5 タンパク質（P），脂質（F），炭水化物（C）からのエネルギー比率（PFC比率）の年次推移，1歳以上
エネルギー摂取量は，脂質で増え，炭水化物で低下している．
［資料：厚生労働省，国民健康・栄養調査］

図 3.6　脂質摂取量の年次推移

1歳以上．この40年間，脂質の絶対量とその内訳に大きな変化はない．なお，平成29年国民健康・栄養調査（2017）以降，20歳以上の結果のみの公表となっている．

[資料：厚生労働省，国民健康・栄養調査]

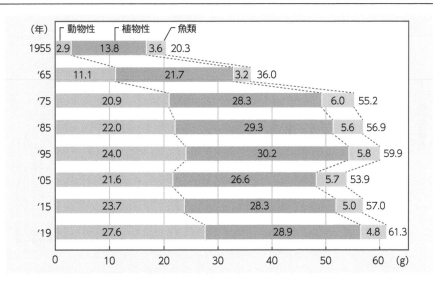

C.　カルシウム摂取の努力が必要

　令和元年国民健康・栄養調査の結果では，カルシウム摂取量は平均505 mgであった．後述するようにカルシウム不足は，骨粗鬆症のみならず心疾患やその他の疾患の原因となるので，摂取の増加を図ることが必要である．

D.　気を抜けない食塩摂取量

　ナトリウムと血圧の関係は，多くの疫学研究で明らかになっており，食塩を多く摂取する集団では高血圧の頻度が高く，これが脳卒中や心疾患を招くことが知られている．また，食塩の過剰摂取は日本人の胃がん罹患に関連があるといわれている．したがって，食塩の適正摂取は各種の疾病予防のためにも大切である．「日本人の食事摂取基準（2020年版）」では，20歳以上の食塩摂取量の目標量は男性7.5 g/日未満，女性6.5 g/日未満となっているが，1人1日あたりの食塩摂取量は，2019年の調査結果では10.1 gと依然として目標量を上回っている（図3.7，

図 3.7　食塩摂取量の年次推移

食塩の摂取量は減少傾向である．

[資料：厚生労働省，国民健康・栄養調査]

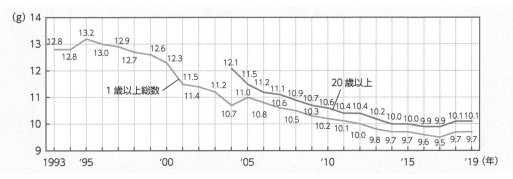

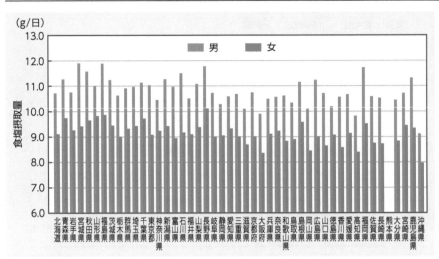

図 3.8　都道府県別食塩摂取量の平均値（20歳以上）
［平成 28 年国民健康・栄養調査］

図3.8）．目標量を達成するためには中高年の高塩嗜好（しこう）を改善し，食塩摂取を減らすこと，ならびに乳幼児期からの食塩控えめの薄味料理に慣れた食習慣の樹立が必要である．

3.3 │ 国民健康・栄養調査の結果の概要

　国民健康・栄養調査は健康増進法に基づき調査されるが，毎年実施している基本項目に加え，重点項目が設定されている（p.94参照）．重点項目は，「高齢者の健康・生活習慣の状況の把握」「所得等社会経済状況と生活習慣等に関する状況」についてや，「社会環境の整備の把握」についてである．国民健康・栄養調査は前年に実施された結果の概要や報告書が，9 〜 11月ごろ厚生労働省より発表される．

　近年の概要としては，平成29年調査では高齢者の栄養状態が，食事，身体活動，外出状況などと関係することが示された．65歳以上の低栄養傾向の者（BMI ≦ 20 kg/m²）の割合は，男性12.5%，女性19.6%であった．60歳以上において四肢の筋肉量は，男女ともタンパク質摂取量が多く，肉体労働の時間が長い者ほど有意に増加していた（図3.9）．また，女性は20 〜 50歳代でもやせの課題が指摘され，20 〜 50歳代の女性のやせの者（BMI ＜ 18.5 kg/m²）の割合は，いずれの年齢階級も10%超であり，特に20歳代では21.7%であった．平成28年調査に引き続き20歳代女性のやせの割合が2割を超えており，女性（年齢調整した全体）で，10年間で有意な増加が示され，1980年代よりも上昇していることが図3.10からもわかる．「健康日本21（第二次）」（5.5節参照）では，若年女性のやせは骨量減少，低出生体重児出産のリスクなどとの関連があることが示されており，この層への

BMI：body mass index，体格指数．体重（kg）/身長（m）²

A. タンパク質摂取量別，骨格筋指数の平均値　　　　B. 肉体労働をしている時間別，骨格筋指数の平均値

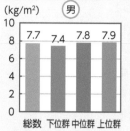
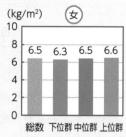
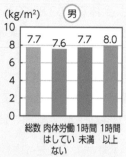
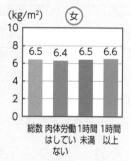

図 3.9　タンパク質摂取，肉体労働と骨格筋指数の平均値（60 歳以上）
男女それぞれのタンパク質摂取量の分布から 3 分位で 3 群に分け，摂取量が少ない群から下位群，中位群，上位群とした（男性：下位群 67.7 g 未満，中位群 67.7 g 以上 87.3 g 未満，上位群 87.3 g 以上，女性：下位群 59.9 g 未満，中位群 59.9 g 以上 76.2 g 未満，上位群 76.2 g 以上）．
［平成 29 年国民健康・栄養調査］

図 3.10　やせの者（BMI < 18.5 kg/m²）の割合の年次推移（25 ～ 59 歳，女性）

移動平均により平滑化した結果から作成．移動平均とは，各年の結果のばらつきを少なくするため，各年次結果と前後の年次結果を足し合わせ，計 3 年分を平均化したもの．ただし，2017 年については単年の結果である．
［平成 29 年国民健康・栄養調査］

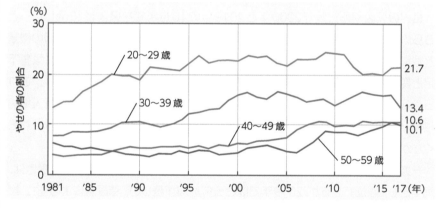

より効果的な栄養改善のアプローチが必要と考えられる．

　平成 30 年調査では生活習慣などに関する状況を所得別に比較すると有意な差がみられた．現在習慣的に喫煙している者の割合，健診未受診者の割合，歯の本数が 20 歯未満と回答した者の割合は，世帯の所得が 600 万円以上の世帯員に比較して，男女ともに 200 万円未満の世帯員で有意に高いことが示された．また栄養バランスのとれた食事をしている者の割合は 4 割超だが，所得別では差がみられ，主食・主菜・副菜を組み合わせた食事を 1 日 2 回以上食べることが，「ほとんど毎日」と回答した者の割合は，世帯の所得が 600 万円以上の世帯員に比較して，男女ともに 200 万円未満の世帯員で有意に低い結果であった．

　令和元年調査では，食習慣・運動習慣を「改善するつもりはない」者が 4 人に 1 人であり，喫煙および受動喫煙の状況については改善傾向であった．また，非常

食の用意の状況には地域差があることが確認され，災害時に備えて非常用食料を用意している世帯の割合は，全体では53.8%であった．地域ブロック別にみると，最も高いのは関東Ⅰブロック（埼玉県，千葉県，東京都，神奈川県）で72.3%，最も低いのは南九州ブロック（熊本県，宮崎県，鹿児島県，沖縄県）で33.1%であった．

　令和2年調査と令和3年調査は，新型コロナウイルス感染症の影響により中止となったが，生活環境，食環境が大きく変化しているため，実態調査と環境変化による健康・栄養状態への影響について詳細な研究，調査が今後も必要である．

3.4 諸外国の健康・栄養問題の現状と課題

A. 病気と健康

a. 諸外国の死因の変化

　世界の死因別死亡数で2000年と2019年の10位までを図3.11に示した．どちらの年も1位，2位は，虚血性心疾患と脳卒中であるが，19年間で死因の種類と数に大きな変化がみられる．2000年では，死因の半分の5つが一般に栄養不足と関係の強い感染症，妊娠，出産などであった．しかし，2019年では，これらの疾患は3つに減り，死亡総数も減った．この間に世界人口が約11億人増加（2000年約60億人→2019年約71億人）していることを考えると，栄養不足などが強くかかわる疾患は減少しているといえよう．

　一方，肥満など過剰栄養に基づく疾患が著しく増えている．虚血性心疾患は，両年ともに1位であるが，2019年ではさらに増加が著しい．糖尿病による死亡は，2000年では10位までに入っていないが，2019年では9位にランクインしている．

図3.11　世界の死亡原因（10位）の変化
＊1　新生児仮死，出生時損傷，感染症，早産合併症による死亡を含む．＊2　生活習慣病と非感染性疾患（non-communicable diseases：NCDs）[Global Health Estimates 2000, 2020, WHO]

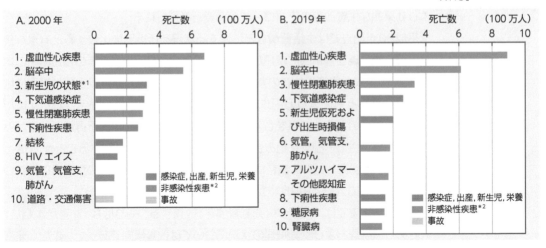

図 3.12　低所得国と高所得国における5位までの死因の比較

[Global Health Estimates, The top 10 causes of death, WHO, 2020]

低所得国	2000年			2019年	
	1	新生児の状態		1	新生児の状態
	2	下気道感染症		2	下気道感染症
	3	下痢性疾患		3	虚血性心疾患
	4	HIV，エイズ		4	脳卒中
	5	マラリア		5	下痢性疾患

高所得国	2000年			2019年	
	1	虚血性心疾患		1	虚血性心疾患
	2	脳卒中		2	アルツハイマー，その他の認知症
	3	気管，気管支，肺がん		3	脳卒中
	4	慢性閉塞性肺疾患		4	気管，気管支，肺がん
	5	下気道感染症		5	慢性閉塞性肺疾患

NCDs：non-communicable diseases

　これまでは，生活習慣病と非感染性疾患（NCDs）の問題は高所得国（先進諸国）の問題であり，低・中所得国（開発途上国）では感染症や栄養欠乏が多いと考えられてきた．しかし，最新の傾向では，低所得国においてもNCDsによる死亡の割合が増加しており，アフリカを除くすべての地域でNCDsによる死亡は感染症，出産（母性，周産期），新生児，栄養の問題による死亡を合わせた数を上回っている．とはいえ，低所得国では未だ死因の上位を感染症などの基礎的な保健医療サービ

UHC：Universal Health Coverage. ユニバーサルヘルスカバレッジ

ス（たとえば国民皆保険：UHC）の導入や質の向上により予防できる疾患が占めており，地域間格差が残されている（図3.12）．

b. 栄養不足によるエネルギー・微量栄養素の欠乏症

（1）世界の栄養欠乏の実態　　FAOなどによる報告「世界の食料安全保障と栄養

SOFI：The State of Food Security and Nutrition in the World

の現状」（SOFI）では，世界の栄養不足（undernourishment：個人の日常的な食料消費が不十分であるため，正常で活動的かつ健康的な生活を維持するために必要な量の食事エネルギーが不足している状態．慢性的な飢餓）の人口は全人口の約9.8%（8億2,800万人）を占めている．図3.13に世界の栄養不足人口の年次推移を示す．2005年（12.3%）から数十年にわたり着実な減少傾向にあったが，2014年（7.8%）以降は増加傾向にある．これは，2012年にアラブの春とよばれる中東での反政府デモをきっかけとして世界各地で多くの紛争が勃発していること，2014年以降には自然災害などの気候変動の影響が重なっていることを背景とする．さらに，新型コロナウイル

COVID-19：coronavirus disease 2019

ス感染症（COVID-19）の世界的な蔓延を受け（WHOは2020年3月にパンデミックを宣言），2020年には約9.9%（7億7千万人）に増加しているとの推計がある．世界の栄養不足の課題に対しては，2012年に当時の国連事務総長潘基文（パン・ギムン）氏が，世界の栄養不足（飢餓）をなくすように，政府や企業，市民社会などすべての人に努力を呼びかけるキャンペーン（ゼロ・ハンガー・チャレンジ）を打ち出し，こ

SDGs：Sustainable Development Goals

れは後に2030年までの達成を目標とする「持続可能な開発のための2030アジェンダ」の「持続可能な開発目標（SDGs）」の目標2として引き継がれたが，現状としては目標から遠のくばかりである．

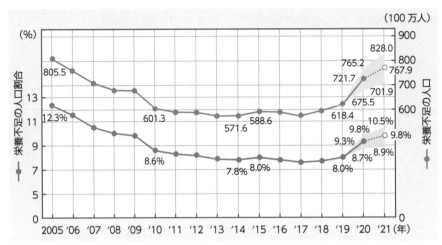

(2) 子どものタンパク質・エネルギー栄養障害　　栄養欠乏の公衆衛生上の課題として最優先に取り上げられるのが小児（特に6か月〜5歳未満）のタンパク質・エネルギー栄養障害 (PEM) である．健康な小児集団から得られた身長と体重の標準値を用いて，年齢別標準体重に対する体重（WAZ），年齢別標準身長に対する身長（HAZ），および身長当たりの体重（WHZ）のZスコアを算出し，1SD以下を軽度，2SD以下を中程度，3SD以下を重度の不良として評価する．年齢別標準身長に対する身長が低いことは，長期にわたる栄養不足を示す（発育阻害 stunting）．身長当たりの体重は，現在の栄養状態を表す（消耗症 wasting）．たとえば，たとえ年齢別標準身長に対する身長が低くても，身長当たりの体重が正常であるということは，現在は栄養状態が良くなっていることを表している．年齢別標準体重に対する体重は，慢性・急性のどちらも含んで現在の栄養状態を表す（低体重 under-

PEM：protein energy malnutrition
WAZ：weight-for-age
HAZ：height for age
WHZ：weight-for-height
Zスコア：基準値に対して標準偏差 (SD) の何倍離れているかの指標
SD：standard deviation，標準偏差

身長と体重の標準値

現在は，WHO が 2006 年 4 月に米国と他の先進国および開発途上国を含む 5 か国（ブラジル，ガーナ，インド，オマーン，ノルウェー）における，母乳栄養児の値で計測された成長標準値を用いている．以前は，1979 年の米国 NCHS でえられた成長の標準値を用いていた時期もあったが，この標準は人工栄養がさかんであったころのものであり，米国内における母乳栄養児の値よりも高い傾向にあったことや，この数値を異なる民族にあてはめることに批判もあり，改訂された経緯がある．とはいえ，現在の WHO の標準値には黄色人種のデータが含まれていないなどの偏りがあり，すべての国や民族に対して万能に当てはめられるわけではない．

NCHS：National Center for Health and Statistics

図 3.14 MUAC テープを用いたスクリーニング

消耗症と判定される子とその母. エチオピア.
[写真：ロシニョーリ正代]

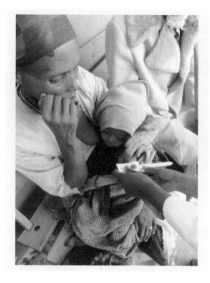

表 3.4 公衆衛生課題としての有意性を示す基準

区分	発育阻害の割合 (%)	消耗症の割合 (%)
非常に低い	2.5 未満	2.5 未満
低い	2.5 以上，10 未満	2.5 以上，5 未満
中程度	10 以上，20 未満	5 以上，10 未満
高い	20 以上，30 未満	10 以上，15 未満
非常に高い	30 以上	15 以上

[WHO-UNICEF Technical Advisory Group on Nutrition Monitoring (TEAM), 2018]

MUAC：mid-upper arm circumference
TFP：therapeutic feeding program
SAM：severe acute malnutrition
MAM：moderate acute malnutrition

weight). また，上腕周囲径 (MUAC) は筋タンパク質量，皮下脂肪量を反映し，消耗症を判定する簡便な指標として，急性栄養不良治療プログラム (TFP) において，重度急性栄養不良 (SAM) や中程度急性栄養不良 (MAM) をスクリーニングする目的で多用されている (図 3.14).

　以上の評価方法に基づいて実施された国もしくは地域レベルの調査により，公衆衛生課題としての有意性は表 3.4 の基準で区分する. なお，消耗症の区分は小児の過体重 (overweight) も同じである.

　また，重度のタンパク質・エネルギー栄養障害に，クワシオコルとマラスムスがある.

　クワシオコル (kwashiorkor) は，タンパク質の不足が主因となり，重度の低体重に浮腫が伴うことで診断される. 図 3.15 に示すように, 毛髪の変色, 皮膚疾患,

図 3.15 クワシオコル (A，ガーナ) とマラスムス (B)

[写真：山本茂 (十文字学園女子大学)]

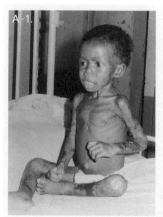

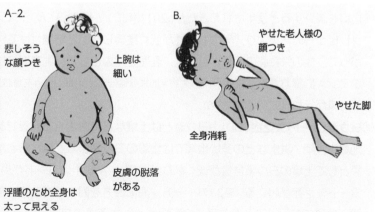

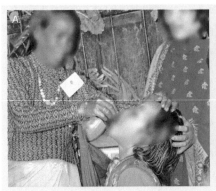
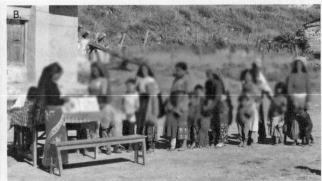

また肝臓肥大や高度の発育障害（成長遅延，知能障礙）などを示す．一方，マラスムス（marasmus）は，エネルギーの不足が主因となり，重度の消耗症により診断される．体重減少や骨格筋委縮などを伴い，老人様顔貌を呈する．

(3) 微量栄養素欠乏症　　低・中所得国の微量栄養素欠乏症としては，おもにビタミンA欠乏症，ヨウ素（ヨード）欠乏症，鉄欠乏性貧血がある．しかし，鉄欠乏性貧血は，低・中所得国のみならず，高所得国を含む全世界的な課題といえる．また，緊急支援や人道支援の現場では，これらの他，ビタミンC欠乏による壊血病や，ビタミンB₁欠乏による脚気，カルシウムやビタミンD欠乏によるくる病（骨軟化症）など，多種の微量栄養欠乏症がある．

①**ビタミンA欠乏症**（VAD）：重度のビタミンA欠乏症では，結膜がおかされ，乾燥性眼炎，角膜軟化症になる．放置しておくと失明する．またビタミンAの欠乏は免疫力を低下させる．

　おもな対策としては，最も費用対効果が高く，即効性があるのがサプリメント投与プログラムである．多くの低所得国では，国家施策として6～59か月齢の子どもに年2回のビタミンAサプリメント投与が行われている．一方，出産直後の母親への投与が生後6か月間の児（完全母乳保育期間）の感染症による死亡率を減少すると長年されてきたが，2011年にWHOは3つのシステマティックレビューの結果より，その有効性が低く推奨しないと結論付けている．したがって，他の栄養面の戦略としては，乳児を対象とした母乳育児の推進や，ビタミンAに富む食事や栄養強化（生物学的栄養強化biofortificationを含む）を促進する対策が行われている（図3.16）．

②**ヨウ素（ヨード）欠乏症**（IDD）：ヨウ素とは土壌などに含まれる元素であり，山岳地域や大雨・洪水などの多い地域では土壌のヨウ素までが流されるために，結果として土壌のヨウ素含量が低くなり，飲料水や食物中のヨードが少なくなり，ヨード欠乏症が起こる（図3.17）．一方，海に四方を囲まれ海産物を食べるわが国では稀である．ヨード欠乏症の影響は，人体形成の初期段階で深刻となり，

図 3.16　ネパールで行われているビタミンA サプリメント投与
A：コミュニティーヘルスセンター（CHC）にて，コミュニティーヘルスワーカー（CHW）からビタミンA サプリメントを受ける子ども．B：コミュニティーヘルスデイ（CHD）に，5 歳未満の子どもを連れて並ぶ母親たち．
［写真：ロシニョーリ（中森）正代］

VAD：vitamin A deficiency

IDD：iodine deficiency disorders

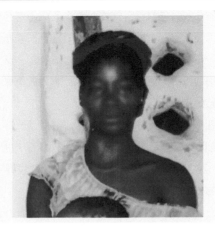

図 3.17 ヨウ素欠乏症による甲状腺肥大がみられる女性（マリ）
マリは海に面しない内陸国である.
［写真：ロシニョーリ（中森）正代］

母体にヨード不足があると，先天性甲状腺機能低下症（クレチン症）の原因となり，生まれた子どもの知能低下，発育不全，神経障害などを引き起こす．重症化すると治療が困難であり，成長期の乳幼児の間でも，脳や中枢神経系の発育に深刻な影響を及ぼす．成人期の不足による甲状腺肥大が身体所見として顕著に表れる.

おもな対策としては，0.001%ヨウ化ナトリウムを添加したヨウ素塩添加プログラムが広く進められている．世界人口の約90%がヨウ素添加塩を摂取している[*1]．ヨウ素欠乏症の指標は，おもに尿中ヨウ素濃度がプログラムの評価に用いられている.

＊1 UNICEF Global Databases, 2021 による.

ヨウ素塩添加プログラムは過去30年にわたりヨウ素欠乏症の減少に顕著に貢献してきたが，最近のNCDsの世界的な蔓延下では，高血圧などの予防を目的とした食塩の摂取減少を推進するプログラムとの競合が議論されている.

IDA：iron deficiency aneamia

③**鉄欠乏性貧血**（IDA）：貧血は，主として女性と子どもにまん延している．世界の約30%の生殖年齢の女性（15～49歳女性），約40%の5歳未満の子どもが貧血である[*2]．貧血の約50%は食事性鉄欠乏によるが，低・中所得国ではマラリヤや寄生虫感染によって貧血が悪化していることも多い．貧血は，皮膚の蒼白化，爪形状の変化（さじ状爪），全身倦怠，めまい，耳鳴り，呼吸促進，心悸亢進などが起こる．また，貧血に至らない鉄欠乏によっても，意欲・気力の減退，作業の効率低下，免疫能の低下が起こる．特に注意をしなければならないのは，妊産婦と子どもの鉄欠乏であり，妊産婦では母子の死亡率や低出生体重児の出現リスクの増加，子どもでは認知や発育に影響を及ぼす．また，成人における作業効率や生産性を低下させることも示されている.

＊2 WHO Global Anaemia estimates, 2021 による.

おもな対策としては，鉄欠乏の予防・治療のための鉄剤（二価鉄60 mg）の投与や，主食とする米や小麦粉などの食品への鉄の強化が，複数の低・中所得国における国家／地域レベルの取り組みとして進められている．しかし，必ずし

も成果はあがっておらず，これは，貧血が鉄欠乏のみならず，タンパク質やその他の微量栄養素の欠乏などと関連するためである．また，他の疾病管理，水と衛生，リプロダクティブヘルス（性と生殖に関する健康），ジェンダー規範，教育，貧困のような食事摂取以外の直接的，間接的，根本的な栄養欠乏の要因レベルを包括的にとらえる政策や介入が求められる．

c. 過剰栄養による肥満と糖尿病の増加

世界の2019年の死因第9位であった糖尿病について，世界および所得別の比較を表3.5に示した．2021年の統計では，糖尿病人口は世界で約5.4億人に上り，中所得国において最も多いことがわかる．

国の罹患率でみると（表3.6）低所得国は11.0%であったが，年齢調整罹患率でみると8.4%に低下する．一方，高所得国では5.5%から6.7%に増加する．これは低所得国の人口構成がピラミッド型で年少人口が多いのに対し，高所得国ではベル型もしくはつぼ型で老年人口が多いためである．

日本を含む世界の国別の年齢調整罹患率をみると，2021年時点で最も糖尿病の割合が多い国はパキスタンであり，過去10年間で急激に増加している．また，バングラディシュやインドネシアといった人口の多いアジアの低所得国においても増加がみられる．また，次の10年間で世界に占める糖尿病人口割合が最も高くなるのが，アジアの中所得国である中国，つづいてインドとなる．高所得国で

	糖尿病人口（100万人）	罹患率（%）	年齢調整罹患率（%）
世界	536.6	10.5	9.8
低所得国	103.9	11.1	8.4
中所得国	414	10.8	10.5
高所得国	18.7	5.5	6.7

表3.5　世界および所得別の糖尿病罹患人口，罹患率，年齢調整罹患率
[IDF Diabetes Atlas, 2021]

順位[*1,2]	国名	所得の別[*3]	年齢調整罹患率（%）	
			2010年	2021年
1 (4)	パキスタン	低	7.9	30.8
32 (9)	バングラデシュ	低	10.5	14.2
60 (3)	米国	高	9.4	10.7
61 (1)	中国	中	8.8	10.6
62 (7)	インドネシア	低	5.1	10.6
70 (2)	インド	低	9.0	9.6
90 (5)	ブラジル	中	10.1	8.8
124	日本	高	7.7	6.6
148	ベトナム	低	3.2	6.1
174	フランス	高	5.4	5.3
215 最下位	ベナン	低	2.0	1.1

表3.6　国別糖尿病罹患率および年齢調整罹患率
＊1　2021年度の年齢調整罹患率による順位，＊2　（ ）内は2030年度推定における罹患数による上位10か国の順位，＊3　所得の別は世界銀行（2021年）の分類による．
[IDF Diabetes Data Portal, 2021]

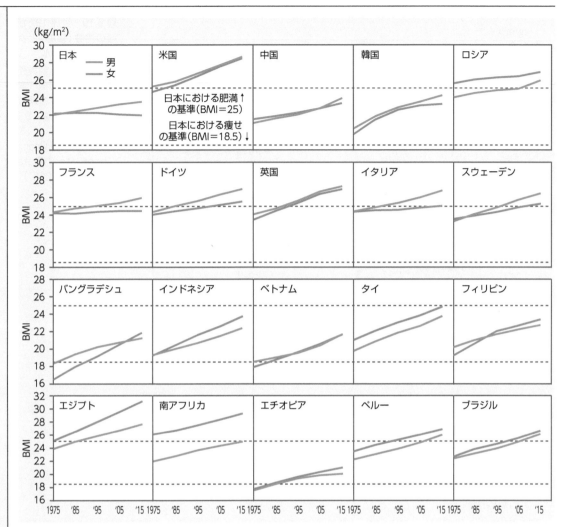

図 3.18　諸外国成人の BMI の推移（年齢調整済み）

[WHO Global Health Observatory Data Repository]

ある米国の糖尿病人口と罹患率の増加も注目されている点である．一方，日本やフランスのように，過去10年間で罹患率が減少傾向にある高所得国もある．

　図3.18に世界の経済状態の異なる20か国のBMIの平均値の変化を示した．国によって年齢構成が大きく異なっているが，この図は国連が推奨している年齢構成を標準的な値にしたときの比較である．日本人では，男性は平均BMIがやや増加しているが，女性では低下している．世界的に先進国においても発展途上国においても，BMIの増加は著しいなかで，日本の変化が小さい，あるいは減少しているのは興味深い．

　図3.19は，世界192か国の国別の平均BMIを示したものである（横軸女性，縦軸男性）．日本人の平均BMIは国際的にみても低いが，特に女性ではネパール，北朝鮮，バングラデシュやエチオピアなどに近く，フィリピン，ラオス，中国，韓

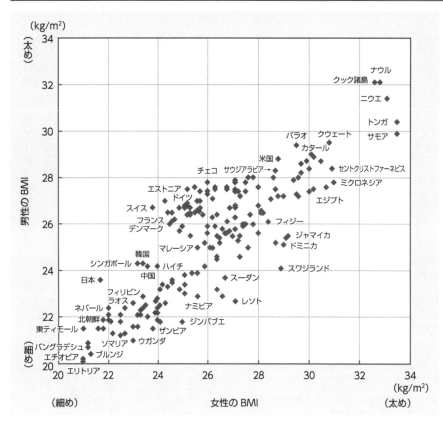

図 3.19 世界 192 か国の男性（縦軸）と女性（横軸）の BMI

18 歳以上の年齢調整済み BMI 平均値. 国際的基準では肥満は 30 以上, 痩せは 18.5 未満.
［WHO Global Health Observatory Data Repository (2015)］

国などよりも低い. BMI が特に高い国は, トンガなどの太平洋の島国, クウェートなどの中近東, 米国などである.

d. 子どもの肥満

"Pediatricians are the ultimate witnesses to failed social policy（小児科

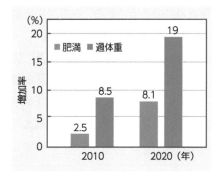

図 3.20 ベトナムの 5–18 歳の子ども・思春期の肥満の増加

［National Institute of Nutrition. Natonal Nutition Survey, 2010, 2020］

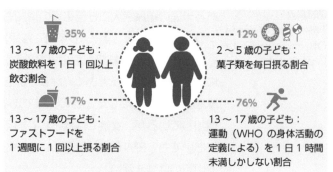

図 3.21 ベトナムの子どもたちの肥満の増加要因
［UNICEF Viet Nam Brief, 2021］

図 3.22　ベトナムのナムディン地方で砂糖入りの缶飲料を売り歩く女性
右手奥に配列されるココナッツ（ココヤシの果実）のジュースよりも，コップに氷と供する缶ジュースがよく売れる.
［写真：ロシニョーリ（中森）正代］

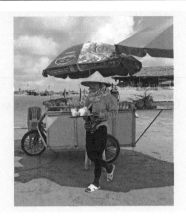

医は公共政策の失敗の究極の証言者である）"とは米国のポール・ワイズの言葉であるが，2019年のWHOの統計によると，世界の過体重もしくは肥満の子ども（5歳未満）の数は推定約3,820万人に上る. 特に都市部の低中所得国で増加しており，アジアの国々がその約半数を占める.

　ここではベトナムの子どもの肥満の特徴について述べる. 図3.20に示すとおり，過去10年間に，ベトナムの子どもたちの間で肥満および過体重の割合が急激に増加している. この問題は都市部の男児で特に大きい. 子どもの肥満が増加する背景（図3.21）として，砂糖入り飲料やファストフードなどの高度に加工された食品（過剰な砂糖や塩，不健康な脂肪を含む）を過剰摂取していること，食物繊維やビタミン・ミネラルを含む果実や野菜を十分に摂っていないこと，身体活動量が低いことが挙げられており，ベトナム政府は，何らかの対策が取られないと2030年までに190万人の子どもたちが肥満になると警戒を促している.

　ベトナムの高度に加工された食品の問題は，端的に多国籍企業によりグローバル化およびブランド化された食品の普及によるものではない. 国際的な"ファストフード"を象徴するレストランは，ベトナムの一般市民にとっては高価な食品であり，毎週食べられるものではない. むしろローカルの比較的安価な外食／中食産業が，より高度に加工された食品の販売に移行していることが問題となる（図3.22）.

e.　栄養不良の二重負荷

　以上のように，世界的な主な死因の変化や，糖尿病などのNCDsの増加は，これまでのように開発途上国（低・中所得国）と先進国（高所得国）の健康栄養問題について，栄養欠乏と栄養過剰とに二分する視点からの変遷があり，開発途上国においても栄養欠乏と栄養過剰とが混在する状態（栄養不良の二重負荷：DBM）を招いている. また，このような栄養状態の欠乏状態から過剰状態への量・質的な変化を栄養転換（nutrition transition）という.

DBM：double burden of malnutrition

これまで，栄養欠乏と栄養過剰への対策は個別に独立して考えられてきたが，栄養不良の二重負荷という複数の栄養不良形態が共存している状態には，同時効果的な栄養政策や介入が必要であるという概念（栄養の二重債務行動：double-duty actions for nutrition）の重要性が議論されている．なかでもWHOならびにLancetが提案する母子を対象としたライフサイクルの最も早い段階での介入が重視されている．

4. わが国の栄養問題の現状と課題

　国民の主要な疾患は，大部分が日頃の不適切な栄養摂取に基づいている．それがどのような栄養問題であるかを明確にすることは公衆栄養学の重要な課題である．この知識なくして国民の栄養改善のための公衆栄養活動はできない．

4.1 食生活と循環器疾患

　循環器とは，血液の循環する心臓と動静脈をさす．代表的な疾患は，心臓病，脳卒中および高血圧である．これら疾患による日本人の死亡率は，全死亡率の約25%を占める．高血圧は，高い圧力で脳の血管を破壊して脳出血（脳卒中のひとつ）を起こす．また高血圧は，血管壁を傷害し，そこにコレステロールなどの沈着が起こるために動脈硬化を起こす．血清コレステロールと血清タンパク質の低い人では，血管の栄養状態も悪く，壁が脆弱で破れやすく，脳出血を起こしやすい．
　脂質異常症は動脈硬化を招き，虚血性心疾患や脳梗塞（脳卒中のひとつ）の誘因となる．脂質異常と高血圧の両方の存在により虚血性心疾患や脳梗塞のリスクはさらに高まる．以上の関係をわかりやすく図4.1にまとめた．

図 4.1　血清コレステロール・血圧と循環器疾患の関係
最高血圧＝収縮期血圧，最低血圧＝拡張期血圧
LDL：low-density lipoprotein

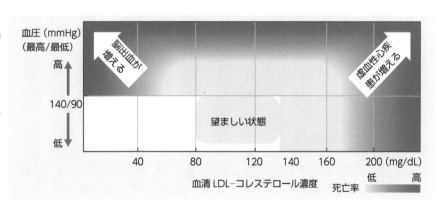

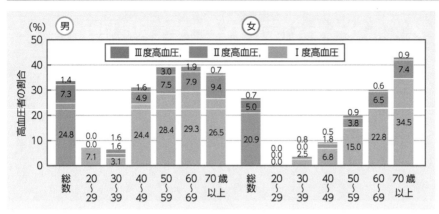

図4.2　血圧の状況
（mmHg）
放っておけない高血圧者の割合．血圧を下げる薬の使用者含む．
Ⅰ度高血圧：収縮期血圧140〜159または拡張期血圧90〜99
Ⅱ度高血圧：収縮期血圧160〜179または拡張期血圧100〜109
Ⅲ度高血圧：収縮期血圧180以上または拡張期血圧110以上
［資料：厚生労働省，令和元年国民健康・栄養調査］

　令和元年国民健康・栄養調査の結果によれば，20歳以上の日本人のⅡ度およびⅢ度高血圧者は男性8.7％，女性5.7％で，Ⅰ度高血圧の人を入れると男性33.5％，女性26.6％である（図4.2）．日本人の3人に1人以上が高血圧，あるいはその予備軍である．高血圧者の割合は年をとるとさらに高まり，50歳代以上では国民の半分が高血圧あるいはその予備軍となる．

　令和元年国民健康・栄養調査の結果，20歳以上の日本人でLDL-コレステロール140 mg/dL以上の割合は，男性23％，女性27％である（図4.3）．

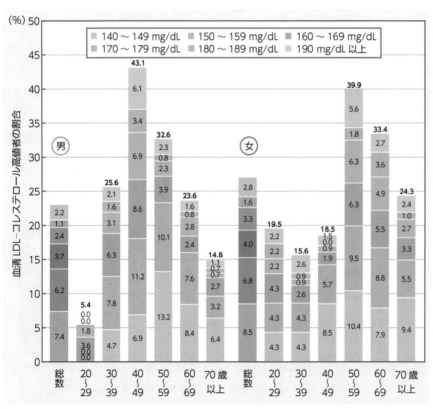

図4.3　血清LDL-コレステロール高値者の割合
コレステロールが高すぎる人は，国民の3人に1人．コレステロールを下げる薬または中性脂肪（トリグリセライド）を下げる薬の使用者含む．
［資料：厚生労働省，令和元年国民健康・栄養調査］

血圧

血圧は，心臓が収縮したときの最高血圧（収縮期血圧）と弛緩したときの最低血圧（拡張期血圧）で表す．WHO の基準では，正常血圧は収縮期血圧 140 mmHg 以下，拡張期血圧 90 mmHg 以下を，高血圧は収縮期血圧 160 mmHg 以上，拡張期血圧 95 mmHg 以上をいう．正常血圧と高血圧の中間を，境界域高血圧という．

A. 高血圧症

高血圧は，食事，年齢，遺伝など多数の要因が関与している．食事性の原因として重要なものは，食塩の過剰摂取，肥満，およびカリウム，カルシウム，マグネシウムの摂取不足などである．これらについて以下に述べる．

a. 食塩（NaCl）の過剰摂取は高血圧を招く

食塩のとり過ぎが高血圧，そして脳卒中の原因であることがわかったのは，1950 年ころのことである．東北大学の近藤正二が全国を行脚して，東北地方に多い高血圧と脳卒中が，この地方の食習慣である食塩の過剰摂取が原因であると推察したのが始まりである．

このことがきっかけとなり，食塩と血圧の関係が多くの国内外の研究者によって調べられた．その結果，南米奥地のヤノマモインデアンでは，食塩を用いず自然の食品に含まれる塩分だけでも健康を損なうことはなく，しかも高血圧が少ないことなどがわかった．このことから食塩の摂取はかなり低くてもよく，高血圧予防に都合のよいことなどがわかってきた．1 日の食塩摂取量が 3 g をきると，日本人では，疲労感，頭痛，食欲不振などが起こることが島田，伊達らによって報告されているが，このような低摂取が日常の食生活で起こることは極めてまれである．

（1）メカニズム　　生体において浸透圧は，細胞内外の物質の透過のうえで重要な役割を果たしている．体液の浸透圧は，0.9%の食塩水のそれと等しい．そのため体はつねにこの食塩濃度を保つ努力をする．食塩をとり過ぎると水を飲み，水をとり過ぎると食塩を摂取してバランスをとろうとする．海水の食塩濃度（約 3%）は生体の濃度よりも高いので，海水を飲むと食塩濃度が 0.9%になるまで水を飲んで薄めなければならない．このことが，海で遭難して水が欲しくなったときに海水を飲み，さらに喉が渇く理由である．食塩をとり過ぎると，高くなった食塩濃度を下げるために水を飲み体液量が増える．この増えた水分を元に戻すために，腎臓は圧力をかけて血液をろ過し，尿として排泄している．また，ナトリウム濃度が上昇すると交感神経（生体の活動を高める神経）が刺激され，心臓の拍動

が増し，さらに血管を取り囲む平滑筋が収縮して血管が細くなるため，これらの結果として血圧が上がることになる．

(2) 食塩摂取量　食塩は砂糖とならんで最もおいしいと感じる食品であるために，摂取が過剰となりやすい．日本人の食塩摂取量は世界的にも高く，1950年ころは20gを超えていたと考えられる．その後の減塩運動により摂取量は着実に低下したものの，2019年現在なお10gを超えている．日本高血圧学会ガイドラインでは，食塩の摂取量として6g未満（このうち調味料として添加する食塩は4g/日）が勧められている．しかし，他の栄養素摂取に好ましくない影響を及ぼすような無理な減塩には注意すべきである．

日本人の食事摂取基準（2020年版）では，食塩の目標量を1日男性7.5g未満，女性6.5g未満に減らすように指導している．ちなみに食塩の摂取量が日頃から少ない米国では，目標量を6g以下としている．

b. 東北のリンゴ村ではカリウムが脳卒中を予防した

かつて高血圧症や脳卒中の多い東北地方で，リンゴ産地の住民にはその疾病構造があてはまらなかった．佐々木直亮らは，住民が1日に8〜10個のリンゴを食べているためにカリウムの摂取が多いことを見いだした．

前述のヤノマモインデアンは，カリウムを多量に含む *Adafib* という樹木を焼いてその灰を絶えずなめているためにカリウム摂取量が1日10gにも達する．食塩を摂取しないことと高カリウム摂取が，彼らが高齢になっても高血圧にならない主要因と考えられる．ただし，心疾患や腎疾患で高カリウム摂取が問題になる者では，カリウムの過剰摂取に注意が必要である．

(1) メカニズム　カリウムは細胞膜のNa^+, K^+-ATPアーゼ活性を増大させる．これが交感神経の細胞膜で起こるとノルアドレナリンの分泌が抑制され，それが血管平滑筋で起こると末梢血管が拡張し，その結果として血圧が下がる．また，腎臓での交感神経の活動低下は遠位尿細管でのナトリウム・水の再吸収を抑制し，血圧を下げる．

(2) カリウムの食事摂取基準　カリウム摂取量の増加が，血圧値の低下，脳卒中の予防，骨密度の増加につながると，動物実験のみならず，疫学研究によっても示されている．米国高血圧合同委員会では，高血圧予防のために3,500mg/日以上をとることが望ましいとしている．しかし，日本人の摂取量は欧米人に比べて低く，1日約2,200mg程度であり，カリウムの目安量は男性2,500mg/日，女性2,000mg/日とされている．

c. 太ると高血圧になりやすい

米国のフラミンガムは，5,000人あまりを12年間追跡調査して，高血圧発症率が標準体重の20%以上の肥満者では10%以下の者より約8倍も多いこと，また追跡期間中に体重が増加した者では標準体重を維持した者よりも5倍多いこと

などを見つけた.

メカニズムは正確にはわかっていないが,肥満は組織の容積を増加させるので組織を養う血流や酸素消費量の増加が起こり,交感神経が亢進して心拍数や心拍出量が増加し,血圧が上昇しやすい.また,肥満者では糖代謝に対するインスリンの感受性が低下するためインスリン分泌が亢進し,これが腎臓でのナトリウム・水分の再吸収を亢進させ,その結果,循環血液量が増加し,交感神経を亢進させるために血圧が上昇すると考えられる.

d. カルシウムやマグネシウムの多い「硬い水」は血管を柔らかくする

1952年,岡山大学の小林純が日本中の河川の水の酸度,アルカリ度を測定し,水が酸性の地域では脳卒中死亡率が高く,水がアルカリ性の地域では脳卒中死亡率が低いという関係を発見した.酸性の水は硝酸塩や塩酸塩が多い水で,アルカリ性の水は硬水でカルシウム,マグネシウムの多い水である.この報告は,世界的な注目を集め,追試が行われた.

1960年,米国のシュレーダーは,49州の飲料水の硬度と循環器疾患の年齢調整死亡率との相関を調べた.その結果,飲料水の硬度の高い州では循環器疾患の死亡率が低く,硬度の低い州では死亡率が高い傾向がみられた(図4.4).

同様な報告がカナダ,英国でも行われた.これらの報告を受けて有名な米国の週刊誌「タイム」は「硬い水は血管を柔らかくする」という記事を載せて一般の関心をひくことになった.硬水は,セッケンの泡立ちも悪く,洗濯には不向きであるが,生活習慣病を防ぐ貴重な水であるかもしれない.

(1) メカニズム カルシウムの役割は骨をつくることだけではない.むしろ第一の役割は,細胞のスイッチとしてのはたらきである.生体内のカルシウムは,細胞外が細胞内に比べて圧倒的に多い.このために,カルシウムが細胞内に入ると,そのことが明確に認識できることになる.この状態を,細胞のスイッチ・オ

図4.4 水の硬度と循環器疾患死亡率の関係
(米国49州)
水の硬度:水1,000mL中に溶けているカルシウムとマグネシウムの量を表した数値.カルシウムとマグネシウムの含有量が多くなると硬度は高くなる.
[Schroeder, H.A., *J. Am. Med. Assoc.*, **172**, 1902, 1960による]

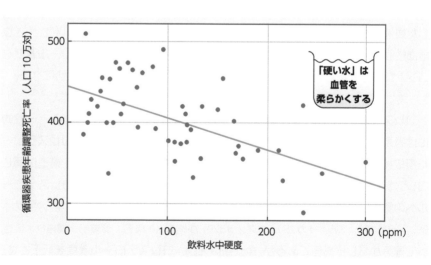

ンのサインとする機構である.

　カルシウムの摂取量が不足すると，副甲状腺ホルモンが分泌されて骨からカルシウムを放出して体液のカルシウム濃度を一定に保とうとする．しかし副甲状腺ホルモン（パラトルモン）は，細胞内へのカルシウムの透過性も高める．すなわちカルシウムが不足すると，細胞内のカルシウムが逆に増える（カルシウム・パラドックス）．これが血管を取り巻く平滑筋細胞であれば収縮し，血管腔は狭くなり抵抗が増すために血圧が上昇する．すなわちカルシウム不足は，高血圧の原因となる．降圧薬の1つが，カルシウムブロッカー（カルシウムの細胞内への取り込みを阻害する）であることは，カルシウムと血圧の関係が，いかに強いかを示すよい例であろう．

　マグネシウムは，細胞内へのカルシウムの進入を抑制したり，細胞内からカルシウムをくみ出すエネルギーの供給を促進するなどの働きで血圧上昇を抑制する.

（2）日本人はカルシウムとマグネシウム摂取不足　　令和元年国民健康・栄養調査の結果ではカルシウムの摂取量は505 mg/日で食事摂取基準における推定平均必要量（30 〜 49歳男性600 mg/日，女性550 mg/日）も満たしていない．また，同基準におけるマグネシウムの推奨量は，30 〜 49歳の場合，男性370 mg/日，女性290 mg/日とされるが，日本人のマグネシウム摂取量は約240 mg/日程度と考えられる．カルシウム，マグネシウムともに飽食の時代にあっても不足する栄養素である.

B. 虚血性心疾患

　LDL－コレステロールの濃度が高くなりすぎたり，HDL－コレステロールの値が低くなりすぎると，動脈硬化が起こり，血管が細くなったり，詰まって血液の流れが悪くなったりする（虚血）ために，組織の傷害や壊死が起こる．それらが心筋に生じたのが狭心症や心筋梗塞などの虚血性心疾患である．また生体内で凝固した血液の固まりは，細くなった血管を詰まらせ（血栓），血液の流れをさえぎり虚血性心疾患を起こす．よって虚血性心疾患の予防には，コレステロール濃度をコントロールすること（LDL：140 mg/dL未満，HDL：40 mg/dL以上）が大切になる．

a. 高コレステロール食は必ずしもLDL－コレステロール濃度を上げない*

　コレステロール含量の高い食事は，LDL－コレステロール値を高めると一般的には考えられている．そのため，脂質異常症（高脂血症）体質の人はコレステロール摂取量を1日300 mg以下に抑えるよう推奨されている．しかし，構造は同じコレステロールでも，食品に含まれる他の栄養素の影響で，LDL－コレステロールへの影響は異なる．たとえばコレステロール濃度（mg/100 g）は，魚介類（カキ38，マダコ150，スルメイカ250，カズノコ370）が肉類（牛肉72，豚肉65，鶏肉86）に比べて同等かむしろ高値であるが，魚介類は，LDL－コレステロール濃度を低下させ，

HDL：high-density lipoprotein

＊米国では2013年に心臓病学会が，2015年に農務省と保健福祉省が，「血中のコレステロールのうち食事由来はわずかで，大部分は肝臓で作られるので，コレステロールの多い食品の制限の必要はない」とした．日本でも2015年，厚生労働省が「コレステロール摂取の上限値を算定するのに十分な科学的根拠がない」と報告している．

表 4.1	油と脂	油	脂
		大豆油	豚脂
		ゴマ油	牛脂
		紅花油	ココナツ脂
		魚油	カカオ脂
		鯨油	

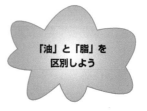

「油」と「脂」を
区別しよう

逆に肉類は上げることが知られている．コレステロール含量の高い鶏卵の全卵（生，420）も，量に比例するほどはLDL-コレステロール値を高めない．

b. 「油」と「脂」を区別しよう

脂肪と脂質は同じ意味で使われることが多いが，正確には同じではない．ここでは，油の栄養を理解するうえで，その使い分けについてふれたい．

LDL-コレステロール値への影響は，食品のコレステロール量よりも，「あぶら」の影響がかえって強い．おもな「あぶら」は，油（oil）と脂（fat）に分けられる．脂質（lipid）は，油と脂などの総称である．常温で液体なのが油で，固体が脂肪である．寒い環境で生息する生物の脂質は油が多く，暑い地域で生息するものは脂（肪）であることが多い（表4.1）．植物や魚類は，低温でも固まらない油を多くもつ．動物は体温が高いので脂（肪）を多くもつ．植物でも，年中暖かい熱帯地方のものは脂（肪）を多くもつ．あぶらの性状は，脂質を構成する脂肪酸の二重結合の有無と数で決まる．脂は二重結合のない脂肪酸（飽和脂肪酸）が多く，油は二重結合のある脂肪酸（不飽和脂肪酸）が多い．二重結合の有無，数で脂肪酸の理化学的特性は異なり，炭素数が同じ18個で二重結合が0個のステアリン酸，1個のオレイン酸，2個のリノール酸の融点は，それぞれ70，14および-18℃である．

植物油や魚油のように二重結合の多い油は，LDL-コレステロールを低下させる．この機構はまだ十分にはわかっていないが，生体膜の主成分が脂質であることと関連すると考えられている．

細胞膜やリポタンパク質膜（血中にありコレステロールを含む脂質を包んで運搬する袋）を構成する脂質は，食事中の脂肪酸の影響を受ける．すなわち，不飽和脂肪酸をたくさん食べると膜の脂質も不飽和脂肪酸が多くなる．上に述べたような性質のために不飽和脂肪酸は柔軟で，このような膜を多くもつリポタンパク質およびこのリポタンパク質を取り込む細胞膜が流動性に富む．そのためにリポタンパク質の細胞内への取り込みが円滑になる．肝細胞でのリポタンパク質の取り込み亢進は，次にリポタンパク質中に存在するコレステロールの処理の亢進につながり，その結果LDL-コレステロール値が低下すると考えられている．

c. イヌイットの出血が止まりにくいことからわかった魚油の生理機能

伝統的にイヌイットは，魚介類を大量にとる．そのためにコレステロールの摂取量も多いが，虚血性心疾患が極めて少ない．一方，出血は彼らの重要な死亡原因であった．このことから，彼らに虚血性心疾患が少ないのは，血液が凝固しに

くく，そのために血栓ができにくいためであることがわかった．そして，同じように不飽和脂肪酸を多く含む油でも，魚油と植物油では機能が異なることがわかり，精力的に研究が行われた．その結果，二重結合が炭化水素鎖のメチル基側から数えて3番目にあるn−3系（ω3系）を多く含む魚油と，6番目にあるn−6系（ω6系）を多く含む植物油では，前者が血液凝固を阻止するのに対して後者は促進することがわかった．

d. 日本人の脂質栄養の状態をどう考えるか

日本人の寿命は伸び続け，虚血性心疾患は欧米に比べ著しく少なく，年齢調整死亡率で見る限り死亡率は増えていない．これまでの日本人の脂質栄養のあり方は，大きな間違いがあったといえる根拠はないのである．このようなことから脂質の目標量は，日本人のこれまでの脂質栄養を肯定的にとらえて，これを基礎として策定されている．3.2節でも述べたように脂質の栄養問題は，脂質単独の問題ではなく，炭水化物（糖質）の摂取量との相対的な比率の問題，ライフスタイルの変化によるエネルギー消費量の低下などとも関係が強いことを認識して対応していかなければならない．

C. 脳卒中

脳卒中（脳血管疾患）は，1951年から1980年までの30年間，日本人の死亡原因の第1位を占めていた．1970年ころをピークに死亡率は急激に減少し，ここ30年ほどほぼ横ばいである（図1.2参照）．2021年は死亡率4位である．

脳卒中には，脳出血，クモ膜下出血，脳梗塞がある（図4.5）．脳出血は，脳の血管が破れて出血を起こすものをいう．クモ膜下出血とは，脳を覆っているクモ膜と脳表面の間にある小動脈が破れて出血を起こすものをいう．脳梗塞とは，脳動脈が血液の固まりで詰まり，脳組織が破壊されるものをいう．脳梗塞のうち，脳の動脈硬化によって血栓を生じ血管が詰まるものを脳血栓といい，心臓疾患などによってできた血液の固まりが脳動脈に詰まって起こるものを脳塞栓という．

a. 日本では脳出血も脳梗塞も高血圧が主原因

この30年あまりの間に，脳卒中による死亡率は著しく低下した．またその内

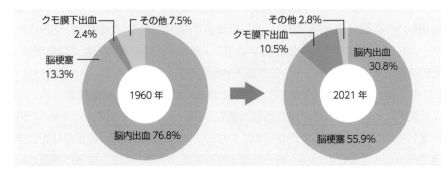

図4.5 脳卒中（脳血管疾患）の死亡数の内訳の変化

日本人の脳卒中は，脳出血から脳梗塞へ変化した．
［資料：厚生労働省，人口動態統計］

容も大きく変化した．30〜40年前は脳内出血が大半を占めていたが，これが著しく低下した（図4.5）．この理由として考えられることは，食塩の摂取量低下および薬剤により血圧のコントロールが進んだこと，栄養が豊かになり血管壁が強くなったことなどが考えられる．現在は，脳梗塞が約6割を占め，脳出血はその半分程度になった．筑波大学の小町喜男らの研究により，欧米の脳梗塞は動脈硬化に起因するものが多いが，わが国では動脈硬化とともに高血圧に起因するものが多いことが知られている．日本人では脳卒中の発症を抑制するために，まず食塩の摂取量を低下させ血圧をコントロールすることが大切であろう．食塩の摂取量については，「健康日本21（第二次）」の目標は1日8g（男女とも）だが，日本人の食事摂取基準（2020年版）では1日男性7.5g未満，女性6.5g未満，日本高血圧学会は1日6g未満を推奨している．

D.　糖尿病

　糖尿病とは，膵臓から分泌されるインスリンの作用不足により生じる慢性の高血糖を主徴とする代謝性疾患群であり，いくつかの遺伝素因に環境因子が加わって発症する多因子疾患である．その成因から，インスリンを合成・分泌する膵臓のランゲルハンスB細胞（β細胞）の破綻により生じる1型糖尿病と，インスリン分泌能の低下やインスリン抵抗性の増加に過食，運動不足，ストレスなどの環境因子が加わり生じる2型糖尿病とに大別され，それ以外に，その他の特定の機序，疾患によるもの，妊娠糖尿病とに分類される．特に2型糖尿病は生活習慣が大きく関与しており，長期間にわたる代謝異常により合併症を起こすことが問題となっている．急激かつ高度のインスリン不足は，口渇，多飲，多尿，体重減少などの症状とともに，血糖値の著しい上昇やケトアシドーシスなどを起こし，意識障害や昏睡などの急性合併症につながるなど，無症状からケトアシドーシスや昏睡に至るまで幅広い病態を示すことも特徴である．また，慢性の高血糖状態では自覚症状に乏しく，診断や治療が遅れることも多い．

a.　糖尿病の現況

　令和元年国民健康・栄養調査の結果によると，ヘモグロビンA1c（グリコヘモグロビン）値が6.5%（NGSP値）以上，または「糖尿病治療の有無」に「有」と答えた「糖尿病が強く疑われる者」が約1,200万人と推計され，1997（平成9）年以降増加している．ヘモグロビンA1c値が6.0%以上6.5%（NGSP値）未満で「糖尿病が強く疑われる者」以外の者である「糖尿病の可能性を否定できない者」が1,000万人で，2007（平成19）年以降減少しているが，合わせると約2,000万人と推定され，依然高い値で推移している（図4.6）．令和元年国民健康・栄養調査では，糖尿病が強く疑われる者の割合は，男性19.7%，女性10.8%で男女ともに増加していることが報告された（図4.7）．また，「糖尿病が強く疑われる者」のうち現在治療を受

NGSP：national glycohemoglobin standardization program（全米グリコヘモグロビン標準化プログラム）．2012年度までは日本の健康診断ではJDS（日本糖尿病学会 Japan Diabetes Society）値を用いていた．JDS値＋0.4≒NGSP値．

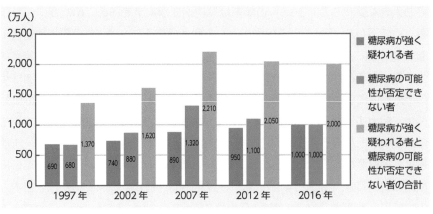

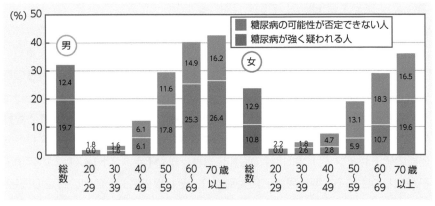

図 4.6　糖尿病が強く疑われる者，および糖尿病の可能性を否定できない者の推計の推移

各年の調査結果に各10月1日現在推計の男女別，年齢階級別の20歳以上の人口を乗じて推計．
[資料：厚生労働省，平成30年版厚生労働白書，p.79より改変（平成9年国民栄養調査，平成14年度糖尿病実態調査，平成19年，平成24年，平成28年国民健康・栄養調査）]

図 4.7　糖尿病が強く疑われる者，および糖尿病の可能性を否定できない者の割合

総数は20歳以上．
[資料：厚生労働省，令和元年国民健康・栄養調査]

けている者は男性78.5％，女性74.8％と男女とも受療率は上昇傾向にあるが，今後，糖尿病の早期診断・早期治療・合併症の予防のため，健康診断や医療機関の受診率の向上に取り組む必要がある．

b. 糖尿病の予防

わが国の糖尿病患者数は，不適切な食事や運動不足などの生活習慣により増加傾向となっている（図4.6）．糖尿病は初期には自覚症状のないことが多く，放置すると重篤な合併症をひき起こす．「21世紀における国民健康づくり運動」（健康日本21）では健康寿命の延伸などを実現するために，2000〜2012年を第一次，2013〜2022年を第二次として具体的な目標などが提示された．糖尿病については，一次予防の推進を図る観点から，生活習慣の改善，糖尿病有病者の早期発見および治療の継続について目標を設定していた．

2012年に公表された第一次最終評価によると，肥満者数は男性で増加し女性で減少した結果，総数には変化なく，糖尿病検診受診率と事後指導受診率（糖尿病の検査で異常を指摘された後に保健指導を受けた人の割合）に改善がみられた．また，「糖尿病が強く疑われる人」（糖尿病有病者）よりも，むしろ「糖尿病の可能性を否定できない人」の増加が問題であることから，糖尿病およびその合併症を抑制していく

目標項目	現状	目標（2022年）	データソース	最終評価
①合併症（糖尿病腎症による年間新規透析導入患者数）の減少	16,247人（2010年）	15,000人	日本透析医学会「わが国の慢性透析療法の現況」	C 変わらない
②治療継続者の割合の増加	63.70%（2010年）	75%	厚生労働省「国民健康・栄養調査」	C 変わらない
③血糖コントロール指標におけるコントロール不良者の割合の減少（HbA1cがJDS値8.0%（NGSP値8.4%）以上の者の割合の減少）	1.20%（2009年度）	1.00%	特定健康診査・特定保健指導の実施状況	A 目標値に達した
④糖尿病有病者の増加の抑制	890万人（2009年）	1,000万人	厚生労働省「国民健康・栄養調査」	E※ 評価困難（参考B*）（参考：参考となるデータがある場合の参考評価。Bは「現時点で目標値に達していないが，改善傾向にある」であるが，うち，設定した目標年度までに目標到達が危ぶまれるものをB'として評価）
⑤メタボリックシンドロームの該当者および予備群の減少（再掲）	1,400万人（2008年度）	2008年度と比べて25%減少（2015年度）		D 悪化している
⑥特定健康診査・特定保健指導の実施率の向上（再掲）	特定健康診査の実施率41.3%特定保健指導の実施率12.3%（2009年度）	2013年度から開始する第2期医療費適正化計画に合わせて設定（2017年度）		B* Bは「現時点で目標値に達していないが，改善傾向にある」であるが，うち，設定した目標年度までに目標到達が危ぶまれるものをB'として評価

表4.2 「健康日本21（第二次）」における糖尿病対策の目標値と最終評価

再掲は循環器疾患項目にあるもの．※ 評価困難（E）のうち，新型コロナウイルス感染症の影響でデータソースとなる調査が中止となった項目．

JDS：Japan diabetes society

［「健康日本21（第二次）」最終評価報告書（2022年10月）］

ことが，糖尿病に関する国民の健康増進の総合的な推進策として重要である．一次予防，二次予防，三次予防それぞれに積極的な対策が必要であることから，引き続き「健康日本21（第二次）」として推進された（表4.2）．2022年の健康日本21（第二次）の最終報告によると，血糖コントロール指標におけるコントロール不良者の割合は目標値に達した．合併症，治療継続者の割合，糖尿病有病者の増加の抑制については変わらないと報告された．

E. メタボリックシンドローム

メタボリックシンドローム（内臓脂肪症候群）とは，肥満，特に内臓脂肪の蓄積によるインスリン抵抗性を基盤とした，高血圧，糖代謝異常，脂質異常など複数の動脈硬化性疾患の危険因子を合併した病態である．これにより冠動脈疾患や脳血管障害などの動脈硬化性疾患の相対危険度が増加することが示されている．内臓脂肪が蓄積することにより，脂肪細胞由来の生理活性物質であるアディポサイトカインの分泌異常が起こり，糖代謝異常，脂質異常，高血圧などの病態が出現する．さらに，内臓脂肪の蓄積は他の危険因子を誘導し，これらが重複することで動脈硬化性疾患の発症に直接影響すると考えられている．まずは，積極的に内臓脂肪蓄積を減少させる生活習慣の改善を行うことが重要である．

a. メタボリックシンドロームの現況

令和元年国民健康・栄養調査によると，40～74歳におけるメタボリックシ

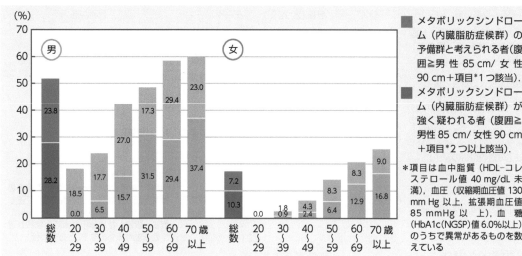

図4.8 に示すグラフ内の数値と凡例:

凡例:
- メタボリックシンドローム（内臓脂肪症候群）の予備群と考えられる者（腹囲≧男性 85 cm/ 女性 90 cm＋項目*1つ該当）.
- メタボリックシンドローム（内臓脂肪症候群）が強く疑われる者（腹囲≧男性 85 cm/ 女性 90 cm＋項目*2つ以上該当）.

*項目は血中脂質（HDL-コレステロール値 40 mg/dL 未満），血圧（収縮期血圧値 130 mm Hg 以上，拡張期血圧値 85 mmHg 以上），血糖（HbA1c（NGSP）値 6.0%以上）のうちで異常があるものを数えている

図4.8 メタボリックシンドローム（内臓脂肪症候群）の状況（20歳以上）
［資料：厚生労働省，令和元年国民健康・栄養調査］

ンドロームが強く疑われる者は男性29.8%，女性9.5%，予備群と考えられる者は男性24.7%，女性7.2%と報告された．これは，成人男性の2人に1人，女性の5人に1人が，メタボリックシンドロームが強く疑われる者または予備群と考えられる者であることを示している（図4.8）．

b. メタボリックシンドロームの診断基準

　診断基準は，2005年4月，関連8学会（日本動脈硬化学会，日本肥満学会，日本糖尿病学会，日本高血圧学会，日本循環器学会，日本内科学会，日本腎臓学会，日本血栓止血学会）代表者によるメタボリックシンドローム診断基準検討委員会により策定された．本診断基準では，内臓脂肪蓄積をウエスト周囲径で代替し，それに2つ以上の危険因子を有するものと定義している（表4.3）．特定健診の階層化の基準（p.207）とは異なる．

①	ウエスト周囲径	男性≧ 85 cm 女性≧ 90 cm
	腹腔内脂肪蓄積（内臓脂肪面積男女とも≧ 100 cm² に相当）	
②	高トリグリセリド血症	≧ 150 mg/dL
	かつ/または	
	低 HDL-コレステロール血症	< 40 mg/dL
	収縮期血圧	≧ 130 mmHg
	かつ/または	
	拡張期血圧	≧ 85 mmHg
	空腹時高血糖	≧ 110 mg/dL

表 4.3　わが国のメタボリックシンドロームの診断基準
①に加えて②より 2 項目以上.
［資料：メタボリックシンドローム診断基準検討委員会，日内学誌，94, 797（2005）］

CT スキャンなどで内臓脂肪量測定を行うことが望ましい.
ウエスト径は立位，軽呼吸時，臍レベルで測定する．脂肪蓄積が著明で臍が下方に偏位している場合は肋骨下縁と前上腸骨棘の中点の高さで測定する.
メタボリックシンドロームと診断された場合，糖負荷試験が薦められるが，診断には必須でない.
高トリグリセリド血症，低 HDL-コレステロール血症，高血圧，糖尿病に対する薬剤治療を受けている場合は，それぞれの項目に含める.
糖尿病，高コレステロール血症の存在はメタボリックシンドロームの診断から除外されない.

4.2 食生活とがん

日本の死因別死亡率の推移をみてみると，昭和20年代後半以降，結核による死亡が大きく減少して死因構造の中心が感染症から生活習慣病に変化した．現在，日本におけるおもな死因は，悪性新生物（がん），心疾患，肺炎および脳血管疾患であるが，1981年以降，悪性新生物が第1位となっている．年齢調整死亡率の年次推移をみてみると男女ともに胃がんの死亡率，そして女性の子宮がんの死亡率は減少しているが，他のがんによる死亡率は1995年ころまで増加傾向で，以降減少あるいは横ばいである（図4.9）．ただし，男性では膵臓がん，女性では膵臓がんと乳房がんは増加傾向である．性・部位別にみたがん死亡数では，男性では，肺がん，胃がん，大腸がんが多く，女性では，大腸がん，乳がん，肺がんが上位3位を占める．

がんの発症には遺伝的要因の関与もあるが，特に食生活を含めた生活習慣が大きく関与するとされている．これまで多くの人間集団を対象とした疫学研究よりがんの発症リスクを高める食事要因，リスクを減少させる食事要因が明らかにされてきた．世界がん研究基金（WCRF）および米国がん研究財団（AICR）は，世界中で行われた研究を収集し総合的に解析，研究の規模，研究例数，結果の一致度などを考慮し，それぞれのがんのリスクに関連する因子の度合いを，"確実"あるいは"ほぼ確実"として公表している（表4.4）．また，現在進行中の疫学調査研究によっ

WCRF：World
Cancer Research
Fund International

AICR：American
Institute for Cancer Research

図4.9　がんの年齢調整死亡率の年次推移
大腸とは，結腸と直腸S状結腸移行部および直腸を示す．ただし，1965年までは直腸肛門部を含む．
男女ともに1950～2019年は基準人口が昭和60年モデルによる値，2005～2020年は平成27年モデルによる．
［資料：厚生労働省，人口動態統計］

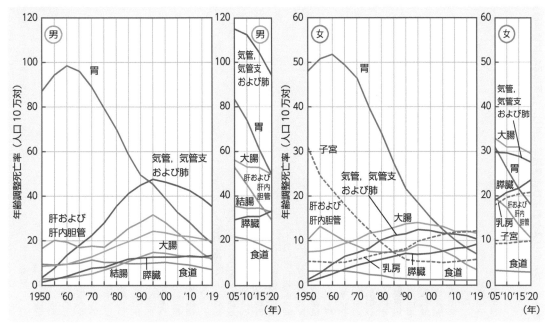

表 4.4 がんのリスクおよび体重管理に対し、確実あるいはほぼ確実に影響する食事・生活習慣

食事・生活習慣	口腔	鼻咽頭	食道(腺癌)	食道(扁平上皮癌)	肺	胃	膵臓	胆のう	肝	大腸	乳房(閉経前)	乳房(閉経後)	卵巣	子宮内膜	前立腺	腎	膀胱	皮膚	気道	体重増加、過体重、肥満
全粒粉										↓↓										
食物繊維										↓↓										↓↑
アフラトキシン									↑↑↑											
食品中のβカロテン																				
非殿粉性の野菜・果物																				
赤身肉										↑↑										
加工肉製品						↑↑				↑↑↑										
広東風塩蔵魚		↑↑																		
牛乳と乳製品										↓↓					■					
塩蔵食品						↑↑														
ヒ素を含んだ飲料水					↑↑↑												↑↑	↑↑		
マテ茶				↑↑																
コーヒー									↓↓					↓↓						
砂糖入り飲料																				↑↑↑
アルコール	↑↑↑			↑↑↑		↑↑			↑↑↑	↑↑↑	↑↑	↑↑↑				↓↓				
地中海食事パターン																				↓↑
西洋型食事																				↑↑
ファストフード																				↑↑
グリセミックロード														↑↑						
βカロテンのサプリメント					↑↑↑										■			■		
βカロテンを含む食品																				
カルシウムのサプリメント										↓↓										
運動(軽い〜激しい)										↓↓		↓↓		↓↓						↓↓
激しい運動											↓↓	↓↓								
ウォーキング																				↓↓
テレビ・ゲーム・スマホ(子ども)																				↑↑
テレビ・ゲーム・スマホ(成人)																				↑↑↑
成人期肥満	↑↑		↑↑↑			↑↑	↑↑↑	↑↑↑	↑↑↑	↑↑↑	↓↓	↑↑↑		↑↑↑		↑↑↑				
成人初期における肥満										↑↑		↓↓								
成人期における体重増加												↑↑								
成人期での高身長							↑↑			↑↑	↑↑	↑↑	↑↑	↑↑		↑↑		↑↑		
出生体重が重い											↑↑									
授乳												↓↓	↓↓							
母乳保育																				↓↑

↓↓：確実にリスクを低下．↓：おそらく確実にリスクを低下．↑↑：確実にリスクを増加．↑：おそらく確実にリスクを増加．■：実質的な影響は不明
[World Cancer Research Fund International, Diet, activity and cancer (2018)]

表 4.5　がんのリスクに対し影響する可能性がある食事因子と運動 [World Cancer Research Fund International, Diet, activity and cancer (2018)]

	リスクを低下させる可能性がある食事因子と運動	リスクを増加させる可能性がある食事因子
口腔	野菜，コーヒー	マテ茶
鼻咽頭	野菜	赤身肉，加工肉，塩蔵野菜
食道	野菜，果物，運動	加工肉
肺	野菜，果物（喫煙者，喫煙歴がある者），レチノール，β カロテン，カロテノイド，ビタミン C（喫煙者），イソフラボン（非喫煙者），運動	赤身肉，加工肉，アルコール
胃	柑橘類	焼いた肉および魚，加工肉，果実の低摂取
膵臓		赤身肉，加工肉，飽和脂肪酸を含む食品，アルコール，フルクトースを含む食品・飲料
肝	魚，運動	
大腸	ビタミン C，魚，ビタミン D，マルチビタミン	野菜の低摂取，果物の低摂取，ヘム鉄を含む食品
乳房（閉経前）	野菜（エストロゲン陰性がん細胞），カロテノイド，乳製品，カルシウム，運動	
乳房（閉経後）	野菜（エストロゲン陰性癌細胞），カロテノイド	
卵巣	母乳保育	
子宮内膜		低い身体活動
前立腺		高い乳製品摂取，カルシウム含量が多い食品，低血清 α トコフェロール濃度，低血清セレニウム濃度
腎		ヒ素を含んだ飲料水
膀胱	野菜と果物，茶	
皮膚	コーヒー（メラノーマ（女性））	アルコール（悪性メラノーマ，扁平上皮がん），高身長（扁平上皮がん），重い出生児体重（悪性メラノーマ）

ては，今後，がんの発症リスクに関連する新たな因子が明らかになったり，現在がんリスクで"可能性がある"があると位置づけられている因子（表4.5）が，"ほぼ確実"と関連性が強まる可能性もある．

A.　食物と胃がん

　胃がんの年齢調整死亡率の推移をみると，男女とも昭和40年代（1965年〜）から大きく低下している．これは，食生活をはじめとする日本人の生活様式の変化，医療技術の進歩による早期胃がんの発見・治療などが要因として考えられる．

　食塩の過剰摂取や高塩食品の摂取が胃がんのリスクを高めることはほぼ間違いない．日本において，24時間ナトリウム排泄量と胃がん死亡との関連をみた研究では，尿中ナトリウム排泄量と胃がん死亡との間で高い相関が認められている（図4.10）．また，世界24か国での国際比較研究でも食塩摂取量と胃がんとの関

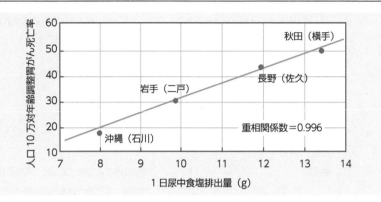

図 4.10　胃がん死亡率と尿中食塩排出量との関連
[資料：Tugane S. *et al.*, Cancer Causes Control, **2**, 165–168, 1991 の Fig. 2 を改変]

連性が示されている．ではいったい，食塩を多くとると胃がんのリスクがなぜ上昇するのだろうか．高塩食をとると，胃粘膜に萎縮が起こり，胃酸分泌量が減少する．胃酸分泌低下に伴い，酸による殺菌機能が減弱し細菌の増殖が起こると，増殖した細菌により硝酸塩は亜硝酸塩に代謝され，それが第2級アミンと反応すると発がん物質であるN-ニトロソ化合物が生成され胃がんの発症を促進すると考えられている．

　胃がんを予防するために日常の食生活で重要なことは，食塩の過剰摂取を控え，野菜・果物を十分とることである．世界各地で実施された症例対照研究からは，ほとんど例外なく野菜・果物は予防的に作用することが示されている．WCRF／AICRがん予防指針では，野菜・果物を1日400〜800 gとることが推奨されている．また，国立がん研究センターの「日本におけるがん予防法」では，野菜・果物を1日400 g以上とることが推奨されている．

B.　食物と大腸がん

　大腸がん（結腸の悪性新生物と，直腸S状結腸移行部および直腸の悪性新生物とを合わせたもの）の年齢調整死亡率の推移をみると，男女とも昭和30年代（1955年ころ）より上昇したが1995年ころより微減となっている．低食物繊維の食事は，大腸がんの危険因子とされている．食物繊維が大腸がんを予防するメカニズムとしては，発がん物質の腸滞留時間の短縮，食物繊維による発がん物質の吸着排泄，二次胆汁酸生成の抑制が示唆されている．海外の研究では，運動は結腸がんの強い予防的要因であり，逆に肥満は強い危険因子であることが明らかになっている．野菜の摂取は，大腸がんに予防的に作用するが，それは食物繊維以外に，葉酸などの栄養素がかかわっている可能性を示唆する研究がある．

C.　食物と肺がん

　肺がんの年齢調整死亡率の推移をみると，男女とも大きく上昇していたが，近

年は微減傾向となっている．喫煙は，肺がんの危険リスクを高めることがよく知られており，男性の肺がん罹患の70%に喫煙が関与するといった研究もある．肺がんの予防には，禁煙が一番であるが，食事で気を付けることは野菜・果物を十分にとることである．野菜・果物には，抗酸化物質が豊富に含まれている．したがって抗酸化ビタミン剤をサプリメントとして日常的に摂取していれば，がんの予防になるのであろうか．過去に行われた研究をみると，そう簡単ではなさそうである．中国の食道がん，胃がん多発地帯で行われた抗酸化ビタミン投与研究では，β-カロテン，ビタミンEおよびセレンを毎日与えた群では，対照群に比べがんの死亡率が減少し，一定の効果を認めた．一方，フィンランドで肺がんリスクの高い喫煙者にβ-カロテンあるいはビタミンEを投与した結果，β-カロテン投与群では肺がん死亡率が対照群より高くなり，中国とは反対の結果となってしまった．さらに，米国で行われた，肺がんリスクが高いアスベスト曝露労働者を対象としたβ-カロテンあるいはビタミンA投与研究では，開始から4年経った時点で死亡率が，対照群に比べ投与群で高くなり研究が中断した．また，医師を対象とした米国での研究でも，β-カロテンの効果は認められなかった．そのため，がん予防のためには，サプリメントに頼ることなく野菜・果物を積極的に食事に取り入れたほうが望ましいと考えられる．

D. がんにならないための食生活

　がんの発症には，食生活をはじめとする生活習慣が深く関与している．がんの原因別寄与割合を示したハーバードがん予防センターでの報告は，たばこが30%，成人期の食事と肥満が30%，運動不足，ウイルスなどの感染といったほかの要因はすべて5%以下であり，改めてがんを予防するうえで食生活がいかに重要かを示している．また，わが国および米国でがん発症予防のための生活指針が示されており，それらをみてもわかるように，そのほとんどが食事に関するもので，がん予防における食事の重要性をうかがい知ることができる（表4.6）．

表 4.6　がんの予防は食生活から

[がんを防ぐための新12ヶ条，公益財団法人がん研究振興財団（2011），Cancer Prevention Recommendations, World Cancer Research Fund International. https://www.wcrf.org/diet-activity-and-cancer/cancer-prevention-recommendations/]

日本	米国
①たばこは吸わない	①適正体重を維持する
②他人のたばこの煙をさける	②運動を取り入れる
③お酒はほどほどに	③体によい食品を取り入れる
④バランスのとれた食生活を	④ファストフードを制限する
⑤塩辛い食品は控えめに	⑤赤身肉と加工肉を制限する
⑥野菜や果物は不足にならないように	⑥砂糖を含んだ飲料を減らす
⑦適度に運動	⑦アルコールを控える
⑧適切な体重維持	⑧がん予防のためのサプリメントを使用しない
⑨ウイルスや細菌の感染予防と治療	⑨母親は乳児を母乳で育てる
⑩定期的ながん検診を	
⑪身体の異常に気がついたら，すぐに受診を	
⑫正しいがん情報でがんを知ることから	

4.3 | 食生活と貧血・骨粗鬆症

A. 貧血

貧血のうち最も割合の多いのは，鉄欠乏性貧血である．体内鉄の低下により，ヘモグロビン量が減少し，血液の酸素運搬能が低下した状態である．

赤血球に含まれるヘモグロビンを作るためには鉄が必要で，鉄が不足するとヘモグロビンが充分に作られなくなり，全身に酸素が行きわたらず，動悸や息切れ，疲れやすいなどの症状が現れるようになる．

血液中の鉄は赤血球のヘモグロビンと結合しており，体内の鉄の約70%が血液中に存在する．それゆえ鉄の欠乏は鉄欠乏性貧血をひき起こす．貧血に至る前の鉄欠乏状態でも，学習意欲や運動能力，免疫力などの低下などがみられる．

a. 貧血の状況

令和元年国民健康・栄養調査の結果をみると，ヘモグロビン低値者が，女性では30歳代，40歳代で多く，男性では60歳代，70歳以上で多くなっている．鉄は体内で再利用されるためその必要量は少ないが，消化管からの吸収率は低く，また食事から十分に摂取できていない者が多い．

b. 鉄摂取状況

近年の鉄摂取状況をみると，男性では20歳代，30歳代での摂取量は少ないものの，平均的には推奨量をほぼ摂取できている．一方，女性では20歳代，30歳代での摂取量は1日あたり6.5 mg程度と，月経ありの推定平均必要量を下回っている．若い女性では，やせ願望からの不必要なダイエットにより，鉄摂取不足となっており，カルシウム摂取不足による骨粗鬆症のリスクが高くなっているのと同様である．

c. 対策

食物中の鉄の吸収率は約10～15%程度であるが，種々の条件で異なってくる．まず体内の貯蔵鉄量の多少に影響を受け，量が多ければ吸収率は低下し，少なければ増加する．また，ヘモグロビンやミオグロビン由来のヘム鉄（Fe^{2+}）は吸収されやすい．穀類や野菜，鶏卵，乳製品に多く含まれ，日本人ではその摂取割合も高い非ヘム鉄（Fe^{3+}）は，吸収されにくい．さらに表4.7に示すような吸収促進因子や阻害因子によっても鉄の吸収は大きく影響を受ける．これらのことから，貧血の予防や改善には，鉄の摂取量を増加させると同時に，ヘム鉄の確保のために動物性食品を摂取し，非ヘム鉄の吸収率を上げるためにビタミンCや良質のタンパク質を多くとり，さらに鉄吸収阻害因子の摂取に注意を払うことが必要である．

表4.7 鉄の吸収促進因子と阻害因子

促進因子	阻害因子
動物性タンパク質 ビタミンC クエン酸　乳酸 アミノ酸(ヒスチジン, システイン)	タンニン フィチン酸 食物繊維

B.　骨粗鬆症

　骨粗鬆症とは骨に含まれるカルシウムなどのミネラル類が減少し，骨組織が弱くなり，軽微な力でも骨折を起こしやすくなった状態をいう．

　わが国は人口の高齢化に伴って骨粗鬆症が増えている．女性は更年期を過ぎるころから増え始め，60歳代では4割以上，70歳以上では半数以上が骨粗鬆症になっている．男性は女性の1/3程度の頻度であるが，80歳以上では約4割程度にまで増加する．高齢者の骨折は寝たきりや認知症に結び付くことが多いので，その予防は重要である．

　骨粗鬆症の原因としては加齢や閉経が大きいが，ライフスタイルと関連するものとしては，カルシウムの摂取不足と運動不足があげられる．そのため食生活を含めた適切な生活指導を行うことにより，骨量を増加させ，生活の質を高めることが必要となる．

a.　女性に骨粗鬆症が多い理由

　カルシウムの長期的な摂取不足は骨量の減少をきたす．女性に骨粗鬆症が多いのは，男性に比べてもともと骨量が少ないことや骨形成が活発な若い時期（20歳代まで）に十分にカルシウムが摂取できていなかったことがあげられる．

　さらに，骨からのカルシウムの放出（破骨）を抑制するエストロゲンの分泌が，閉経後に低下することも大きく影響している．さらに近年の若い女性は，やせ願望が強く，不必要なダイエットをする者が多い．ダイエットをしたときの年齢が低いほど，またダイエットの回数が多いほど骨量が少ないケースが多い．

　近年の国民健康・栄養調査の結果から，若年女性はやせの割合が多い．20歳代女性のやせの割合は，1990年代に20%台前半に達し，以降横ばい傾向である．若い女性の低体重は骨量低下をきたしやすく，骨粗鬆症のリスクが高くなる．

b.　カルシウムの摂取

　栄養素摂取状況をみてもカルシウムは，男女ともに全世代で推定平均必要量を下回る者が多く，カルシウム摂取不足が疑われる者の割合は高いと推測できる．ビタミンDが欠乏すると，成人，特に高齢者においては，骨粗鬆症のリスクが高まる．ビタミンDは食品からの摂取以外にも，紫外線の作用下で皮膚において産生される．

　カルシウムは吸収率のよくない栄養素であり，心がけてカルシウムの多い食品

を選ばないと不足してしまう．牛乳をはじめとする乳製品は，カルシウムの含有量が多く吸収率もよい（40%程度）ので毎日摂取することを勧める．小魚類・海藻類は吸収率は悪いが単位重量あたりの含有量が多く，よい供給源になっている．ほかに豆類・野菜類などの食品もカルシウムの供給源となる．これらの食品を十分に摂取するには，生活習慣の乱れからの朝食の欠食をなくし，主食・主菜・副菜を組み合わせた食事の習慣づけが大切である．

c. 軽い運動でも骨を強くできる

　無重力の宇宙船内での長期生活のあとに，骨量が著しく低下することが知られている．これは骨量が重力の負荷に影響されることを示している．強い運動でなくても体重を支えて動くことは，骨にかなりの重力負荷をかけていることになる．散歩や軽い運動を毎日30分するだけで骨量の低下を防止することができる．

4.4　食生活とアレルギー

　アレルギー反応を誘発する原因物質は，食物，花粉，ダニ，薬剤など多岐にわたる．特に食物が抗原となる食物アレルギーは，食事指導や生活指導による管理が重要となる．2015年には「アレルギー疾患対策基本法」が施行され，アレルギー疾患対策の一層の充実が図られている．

A. 食物アレルギーの有症率と原因食物

　食物アレルギーの有症率は，乳幼児で高く，加齢に伴い漸減する．年齢別でみると0歳が31.5%，1歳が18.0%，2歳が10.1%，18歳以上は4.7%であり，男女比は1.5：1との報告がある．原因食物は，鶏卵，乳，小麦の順に多く上位3抗原で原因食物割合の67.2%を占めているが，近年，幼児期の木の実*アレルギーが増加している（図4.11）．また，新規発症の原因食物は，0〜2歳は鶏卵が最も多いが，3歳以降では木の実類，果物類，甲殻類が多い．

＊クルミ，カシューナッツ，ピスタチオ，アーモンド，ヘーゼルナッツなど

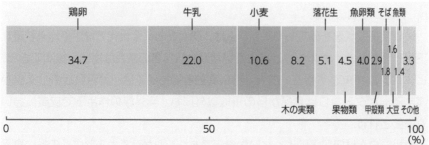

図4.11　食物アレルギー原因食物の割合
n＝4,851（0歳1,530人，1〜2歳1,364人，3〜6歳1,013人，7〜17歳714人，18歳以上230人）
［今井孝成ほか，アレルギー，69, 702（2020）］

B. 食物アレルギー患者の管理

食物アレルギー管理においては，①正しい診断に基づいた食物除去，②症状を誘発しない範囲のアレルゲン摂取，③安全確保のための誤食防止，④食物除去に伴う栄養摂取不足の回避と必要な栄養の摂取，⑤生活上の負担や不安の軽減とQOLの向上，⑥誘発症状への対応が挙げられる．特に牛乳除去によるカルシウム不足への対応や，小麦や大豆除去での代替食品の選択など管理栄養士による栄養食事指導が必要となる．

C. 食物アレルギーへの社会的対応

a. 学校・幼稚園，保育所

「学校のアレルギー疾患に対する取り組みガイドライン」，「保育所におけるアレルギー対応ガイドライン」において，各施設でのアレルギー対応の原則が示されている．また，給食や授業，校外活動など学校生活での配慮や管理が必要な場合には保護者に「生活管理指導表」の提供を依頼し，対応方針を決定する．なお，給食の提供では，安全性の確保を最優先とするため「完全除去か解除」の二者択一とし，家庭内での「必要最小限の除去」とは対応が異なることに留意する．

b. 災害時

内閣府が出す「避難所における良好な生活環境の確保に向けた取組指針」では，アレルギー患者は要配慮者とされている．災害時には，アレルギー対応食品の確保，炊き出し時におけるアレルゲンの誤食予防，アナフィラキシー時の対応のほか，避難所などでの食物アレルギーに対する偏見をなくすためにも，周囲の理解が望まれる．

c. アレルギー表示

日本では「食品表示法」により，容器包装された加工食品に対してアレルゲンを含む食品の表示が規定されている．特に発症数や重篤度の高い7品目を特定原材料として定め表示を義務付けており，特定原材料に準ずるもの21品目には表示の推奨がなされている（表4.8）*. 海外でのアレルギー表示ではCODEX委員会で策定した「包装食品の表示に関するCODEX一般規格」が国際規格として認知されており，各国で表示に関するルールが定められている（表4.8）.

＊消費者庁は 2022 年 7 月に「くるみ」を表示義務化する方針を示した.

D. 食物アレルギーの発症予防

アトピー性皮膚炎（湿疹）では，皮膚のバリア機能の低下によりアレルゲンが侵入しやすくなるため，食物アレルギーの発症リスクが高くなると考えられている．そのため，離乳食開始前から治療を開始し，湿疹をコントロールしておくことが推奨されている．一方，小児期の食物アレルギー発症予防のため，妊娠中や授乳

表 4.8　アレルギー表示の比較

食品表示法		包装食品の表示に関する CODEX 一般規格
特定原材料 （表示義務）	えび，かに，小麦，そば，卵，乳，落花生（ピーナッツ）	以下の食品および原材料は，過敏症の原因となることが知られており，常に明記しなければならない．
特定原材料に準ずるもの （表示を推奨：任意表示）	アーモンド，あわび，いか，いくら，オレンジ，カシューナッツ，キウイフルーツ，牛肉，くるみ*，ごま，さけ，さば，大豆，鶏肉，バナナ，豚肉，まつたけ，もも，やまいも，りんご，ゼラチン	・グルテンを含む穀類（小麦，ライ麦，大麦，えん麦，スペルト小麦またはこれらの交雑種およびこれらの製品） ・甲殻類およびその製品 ・卵および卵製品 ・魚類および水産製品 ・ピーナッツ，大豆およびその製品 ・乳および乳製品（乳糖を含む） ・木の実およびナッツ製品 ・濃度が 10 mg/kg 以上である亜硝酸塩

中に母親が食物除去をすることは効果が否定されているほか，母体の栄養状態にも有害であるため推奨されていない．また，乳児に対して離乳食の開始時期を遅らせることや，鶏卵などアレルゲンになりやすい食物の摂取開始時期を遅らせることも推奨されていない．

E.　さまざまなアレルギー

特定の食物摂取後の運動負荷によってアナフィラキシーが起こる食物依存性運動誘発アナフィラキシー，花粉感作後に花粉と交差抗原性を有する植物性食物を経口摂取してアレルギー症状を発現する花粉–食物アレルギー症候群，ラテックス抗原との交差抗原性を有する果物（フルーツ）の経口摂取でアレルギー症状を発現するラテックス–フルーツ症候群など食物単体以外で起こるアレルギーもある．また，食物そのものではなく，甘味料として添加されるエリスリトール，コチニール色素などの食品添加物，魚介類の寄生虫であるアニサキス，お好み焼きやホットケーキなどに混入しているダニがアレルギーの原因となることもある．

5. | 栄養政策

5.1 | 中央行政と地方行政

　権限・管轄区域がわが国全体におよぶ中央行政機関を，中央省庁あるいは中央官庁という．現行では内閣の下に1府13省庁が置かれている．おもに公衆栄養行政を担当している省庁は消費者庁，厚生労働省，文部科学省，農林水産省である．これらの省庁では，わが国全体，あるいは国際的に重要な事項にかかわる目標や方針を示すため，法律，指針，計画，ガイドラインなどの整備を行う．公衆栄養行政に関連する省庁の組織と業務内容を表5.1に示す．

　一方，地方行政は中央行政において示された目標や方針に基づき，広域自治体

表5.1　公衆栄養行政に関連する省庁の組織と業務内容

行政機関の名称	公衆栄養行政に関連する業務内容
内閣府消費者庁	・食品安全基本法，食品表示法などに基づく食の安全・安心確保の政策・研究
厚生労働省	・地域保健法に基づく基本指針の策定と地域保健対策の推進 ・健康増進法に基づく健康日本21（第二次）などの基本方針の策定・推進 ・健康増進法に基づく国民健康・栄養調査の実施 ・健康増進法に基づく日本人の食事摂取基準の策定 ・母子保健法に基づく健やか親子21（第2次）などの母子保健対策 ・高齢者の医療の確保に関する法律に基づく特定健康診査・特定保健指導など ・食育基本法に基づく食育の推進 ・栄養士法に基づく管理栄養士国家試験の実施など
文部科学省	・食育基本法，学習指導要領などに基づく児童・生徒に対する食育（栄養教育・栄養改善） ・学校給食法に基づく学校給食の実施 ・学校教育法に基づく栄養教諭制度 ・日本食品標準成分表の策定
農林水産省	・食育基本法に基づく基本方針の策定 ・食育基本法に基づく食育の推進 ・食育政策の推進・研究・関係省庁との連携 ・食料・農業・農村基本法に基づく食料・農業・農村基本計画の策定 ・食料・農業・農村基本法に基づく食料の安定供給・安全確保 ・食料・農業・農村基本法に基づく食料自給率の向上

である都道府県や基礎自治体である市町村といった地方公共団体（地方自治体とも呼ぶ）の単位で，地域特性に応じた政策が行われている．なお，地方公共団体において地域住民に対する栄養指導などに従事する管理栄養士などを行政栄養士という．

A. 中央行政機関における公衆栄養行政

a. 消費者庁

消費者行政を一元化するために内閣府に設置された消費者庁では，食品安全基本法や食品表示法に基づき，農林水産省や厚生労働省の食品安全関連部局と連携をとりながら施策の推進に努めている．

b. 厚生労働省

厚生労働省に関する公衆栄養行政は，図5.1のような流れで執り行われている．

厚生労働省健康局健康課は，①国民の健康増進および栄養の改善ならびに生活習慣病に関すること，②健康増進法，栄養士法および調理師法に関すること，③栄養士，管理栄養士および調理師に関すること，④食生活の指導および国民健康・栄養調査に関すること，⑤高血圧症，心臓病，糖尿病その他生活習慣病の予防に関すること，⑥たばこおよびアルコール対策に関すること，⑦地域における保健の向上に関することを所管している．医薬・生活衛生局では食品安全に関すること，子ども家庭局では児童および妊産婦の栄養の改善に関すること，老健局では介護保険制度や老人保健の向上に関すること，保険局では医療保険制度に関することなどを所管している．その他，試験研究機関として国立保健医療科学院と国立研究開発法人医薬基盤・健康・栄養研究所が設置されている．

c. 文部科学省

文部科学省では学校給食の提供や，家庭科，保健体育科などを介した児童・生徒の栄養教育・栄養改善を行うとともに栄養教諭による食育を実施している．

d. 農林水産省

農林水産省は，食料需給表の作成など食料の安定供給を目的とした総合的な食料政策の企画立案と実施を行っている．厚生労働省や文部科学省と連携し，食生活指針や食事バランスガイドの策定・普及も担う．食育基本法に基づく食育については，2015年度まで内閣府が行っていたが，2016年度から食育基本法に基づく基本方針の策定，食育政策の推進・研究は，農林水産省が厚生労働省などの関係省庁との連携を図りながら進めている．

図 5.1　公衆栄養行政
保健所設置市：地方自治法で定められた人口50万以上の「指定都市」20市と，人口20万以上の「中核市」62市，「その他の政令で定める市」5市．特別区：東京都の23区．

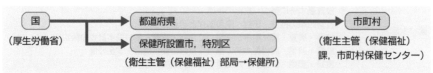

B. 都道府県

　都道府県の衛生主管部に，健康増進を所管する課や係が設置されており，公衆栄養に関する活動を行っている．医師，管理栄養士，保健師などの専門職や事務職の連携により，地域保健法，健康増進法，食育基本法などの関連法規や，国の基本指針などに基づき，地域の実態に合った業務を推進している．

　おもな業務内容は，①地域の実態把握のための都道府県民健康・栄養調査の実施，②都道府県民健康・栄養調査結果や他の統計資料による地域分析に基づく都道府県健康増進計画や食育推進計画の策定や推進，③都道府県内の市区町村間の健康格差の縮小を目指した保健所や市区町村の健康増進，食育推進事業の調整と援助，④特定給食施設指導や食環境整備など都道府県や都道府県内の保健所が実施する事業を円滑に進めるための条例，細則，制度の整備，⑤都道府県内の健康増進や食育推進事業を行う人材の確保と育成，その連携に向けた体制整備，⑥非常災害時対応などの健康危機管理，⑦栄養士や調理師などの関連資格の免許事務や栄養士会などの関連団体および栄養士などの養成施設の指導監督など，広域な範囲に及ぶ公衆栄養活動を扱っている．

C. 保健所

　保健所は，地域保健法に基づき，都道府県，保健所設置市および特別区が設置しており，地域保健における広域的，専門的，技術的な拠点である．地域保健法第6条〜第8条に規定された保健所の業務内容を表5.2に示す．

表5.2　保健所の業務内容（地域保健法第6条〜第8条）

1	企画・調整・指導および事業の実施	①地域保健に関する思想の普及および向上に関する事項 ②人口動態統計その他地域保健にかかわる統計に関する事項 ③栄養の改善および食品衛生に関する事項 ④住宅，水道，下水道，廃棄物の処理，清掃その他の環境の衛生に関する事項 ⑤医事および薬事に関する事項 ⑥保健師に関する事項 ⑦公共医療事業の向上および増進に関する事項 ⑧母性および乳幼児ならびに老人の保健に関する事項 ⑨歯科保健に関する事項 ⑩精神保健に関する事項 ⑪治療方法が確立していない疾病その他の特殊な疾病により長期に療養を必要とする者の保健に関する事項 ⑫エイズ，結核，性病，伝染病その他の疾病の予防に関する事項 ⑬衛生上の試験および検査に関する事項 ⑭その他地域住民の健康の保持および増進に関する事項
2	地域住民の健康の保持および増進を図るための事業	①地域保健に関する情報の収集，整理，および活用 ②地域保健に関する調査および研究 ③歯科疾患その他厚生労働大臣の指定する疾病の治療 ④試験および検査
3	市町村相互間の連絡調整，市町村の求めに応じた技術的助言，市町村職員の研修，その他必要な援助	

栄養の改善に関する事項として，健康増進法に基づき保健所に配置されている栄養指導員は，特定給食施設に対する指導や専門的な知識・技術を必要とする栄養指導を実施している．また，各種の健康増進関連の法律や都道府県（または保健所設置市，特別区）が定めた条例や計画などに基づき，健康増進や食育に関する業務を行っている．近年では，食環境整備の関連業務として，健康的な食事を提供する飲食店などを増やす健康づくり支援店や協力店といった制度を設けて実施している保健所も多い．複数の市町村を管轄している都道府県型保健所は，市町村間の健康格差の縮小に向けた市町村支援を行っている．

D.　市町村

　市町村は，地域住民の健康の保持増進において基礎的な役割を担う自治体である．市町村においては，健康増進を所管する課や係を設置している場合やさらにその地域保健活動の拠点としての「市町村保健センター」を設置している場合がある．市町村保健センターは，住民に対し，健康相談，保健指導および健康診査（健診）その他地域保健に関し必要な事業を行うことを目的とする施設とされている（地域保健法第18条）．すべての市町村に行政栄養士が配置されているわけではなく，配置がない場合は保健師などがその役割を担ったり，必要に応じて地域で活動する栄養士の協力を得ながら公衆栄養活動を行っている．市町村でも，地域分析などに基づき地域の実態に合った市町村の健康増進計画や食育推進計画を策定し，その推進に努めている．また，地域住民に身近でより質の高い保健サービスは市町村の役割とされていることから，地域住民に密着した一般的な栄養指導や栄養相談を行っている．具体的には，母子保健，生活習慣病予防，高齢者保健，介護予防などあらゆるライフステージの場での指導である．また，地域で健康増進や食育に関する活動を行う食生活改善推進員（ヘルスメイト）などのボランティアの養成を行うなど，住民が主体となる健康なまちづくりを推進している．

5.2 ｜栄養関係法規

　日本国憲法第98条で「この憲法は，国の最高法規であって，その条規に反する法律，命令，詔勅及び国務に関するその他の行為の全部又は一部は，その効力を有しない」とされており，憲法は国内法のなかで最も上位に位置する．その他の法律とは，国会の議決により成立した法をいう．栄養士法（昭和22年法律第245号），健康増進法（平成14年法律第103号）などがこれである．この次に位置するのが政令（内閣が制定する）であり，その下に省令（大臣が定める），告示と続く．条例は国全体に適用されるのではなく，それを制定した地方公共団体の区域内においてのみ有

効であり，国の法令（法律，政令，省令，告示）の下位にある．たとえば，健康増進法（平成14年法律第103号）→健康増進法施行令（平成14年政令第361号）→健康増進法施行規則（平成15年厚生労働省令第36号）である．

栄養関係法規は憲法第25条の「すべて国民は，健康で文化的な最低限度の生活を営む権利を有する．国は，すべての生活部面について，社会福祉，社会保障及び公衆衛生の向上及び増進に努めなければならない」という規定が根拠となっている．栄養関係法規としては健康増進法，食育基本法，栄養士法，調理師法などがあげられるが，これらに限らず，地域保健法，母子保健法，高齢者の医療の確保に関する法律（特定保健指導について），学校給食法などにおいても栄養に関連する規定が設けられている．

A. 健康増進法（抜粋：付録2　p.217）

健康増進法は，1952年に制定された栄養改善法の内容を引き継ぎ，受動喫煙についての規定を盛り込み，「健康日本21」を推進するための法的基盤として，2002年8月に公布，2003年5月に施行された．目的は「我が国における急速な高齢化の進展及び疾病構造の変化に伴い，国民の健康の増進の重要性が著しく増大していることにかんがみ，国民の健康の増進の総合的な推進に関し基本的な事項を定めるとともに，国民の栄養の改善その他の国民の健康の増進を図るための措置を講じ，もって国民保健の向上を図ること」（第1条）としている．国民の責務は，健康な生活習慣の重要性に対する関心と理解を深め，生涯にわたって，自らの健康状態を自覚するとともに，健康の増進に努めなければならない，と規定されている（第2条）．健康増進法では，国民の健康の増進の総合的な推進を図るため，7項目にわたる基本的な方針が厚生労働大臣によって定められている（第7条）．この基本方針の理念に基づく具体的な計画として「健康日本21」が位置づけられている．

健康増進法のおもな内容は，国民健康・栄養調査（厚生労働大臣），食事摂取基準（厚生労働大臣），市町村および都道府県による保健指導，栄養指導員（都道府県知事），特定給食施設における栄養管理（都道府県知事），受動喫煙防止[*1]，特別用途表示（内閣総理大臣[*2]）などである[*3]．

B. 食育基本法（抜粋：付録2　p.220）

食育基本法は，「国民の食生活をめぐる環境の変化に伴い，国民が生涯にわたって健全な心身を培い，豊かな人間性をはぐくむために，食育に関しての基本理念を定め，食育に関する施策を総合的かつ計画的に推進し，現在及び将来にわたる健康で文化的な国民の生活と豊かで活力ある社会の実現に寄与すること」（第1条）を目的として，2005年に制定された．国民一人一人が「食」についての意識を高め，

*1　2020（令和2）年4月1日からは，第25条から第42条までの新しい条番号による完全施行となっている．
*2　第69条3項により消費者庁長官に委任している．
*3　栄養表示基準の項目は2015年4月に施行された食品表示法の食品表示基準に一元化された．

関係者の責務	(1) 食育の推進について，国，地方公共団体，教育関係者，農林漁業者，食品関連事業者，国民などの責務を定める
	(2) 政府は，毎年，食育の推進に関して講じた施策に関し，国会に報告書を提出する
食育推進基本計画	(1) 食育推進会議は，以下の事項について食育推進基本計画を作成する
	① 食育の推進に関する施策についての基本的な方針
	② 食育の推進の目標に関する事項
	③ 国民などの行う自発的な食育推進活動などの総合的な促進に関する事項
	④ 施策を総合的かつ計画的に推進するために必要な事項
	(2) 都道府県は都道府県食育推進計画，市町村は市町村食育推進計画を作成するよう努める
基本的施策	① 家庭における食育の推進
	② 学校，保育所などにおける食育の推進
	③ 地域における食生活の改善のための取り組みの推進
	④ 食育推進運動の展開
	⑤ 生産者と消費者との交流の促進，環境と調和のとれた農林漁業の活性化など
	⑥ 食文化の継承のための活動への支援など
	⑦ 食品の安全性，栄養その他の食生活に関する調査，研究，情報の提供および国際交流の推進
食育推進会議	(1) 農林水産省に食育推進会議を置き，会長（農林水産大臣）および委員（関係大臣，有識者）25 名以内で組織する
	(2) 都道府県に都道府県食育推進会議，市町村に市町村食育推進会議を置くことができる

表 5.3　食育基本法の概要

「食」にかかわる人々のさまざまな活動への感謝の念をもち，「食」に関しての情報を適切に判断できる能力を身につけることが必要であることが明記されている．表 5.3 に概要を示す．

a.　食育推進基本計画の概要

　食育基本法に基づいて 2006 年に 5 年間を期間とする食育推進基本計画が策定された．その後，2011 〜 2015 年度に「第 2 次食育推進基本計画」，2016 〜 2020 年度に「第 3 次食育推進基本計画」へと引き継がれた．食育基本計画が策定されてから 15 年にわたり，日常生活の基盤である家庭における共食を原点として，学校や保育所などが子どもへの食育を進め，都道府県，市町村，関係機関・団体などの多様な関係者がさまざまな形で食育を推進してきた．しかしながら，わが国の食をめぐる環境は大きく変化しており，さまざまな課題を抱えている．

　わが国は，高齢化が進行する中で，健康寿命の延伸や生活習慣病の予防が継続した課題であり，栄養バランスに配慮した食生活の重要性は増している．人口減少，少子高齢化，世帯構造の変化，中食市場の拡大が進行し，食に関する国民の暮らしの在り方も多様化している．健全な食生活を実践することが困難な場面も増え，地域の伝統的な食文化が失われていくことも危惧される．

　食の供給面では，農林漁業者や農山漁村人口の著しい高齢化・減少が進む中で，わが国の食料自給率は低く，一方で食品ロスは年間 570 万トン（農林水産省と環境省，

表5.4　第4次食育推進計画の基本的な取組方針

1. 国民の心身の健康の増進と豊かな人間形成
2. 食に関する感謝の念と理解
3. 食育推進運動の展開
4. 子供の食育における保護者，教育関係者等の役割
5. 食に関する体験活動と食育推進活動の実践
6. 我が国の伝統的な食文化，環境と調和した生産等への配慮及び農山漁村の活性化と食料自給率の向上への貢献
7. 食品の安全性の確保等における食育の役割

令和元年度推計値）発生している．近年，異常気象に伴う自然災害が頻発するなど地球規模の気候変動の影響が顕在化しており，食のあり方を考えるうえで環境問題を避けることはできなくなっている．

　国際的な観点では，2015年9月の国連サミットで採択された「持続可能な開発のための2030アジェンダ」は，「持続可能な開発目標（SDGs）」を掲げている．SDGsの目標には，食育と深い目標があり，食育の推進は「SDGsアクションプラン2021」の中に位置づけられ，SDGsの達成に寄与するものである．

　さらに，新型コロナウイルス感染症の流行による影響は，人々の生命や生活のみならず，行動・意識・価値観にまで波及し，テレワークの増加などによって在宅時間が一時的に増加し，家庭での食育の重要性が高まっている．こうした「新たな日常」の中でデジタルツールやインターネットを活用して食育を推進する必要がある．

b.　第4次食育推進基本計画

　国民の健康や食を取りまく環境の変化，社会のデジタル化，食育をめぐる状況を踏まえ，国民の健全な食生活の実現と，環境や食文化を意識した持続可能な社会の実現のためにSDGsの考え方を踏まえ，相互に連携・協働して食育を推進するため，第4次食育推進基本計画（2021 ～ 2025年度）が策定された．第4次食育推進基本計画の重点課題として，①生涯を通じた心身の健康を支える食育の推進（国民の健康の視点），②持続可能な食を支える食育の推進（社会・環境・文化の視点），③「新たな日常」やデジタル化に対応した食育の推進（横断的な視点）があげられている．基本的な取組方針としては7つを定めている（表5.4）．食育推進の目標は16の目標と24の目標値が示され，追加・見直しを行った項目は「栄養バランスに配慮した食生活を実践する国民の増加」「学校給食での地場産物を活用した取組等の増加」「産地や生産者を意識して農林水産物・食品を選ぶ国民の増加」「環境に配慮した農林水産物・食品を選ぶ国民の増加」である（表5.5）．

C.　栄養士法（抜粋：付録2　p.216）

　栄養士の養成は1925年佐伯矩が栄養学校を設立したことから始まり，1945年に制定された栄養士規則によって栄養士の身分が定められた．

　1947年に栄養士規則は廃止され，同年に制定された栄養士法に引き継がれ，

表 5.5　第 4 次食育推進基本計画における食育の推進に当たっての目標値と現状値

目標	具体的な目標	現状値 （2020 年度）	目標値 （2025 年度）
1. 食育に関心を持っている国民を増やす	①食育に関心を持っている国民の割合	83.2%	90% 以上
2. 朝食又は夕食を家族と一緒に食べる「共食」の回数を増やす	②朝食又は夕食を家族と一緒に食べる「共食」の回数	週 9.6 回	週 11 回以上
3. 地域等で共食したいと思う人が共食する割合を増やす	③地域等で共食したいと思う人が共食する割合	70.7%	75% 以上
4. 朝食を欠食する国民を減らす	④朝食を欠食する子供の割合	4.6%*	0%
	⑤朝食を欠食する若い世代の割合	21.5%	15% 以下
5. 学校給食における地場産物を活用した取組等を増やす	⑥栄養教諭による地場産物に係る食に関する指導の平均取組回数	月 9.1 回*	月 12 回以上
	⑦学校給食における地場産物を使用する割合（金額ベース）を現状値（令和元年度）から維持・向上した都道府県の割合	—	90% 以上
	⑧学校給食における国産食材を使用する割合（金額ベース）を現状値（令和元年度）から維持・向上した都道府県の割合	—	90% 以上
6. 栄養バランスに配慮した食生活を実践する国民を増やす	⑨主食・主菜・副菜を組み合わせた食事を 1 日 2 回以上ほぼ毎日食べている国民の割合	36.4%	50% 以上
	⑩主食・主菜・副菜を組み合わせた食事を 1 日 2 回以上ほぼ毎日食べている若い世代の割合	27.4%	40% 以上
	⑪ 1 日あたりの食塩摂取量の平均値	10.1 g*	8 g 以下
	⑫ 1 日あたりの野菜摂取量の平均値	280.5 g*	350 g 以上
	⑬ 1 日あたりの果物摂取量 100 g 未満の者の割合	61.6%*	30% 以下
7. 生活習慣病の予防や改善のために，ふだんから適正体重の維持や減塩等に気をつけた食生活を実践する国民を増やす	⑭生活習慣病の予防や改善のために，ふだんから適正体重の維持や減塩等に気をつけた食生活を実践する国民の割合	64.3%	75% 以上
8. ゆっくりよく噛んで食べる国民を増やす	⑮ゆっくりよく噛んで食べる国民の割合	47.3%	55% 以上
9. 食育の推進に関わるボランティアの数を増やす	⑯食育の推進に関わるボランティア団体等において活動している国民の割合	36.2 万人*	37 万人以上
10. 農業漁業体験を経験した国民を増やす	⑰農林漁業体験を経験した国民（世帯）の割合	65.7%	70% 以上
11. 産地や生産者を意識して農林水産物・食品を選ぶ国民を増やす	⑱産地や生産者を意識して農林水産物・食品を選ぶ国民の割合	73.5%	80% 以上
12. 環境に配慮した農林水産物・食品を選ぶ国民を増やす	⑲環境に配慮した農林水産物・食品を選ぶ国民の割合	67.1%	75% 以上
13. 食品ロス削減のために何らかの行動をしている国民を増やす	⑳食品ロス削減のために何らかの行動をしている国民の割合	76.5%*	80% 以上
14. 地域や家庭で受け継がれてきた伝統的な料理や作法等を継承し，伝えている国民を増やす	㉑地域や家庭で受け継がれてきた伝統的な料理や作法等を継承し，伝えている国民の割合	50.4%	55% 以上
	㉒郷土料理や伝統料理を月 1 回以上食べている国民の割合	44.6%	50% 以上
15. 食品の安全性について基礎的な知識を持ち，自ら判断する国民を増やす	㉓食品の安全性について基礎的な知識を持ち，自ら判断する国民の割合	75.2%	80% 以上
16. 推進計画を作成・実施している市町村を増やす	㉔推進計画を作成・実施している市町村の割合	87.5%*	100%

＊ 2019 年度の数値．⑦⑧の学校給食における使用食材の割合（金額ベース，2019 年度）の全国平均は，地場産物 52.7%，国産食材 87% となっている．
［農林水産省，第 4 次食育推進基本計画の概要（2021）］

栄養士の資格が法制化された．1962年の改正で，栄養士のうち複雑または困難な栄養指導業務に従事する適格性を有する者として管理栄養士の資格が新設された．1985年の改正では，栄養士試験は廃止され，栄養士免許は栄養士養成施設を卒業した者に与えられるとし，管理栄養士の登録は管理栄養士国家試験に合格した者について行うことと定められた．2000年の改正によって管理栄養士業務の明確化，管理栄養士資格を登録制から免許制へ変更し，管理栄養士国家試験の受験資格の見直しが行われた．

栄養士法によって規定されている栄養士は，都道府県知事の免許を受けて，栄養士の名称を用いて栄養の指導に従事することと定義されている（第1条第1項）．管理栄養士は，厚生労働大臣の免許を受けて，管理栄養士の名称を用いて①傷病者に対する療養のための必要な栄養の指導，②個人の身体の状況，栄養状態等に応じた高度の専門的知識及び技術を要する健康の保持増進のための栄養の指導，③特定多数人に対して継続的に食事を供給する施設における利用者の身体の状況，栄養状態，利用の状況等に応じた特別の配慮を必要とする給食管理及びこれらの施設に対する栄養改善上必要な指導等を行うこと，と定義されている（第1条第2項）．

栄養士法のおもな内容は，栄養士・管理栄養士の定義，栄養士・管理栄養士の免許制度，管理栄養士国家試験，主治の医師の指導，名称の使用制限などである．

D. 調理師法

調理師法は，「調理師の資格等を定めて調理の業務に従事する者の資質を向上させることにより，調理技術の合理的な発達を図り，もって国民の食生活の向上に資すること」（第1条）を目的として，1958年に制定された．調理師とは，調理師の名称を用いて調理の業務に従事することができる者として都道府県知事の免許を受けた者と定義されている（第2条）．調理師法のおもな内容は，調理師の定義，調理師の免許制度，調理師試験，名称の使用制限などである．

E. 地域保健法 （抜粋：付録2　p.222）

1947年に制定された保健所法が1994年に改正されて地域保健法として公布された．地域保健法の目的は，「地域保健対策に関する法律による対策が地域において総合的に推進されることを確保し，もって地域住民の健康の保持及び増進に寄与すること」（第1条）としている．市町村，都道府県および国の責務が示され（第3条，表5.6），市町村や都道府県は必要な施設の整備，人材の確保および資質の向上に努めなければならないとしている．これに加えて都道府県は，市町村に対して必要な技術的援助を与えることを努めなければならないとしている．国は情報収集，整理および活用，調査および研究に努めるとともに，都道府県や市町村に

	母子保健	感染症	成人・生活習慣病	障害者（児）
国	・調査研究の推進 ・医療施設の整備	・調査研究の推進 ・都道府県職員研修 ・病原体の検査 ・国際的な連携の確保	・調査研究の推進 ・基本指針の策定	・情報提供，助言 ・基本指針の策定 ・法整備
都道府県	・療育相談 ・訪問指導 ・先天性代謝異常検査 ・特定治療支援	・結核予防 ・HIV感染症予防 ・性感染症検査	・検診実施状況の把握 ・こころの健康相談 ・アルコール関連問題	・地域生活支援事業（広域支援，人材育成） ・難病患者等支援事業 ・療育相談
市町村	・母子健康手帳交付 ・乳幼児健診 ・妊産婦健診 ・未熟児訪問指導 ・新生児訪問指導	・予防接種	・特定健診・特定保健指導 ・健康相談 ・がん検診	・地域生活支援事業（相談支援，移動支援，コミュニケーション支援） ・自立支援給付 ・相談事業

表5.6　地域保健法による国，都道府県，市町村の役割の違いの例

対して必要な技術的および財政的援助を与えることを努めなければならないとしている．

　都道府県，指定都市，中核市その他の政令で定める市または特別区は保健所を設置し（第5条），市町村は市町村保健センターを設置することができるとしている（第18条）．都道府県と市町村の役割を見直し，住民に身近で利用頻度の高い保健，福祉サービスは市町村が担い，保健所は精神保健，難病対策，エイズ対策などについての機能と食品衛生，環境衛生，医事，薬事など広域的監視・検査ほか必要な事項についての機能をそれぞれ強化し，地域保健における広域的，専門的かつ技術的拠点としての位置づけを確立することとなった．地域保健法のおもな内容は，地域保健対策の推進に関する基本指針，保健所，市町村保健センター，人材確保支援計画などである（図5.2）．

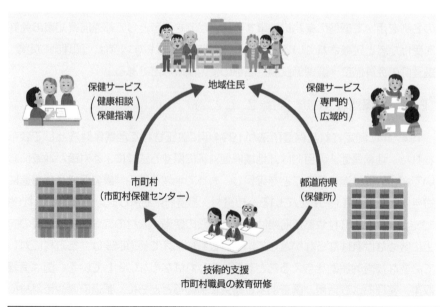

図5.2　都道府県と市町村の役割

F. 母子保健法

母性の保護尊重，乳幼児の健康の保持増進などを目的とし，保護者とともに国や地方公共団体にも母子保健に関する責務があることを明らかにした母子保健法が1965年に制定された．母性の尊重と保護，乳幼児の健康の保持増進，母性および乳幼児の保護者が自ら進んで妊娠・出産または育児に対する理解を深め，その健康の保持増進に努力することを理念として掲げている．1994年の地域保健法の制定に伴い，母子保健法も改正され，住民に身近で頻度が高い事業の実施主体が市町村とされ，母子保健事業も市町村に移管された．2016年には児童虐待防止対策の拡充に関する一連の法改正が行われ，国・地方公共団体は，母子保健施策が，乳幼児虐待の予防および早期発見に資することに留意することが明確化された（第5条）．また，市町村は必要に応じ，母子健康包括支援センター（子育て世代包括支援センター）を設置するように努めなければならないことが定められた（第22条，2017年施行）．母子保健法のおもな内容は，国および地方公共団体の責務，保健指導，訪問指導，健康診査，妊娠の届出，母子健康手帳の交付，低体重児の届出，未熟児の訪問指導，養育医療の給付，母子健康包括支援センターの設置などである．

G. 学校給食法

学校給食法は，「学校給食の普及充実及び学校における食育の推進を図ること」（第1条）を目的として，1954年に制定された．2008年に学校給食法が全面的に改正され，学校給食実施基準や衛生管理基準，栄養教諭の役割が定められた．2020年には「日本人の食事摂取基準（2020年版）」が告示されたことを受け，学校給食実施基準が一部改定された．

H. 高齢者の医療の確保に関する法律

高齢者の医療の確保に関する法律（略称：高齢者医療確保法）は，後期高齢者医療制度の発足に伴い，2008年4月に老人保健法を改正・名称変更した．目的は「国民の高齢期における適切な医療の確保を図るため，高齢者の医療について，国民の共同連帯の理念等に基づき，前期高齢者（65〜74歳）に係る保険者間の費用負担の調整，後期高齢者（75歳以上）に対する適切な医療の給付等を行うために必要な制度を設け，国民保健の向上及び高齢者の福祉の増進を図ること」（第1条）としている．すべての世代が公平に支え合う「全世代対応型社会保障制度」を構築することを目的として，後期高齢者の窓口負担割合の変更が定められた（2022年10月1日施行）．高齢者の医療の確保に関する法律のおもな内容は，医療費適正化の推進，特定健康診査，特定保健指導，前期高齢者に係る保険者間の費用負担調整，後期

高齢者医療制度などである.

I. 学校教育法

　学校教育法は，日本国憲法に基づき，戦後の学校教育の基本を定めた法律であり，1947年に制定された．教育基本法の制定を受け，学校教育の具体的な内容を定めた，学校教育制度の根幹となる法律である．学校教育法で制定されている学校とは，幼稚園，小学校，中学校，義務教育学校，高等学校，中等教育学校，特別支援学校，大学および高等専門学校である．学校教育法では，小学校には栄養教諭を置くことができると定義され（第37条第2項），栄養教諭の職務は，「児童の栄養の指導及び管理をつかさどる（第37条第13項）」と定められている.

J. 食品表示法（抜粋：付録2　p.222）

　2015年3月までは，食品表示については複数の法律で定められていた．すなわち，食品の安全性の確保に関する表示事項は食品衛生法，品質に関する適正な表示事項は日本農林規格等に関する法律＊（JAS法），国民の健康の増進を図るための栄養成分に関する表示事項は健康増進法で規定されていた．しかし，複数の法律で定められていたことによって制度が複雑であったことから，食品を摂取する際の安全性および一般消費者の自主的かつ合理的な食品選択の機会を確保するため，食品表示に関する規定を一元化した食品表示法が2013年6月に制定され（2015年4月施行），消費者庁により運用されている.

　この法律では，「食品表示について，その適正を確保し，一般消費者の利益の増進を図るとともに国民の健康の保護及び増進，食品生産及び流通の遠隔化，商品の生産の振興に寄与すること」（第1条）を目的としている．食品表示基準の策定にあたっては，「内閣総理大臣は，名称，アレルゲン，保存の方法，消費期限，原材料，添加物，栄養成分の量及び熱量，原産地その他食品関連事業者等が食品の販売をする際に表示されるべき事項について，販売の用に供する食品に関する表示基準を定めなければならない」（第4条）と規定されている.

a. 食品表示基準の概要

　2015年に食品表示法第4条の規定に基づき，事業者にも消費者にもわかりやすい表示を目指した具体的な表示ルールである食品表示基準が内閣府令で定められ，新たな食品表示制度が開始された．食品表示基準は，これまで健康増進法で定められていた栄養表示基準が食品表示法に移管されたものである．原則としてあらかじめ包装されたすべての加工食品，生鮮食品，添加物に義務化される.

　栄養成分表示とは，食品表示基準に基づき，栄養成分の量および熱量についての表示のことである．消費者の日々の栄養・食生活管理による健康の増進に寄与することを目的に，国際的な整合性なども踏まえて策定された.

＊2017年からの新名称．1950年制定時は「農林物資規格法」，1970年「農林物資の規格化及び品質表示の適正化に関する法律」，2013年「農林物資の規格化等に関する法律」と名称変更がなされている.

すべての加工食品と添加物の表示については、経過措置期間が設けられ、旧基準（食品表示法施行前に食品衛生法、健康増進法、JAS法に基づく各表示基準）に規定されていた表示も認められていたが、2020年4月1日から食品表示法に基づく食品表示基準が完全施行されている。

(1)表示対象となる栄養成分・熱量の表示事項と方法

①**表示事項**：栄養成分量および熱量は、義務表示、推奨表示、任意表示に区分している(表5.7)。

- **義務表示**：熱量（エネルギー）、たんぱく質、脂質、炭水化物、ナトリウム（食塩相当量に換算したもの)の5項目。各含有量をこの順序で記載する。
- **推奨表示**：飽和脂肪酸と食物繊維。積極的に表示するよう努める。
- **任意表示**：ミネラル（亜鉛、カリウム、カルシウム、クロム、セレン、鉄、銅、マグネシウム、マンガン、モリブデン、ヨウ素、リン）、ビタミン（ナイアシン、パントテン酸、ビオチン、ビタミンA、ビタミンB_1、ビタミンB_2、ビタミンB_6、ビタミンB_{12}、ビタミンC、ビタミンD、ビタミンE、ビタミンK、葉酸）。栄養成分表示したい栄養成分がある場合は、義務表示に加えてその含有量も記載する。

②**表示方法**：容器包装を開かないでも容易にみることができるように、容器包装の見やすい箇所に記載する。栄養成分の量および熱量は、100gもしくは100mLまたは1食分、1包装その他の1単位のいずれかで表示する（図5.3）。表示される単位、数値は表5.8に示す単位および許容差の範囲でなければならない。

(2) 強調表示の基準 (表5.9, 表5.10)

栄養強調表示をする際には、栄養成分の含有量が一定の基準値以上（または未満）であることが必要である。栄養成分の量および熱量について「たっぷり」や「低～」のような強調表示を行う場合、強調する栄養成分の量および熱量について、食品表示基準第7条に定められている基準を満たす必要がある。強調の方法によって絶対表示、相対表示、無添加強調表示に分けられる。

絶対表示は、他の食品と比較するのではなく、単にその食品の栄養成分などの

表5.7　栄養成分表示をする際の対象成分と表示区分（義務表示、推奨表示、任意表示）[東京都、大切です食品表示（食品表示法、食品表示基準手引編）より改変]

対象となる栄養成分など		加工食品		生鮮食品		添加物	
		一般	業務	一般	業務	一般	業務
基本5項目：栄養成分表示をする場合、必ず表示しなければならない栄養成分	熱量、タンパク質、脂質、炭水化物、食塩相当量(ナトリウム)	義務	任意	任意	任意	義務	任意
基本5項目以外：必ずではないが食品表示基準に規定する栄養成分	飽和脂肪酸、食物繊維	推奨	任意	任意	任意	任意	任意
	n−3系脂肪酸、n−6系脂肪酸、コレステロール、糖質、糖類、ミネラル、ビタミン類	任意					

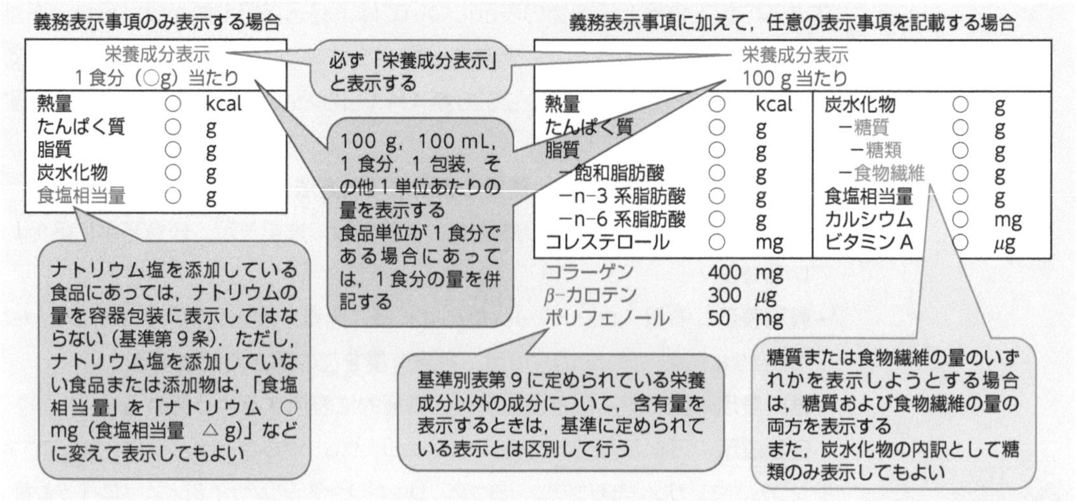

図 5.3　栄養成分表示
[消費者庁，栄養成分表示及び栄養強調表示とは（食品表示基準）パンフレット，p.1]

義務表示事項のみ表示する場合

栄養成分表示 1食分（○g）当たり	
熱量	○ kcal
たんぱく質	○ g
脂質	○ g
炭水化物	○ g
食塩相当量	○ g

必ず「栄養成分表示」と表示する

100 g，100 mL，1 食分，1 包装，その他 1 単位あたりの量を表示する食品単位が 1 食分である場合にあっては，1 食分の量を併記する

ナトリウム塩を添加している食品にあっては，ナトリウムの量を容器包装に表示してはならない（基準第 9 条）．ただし，ナトリウム塩を添加していない食品または添加物は，「食塩相当量」を「ナトリウム ○ mg（食塩相当量　△ g）」などに変えて表示してもよい

基準別表第 9 に定められている栄養成分以外の成分について，含有量を表示するときは，基準に定められている表示とは区別して行う

義務表示事項に加えて，任意の表示事項を記載する場合

栄養成分表示 100 g 当たり			
熱量	○ kcal	炭水化物	○ g
たんぱく質	○ g	－糖質	○ g
脂質	○ g	－糖類	○ g
－飽和脂肪酸	○ g	－食物繊維	○ g
－n-3 系脂肪酸	○ g	食塩相当量	○ g
－n-6 系脂肪酸	○ g	カルシウム	○ mg
コレステロール	○ mg	ビタミン A	○ μg
コラーゲン	400 mg		
β-カロテン	300 μg		
ポリフェノール	50 mg		

糖質または食物繊維の量のいずれかを表示しようとする場合は，糖質および食物繊維の量の両方を表示するまた，炭水化物の内訳として糖類のみ表示してもよい

表 5.8　表示の単位と誤差範囲（食品表示基準別表第 9 より改変）
表示値を基準とした許容差の範囲内でなければ表示できない．
＊食塩相当量（g）：ナトリウム（mg）×2.54 /1000

栄養成分および熱量	表示の単位	許容差の範囲
熱量	kcal	−20%～+20%
タンパク質，脂質，飽和脂肪酸，n−3 系脂肪酸，n−6 系脂肪酸，炭水化物，糖質，食物繊維，食塩相当量*	g	−20%～+20%
コレステロール	mg	−20%～+20%
亜鉛，カリウム，カルシウム，鉄，銅，マグネシウム，マンガン，リン，ビタミン E	mg	−20%～+50%
クロム，セレン，モリブデン，ヨウ素	μg	−20%～+50%
ビタミン A，ビタミン D，ビタミン K	μg	−20%～+50%
ナイアシン，パントテン酸，ビタミン B$_1$，ビタミン B$_2$，ビタミン B$_6$，ビタミン C	mg	−20%～+80%
ビオチン，ビタミン B$_{12}$，葉酸	μg	−20%～+80%

表 5.9　栄養成分の補給ができる旨の表示基準値
＊1　食品表示基準（平成 27 年内閣府令第 10 号）別表第 12,
＊2　相対差はタンパク質および食物繊維のみ適用．
[消費者庁]

強調表示の種類	補給ができる旨の表示		
	高い旨	含む旨	強化された旨
基準	基準値*1 以上であること		・基準値*1 以上の絶対差 ・相対差（25%以上）*2 ・強化された量または割合と比較対象食品を表示
表現例	・高○○ ・○○豊富	・○○源 ・○○供給 ・○○含有	・○○ 30%アップ ・○○ 2 倍
該当する栄養成分	タンパク質，食物繊維，亜鉛，カリウム，カルシウム，鉄，銅，マグネシウム，ナイアシン，パントテン酸，ビオチン，ビタミン A，ビタミン B$_1$，ビタミン B$_2$，ビタミン B$_6$，ビタミン B$_{12}$，ビタミン C，ビタミン D，ビタミン E，ビタミン K および葉酸		

表 5.10　栄養成分または熱量の適切な摂取ができる旨の表示基準値

[食品表示基準別表第13および消費者庁より改変]

強調表示の種類		含まない旨	低い旨	低減された旨
		食品100gあたり　（　）内は一般に引用に供する液状の食品100mLあたり		
基準	熱量	5 kcal（5 kcal）	40 kcal（20 kcal）	40 kcal（20 kcal）
	脂質	0.5 g（0.5 g）	3 g（1.5 g）	3 g（1.5 g）
	飽和脂肪酸	0.1 g（0.1 g）	1.5 g（0.75 g）ただし，飽和脂肪酸由来熱量が全熱量の10%以下に限る	1.5 g（0.75 g）
	コレステロール	5 mg（5 mg）ただし，飽和脂肪酸の量が1.5 g（0.75 g）未満であって飽和脂肪酸由来熱量が全熱量の10%未満のものに限る	20 mg（10 mg）ただし，飽和脂肪酸の量が1.5 g（0.75 g）以下であって飽和脂肪酸由来熱量が全熱量の10%以下のものに限る	20 mg（10 mg）ただし，飽和脂肪酸の量が他の食品に比べて低減された量が1.5 g（0.75 g）以上のものに限る
	糖質	0.5 g（0.5 g）	5 g（2.5 g）	5 g（2.5 g）
	ナトリウム	5 mg（5 mg）	120 mg（120 mg）	120 mg（120 mg）
表現例		・無○○ ・○○ゼロ ・ノン○○	・低○○ ・○○控えめ ・○○ライト	・○○30%カット ・○○gオフ ・○○ハーフ
表示		絶対表示	絶対表示	相対表示

含有量が多い（少ない）ことを強調する場合で，相対表示は，他の食品と比べて，特定の栄養成分量や割合が多い（少ない）ことを強調する表示である．無添加強調表示は，糖類またはナトリウム塩を添加していない旨を強調する場合に「糖類無添加」「食塩無添加」の表示ができる．

b.　栄養機能食品

　食生活において特定の栄養成分（ビタミン，ミネラルなど）の補給のために利用される食品で，栄養成分の機能を表示するものである．国による個別の審査を受ける必要はない自己認証制度であり，1日あたりの摂取目安量に含まれる当該栄養成分量が，定められた上・下限値の範囲内にある必要があるほか，栄養成分の機能だけでなく，注意喚起表示なども表示する必要がある．栄養機能食品の表示にあたっては，食品表示基準で表示が義務付けられている（食品表示基準第7条，第21条）．表示にあたっては，以下のことに留意する．

1. 栄養成分の機能の表示は，栄養成分の名称を「栄養機能食品」の表示に続けて表示すること
2. 栄養機能食品の規格基準が定められている栄養成分以外の成分の機能の表示や特定の保健の用途の表示をしてはならないこと
3. 栄養成分表示は，推定値ではなく，1日あたりの摂取目安量あたりの量を表示すること
4. バランスのとれた食生活の普及啓発を図る文言『食生活は，主食，主菜，副菜を基本に，食事のバランスを．』を表示すること

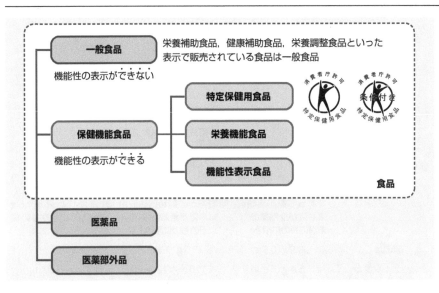

図5.4 機能性が表示されている食品
［消費者庁，機能性表示食品って何？］

5. 消費者庁長官が個別に審査などをしているかのような表示をしないこと

c. 機能性表示食品

　安全性の確保を前提とし，科学的根拠に基づいた機能性を事業者の責任において表示できるものとして2015年4月に機能性表示食品制度が始まった（図5.4）．疾病に罹患していない者を対象にした食品である．安全性および機能性の根拠に関する情報などについては，事業者より消費者庁長官に届けられるが，特定保健用食品とは異なり，消費者庁長官の個別の許可を受けたものではない．

5.3 | 管理栄養士・栄養士制度と職業倫理

A. 管理栄養士・栄養士制度

　世界初の栄養士養成は，佐伯矩が1926年に卒業させた栄養手にはじまり，1945年に栄養士規則が定められ，栄養士の身分などならびに栄養士資格の免許制が公的に定められた．1947年の栄養士法制定・公布により栄養士の身分・業務が明確化された．当初は養成年限が1年であったが，1950年に法改正され，「栄養士の免許は，栄養士の養成施設において2年以上栄養士として必要な知識および技能を修得した者に対して，都道府県知事が与える」と規定されている（栄養士法第2条第1項）．

　その後，栄養士法は食生活や疾病構造の変化に対応するため，1962年に法改正され，栄養士のうち複雑または困難な栄養指導業務に従事する適確性を有する者として，管理栄養士制度（登録制）が制定された．1985年改正によって，管理栄

図5.5　管理栄養士・
栄養士制度

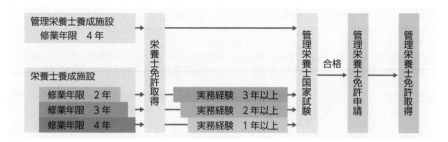

養士養成施設卒業者に対してすべて国家試験を受験することが規定され，管理栄養士登録は国家試験に合格した者に限定された．2000年改正では管理栄養士の定義や国家試験受験資格の見直しが行われ，管理栄養士免許が登録制から免許制へ変更された．

　「管理栄養士の免許は，管理栄養士国家試験に合格した者に対して，厚生労働大臣が与える」と規定されている（栄養士法第2条第3項）．管理栄養士国家試験受験資格の取得条件は栄養士免許を取得し，①管理栄養士養成施設（修行年限4年）を卒業した者，②栄養士養成施設（修業年限2，3および4年）を卒業し，修業年限2，3および4年の者については，厚生労働省令で定める施設において栄養の指導に3年，2年および1年以上従事した者，である（図5.5）．

B.　職業倫理

　職業倫理とは，特定の職業にある人や団体が自らの職業の社会的責任を果たすために，専門職者として「どうあるべきか」，「どのように行動すべきか」を明文化したものである．管理栄養士・栄養士は「栄養の指導」を行う専門職と定義されている（栄養士法第1条）．「栄養の指導」は人の代謝への介入であり，一種の医学的な侵襲である．それゆえ，医療倫理の四原則である「自律性の尊重，無危害，善行，公正」から構成される職業倫理を前提とする必要がある．自律尊重は，患者自身の決定や意思を大切にして，患者の行動を制限したり，干渉したりしないことであり，つまり患者に情報を開示し患者がその内容を十分に理解し，納得したうえで「自律的な決定」ができるよう支援することである．医療従事者は，治療法や治療のプロセスなどについて説明し（インフォームド・コンセント），患者がその内容を十分に理解したうえで，患者の自由意志に基づき合意する，またはインフォームド・コンセントを受けたうえで患者が治療を受けないと決めた場合はその意思を尊重しなければならない．無危害は，患者に危害を及ぼさないこと，また今ある危害や危険を取り除き，予防することである．善行は，患者のために善をなすことであり，患者が考える最善の善行を行うということである．公正とは，患者を平等かつ公平に扱うことである．

表5.11　管理栄養士・栄養士倫理綱領
［制定2002年4月27日，改訂2014年6月23日，公益社団法人日本栄養士会］

本倫理綱領は，すべての人びとの「自己実現をめざし，健やかによりよく生きる」とのニーズに応え，管理栄養士・栄養士が，「栄養の指導」を実践する専門職としての使命[1]と責務[2]を自覚し，その職能[3]の発揮に努めることを社会に対して明示するものである.
1）管理栄養士・栄養士は，保健，医療，福祉及び教育等の分野において，専門職として，この職業の尊厳と責任を自覚し，科学的根拠に裏づけられかつ高度な技術をもって行う「栄養の指導」を実践し，公衆衛生の向上に尽くす.
2）管理栄養士・栄養士は，人びとの人権・人格を尊重し，良心と愛情をもって接するとともに，「栄養の指導」についてよく説明し，信頼を得るように努める．また，互いに尊敬し，同僚及び他の関係者とともに協働してすべての人びとのニーズに応える.
3）管理栄養士・栄養士は，その免許によって「栄養の指導」を実践する権限を与えられた者であり，法規範の遵守及び法秩序の形成に努め，常に自らを律し，職能の発揮に努める．また，生涯にわたり高い知識と技術の水準を維持・向上するよう積極的に研鑽し，人格を高める.

公益社団法人日本栄養士会は，社会的要請と職業としての専門性を考え合わせ，2002年に管理栄養士・栄養士倫理綱領を制定（2014年改訂）し，発表している（表5.11）．管理栄養士・栄養士の責務として，「栄養の指導」を実践するにあたり，人びとの生きる権利，尊厳を保つ権利，等しく支援を受ける権利などの人権を尊重することが求められる．また人びとの自己決定権とインフォームド・コンセントを尊重し，科学的根拠に裏づけられた望ましい基準を設定して，もてる限りのより質の高い「栄養の指導」を行い，生命環境の問題について社会に貢献することとされている．職務を遂行するにあたり，品位と信用を損なう行為，信義にもとる行為をしてはならず，職務上知り得た個人情報の保護（プライバシーの保護）に努め，守秘義務を遵守しなければならない.

疾病構造の変化や高齢化など，近年の社会状況ではますます管理栄養士・栄養士業務のニーズが大きくなっており，公共益に貢献する専門家として，科学的根拠に基づいて業務を遂行することが基本である．専門職として職業倫理に即した一貫した行動や態度を取ることは，周囲から信頼を得るためには重要である.

5.4 健康増進法に基づく事業

A. 特別用途食品と特定保健用食品

第二次世界大戦後，わが国では食料不足による欠乏症が問題であった．しかし，高度経済成長期を経て現在では生活習慣病が問題となっている．そのため，食品には栄養面での働き（一次機能）や嗜好面での働き（二次機能）のみでなく，生体調節面での働き（三次機能）が求められるようになった．これら食品の機能を示す表示は消費者に情報を伝える重要な手段であり，各法律などに基づき，図5.6のように分類される.

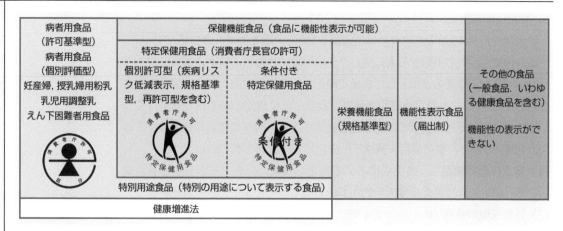

図5.6 健康増進法に基づく食品の用途表示と機能性表示の分類

a. 特別用途食品

*第69条3により内閣総理大臣の権限が委任されている.

　健康増進法第43条に基づき，乳児の発育や，妊産婦，授乳婦，えん下困難者，病者などの健康の保持・回復などの特別の用途について，消費者庁長官の許可*を受けて適する旨の表示をした食品であり，許可された食品には許可マークがつけられる．特別用途食品の内訳は，図5.7に示すとおりである．特別用途食品には特定保健用食品も含まれ，それぞれ特定保健用食品（個別許可型）のマーク，条件付き特定保健用食品のマークがある（図5.6参照）．特別用途食品は食品表示基準制度のほかに，内閣府令や各種通知にも規定がある．

図5.7 特別用途食品

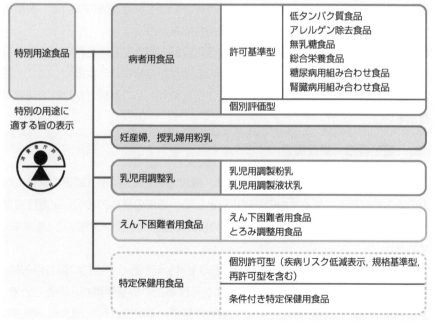

b. 特定保健用食品

　健康増進法第43条の許可または同法第63条の承認を受け，食生活において，特定の保健の目的で摂取する人に対し，その摂取によりその特定の保健に関する目的が期待できる旨の表示をした食品である．特別用途食品であり，保健機能食品でもある（図5.6）．特定保健用食品は，食品ごとに食品の有効性や安全性について国の審査を受け，表示の許可を得る必要がある．現在の特定保健用食品には次の5種類があり，許可品目一覧はデータ化され，公開されている．

(1) 特定保健用食品　　食生活において特定の保健の目的で摂取をする者に対し，その摂取によりその保健の目的が期待できる旨の表示ができる食品をいう．

(2) 特定保健用食品（疾病リスク低減表示）　　関与成分の疾病リスク低減効果が医学的・栄養学的に確立されている場合に，疾病リスク低減表示が認められている食品をいう．現在は関与成分としてカルシウムと葉酸がある．カルシウムについては，「この食品はカルシウムを豊富に含みます．日頃の運動と適切な量のカルシウムを含む健康的な食事は，若い女性が健全な骨の健康を維持し，歳をとってからの骨粗鬆症になるリスクを低減するかもしれません．」の表示が，葉酸については，「この食品は葉酸を豊富に含みます．適切な量の葉酸を含む健康的な食事は，女性にとって，二分脊椎などの神経管閉鎖障害を持つ子どもが生まれるリスクを低減するかもしれません．」の表示がある．

(3) 特定保健用食品（規格基準型）　　特定保健用食品としての許可実績が十分あり，科学的根拠が蓄積されている成分に規格基準が定められ，消費者委員会の個別審査なしで，消費者庁で規格基準への適合性が審査され許可される食品をいう．

(4) 特定保健用食品（再許可等）　　すでに許可を受けている食品について，商品名や風味などの軽微な変更をした特定保健用食品をいう．

(5) 条件付き特定保健用食品　　特定保健用食品の審査で要求される有効性の科学的根拠のレベルには届かないが，一定の有効性が確認される食品について，限定的な科学的根拠である旨の表示をすることを条件として許可された特定保健用食品をいう．

B.　国民健康・栄養調査

　国民健康・栄養調査（旧国民栄養調査）は，健康増進法に基づき「国民の健康の増進の総合的な推進を図るための基礎資料として，国民の身体の状況，栄養摂取量及び生活習慣の状況を明らかにする」ために，厚生労働大臣が実施する（第10条〜第15条）．

　調査のはじまりは，第二次世界大戦後の1945年である．当初の調査目的は，食料困窮状態にあったわが国が食料援助を受けるための基礎資料を得ることで，連合国軍最高司令官総司令部（GHQ）の指令に基づいて実施された（図5.8）．初回の

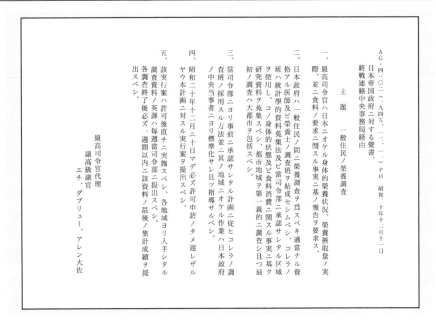

図 5.8 連合国軍最高司令官総司令部による身体的栄養状況，栄養摂取量等調査の指令
［独立行政法人国立健康・栄養研究所サイト，http://www.nibiohn.go.jp/eiken/chosa/kokumin_eiyou/GHQ_japanese.pdf］

AG：四〇二（一九四五，一二，一一）PH 昭和二十年十二月十一日
日本帝国政府ニ対スル覚書，終戦連絡中央事務局経由

主題　一般住民ノ栄養調査

一，最高司令官ハ日本ニオケル身体的ノ栄養状況，栄養摂取量ノ実際，並ニ食料ノ要求ニ関スル事実ニ基ク報告ヲ要求ス。

二，日本政府ハ一般住民ノ栄養調査ヲ為スベキ適当ナル資格アル医師及ビ栄養士ノ調査班ヲ結成セシムベシ、コレラノ班ハ統計学的ノ資料蒐集法及ビ当司令部ニ承認サレタル区域ヲ使用シ、コノ身体的状態及ビ食料消費ニ関スル事実ニ基ク研究資料ヲ苑集スベシ、都市地域ヲ第一義的ニ調査シ且つ最初ノ調査ハ大都市ヲ目ッ包括スベシ。

三，当司令部ニヨリ事前ニ承認サレタル計画ニ従ヒコレラノ調査班ノ採用スル方法並ニ其ノ地域ニオケル作業ノ中央当事者ニヨリ標準化サレ且ッ指導サルベシ。

四，昭和二十年十二月二十日マデ必ズ必ズ許可申請ノタメ遅レザルヤウ本計画ニ対スル実行案ヲ提出スベシ。該実行案ハ許可後直チニ実施スベシ、各地域ヨリ入手シタル調査資料ノ英譯ハ毎週当司令部ニ提出スベシ。

五，各調査終了後必ズ一週間以内ニ該資料ノ最後ノ集計成績ヲ提出スベシ。

最高司令官代理
副高級副官
エチ，ダブリュー、アレン大佐

調査は同年12月に東京都で約3,500世帯の約32,000人を対象として身体状況調査と栄養摂取状況調査が実施された（桑原丙午生，1948による）．翌年の1946年からは調査地区が拡大され，1948年からは全国調査となり，1952年からは栄養改善法に基づく「国民栄養調査」，2003年からは現在の健康増進法に基づく国民健康・栄養調査として実施されている．調査の初期は栄養素などの摂取不足が問題であったため，身長・体重のほか，食物の入手方法や栄養素の欠乏状況，発育不全などの項目が調査されていたが，高度経済成長時代を経て，国民の食生活が変化し，生活習慣病や過剰摂取，栄養素摂取の偏りが問題となった．このため，現在は身長・体重や食事の摂取状況に加え，身体状況調査には血圧や血液検査が加わり，歩行数や生活習慣も調査されている．調査結果は，「健康日本21」や「日本人の食事摂取基準」などの，わが国における健康増進対策や生活習慣病対策に活用されている．さらに，この調査と同時に都道府県等において地方自治体独自の健康・栄養調査を行う機会になっており，地域ごとの健康・栄養状態の評価や対策につながっている．また健康日本21（第二次）の推進にともない，地域間の格差を把握するため，2016年には中間評価にあわせて調査地区数を拡大した大規模調査が実施され，今後最終評価にあわせて大規模調査が実施される予定である．

　国民健康・栄養調査の調査対象は日本国民であり，毎年，厚生労働大臣が調査地区を定め，その地区内において都道府県知事・保健所設置市長・特別区長（以下，都道府県知事等）が調査世帯を指定する．調査対象者は，同年に実施した国民生活基礎調査で設定した単位区から無作為抽出した300単位区の世帯および当該世

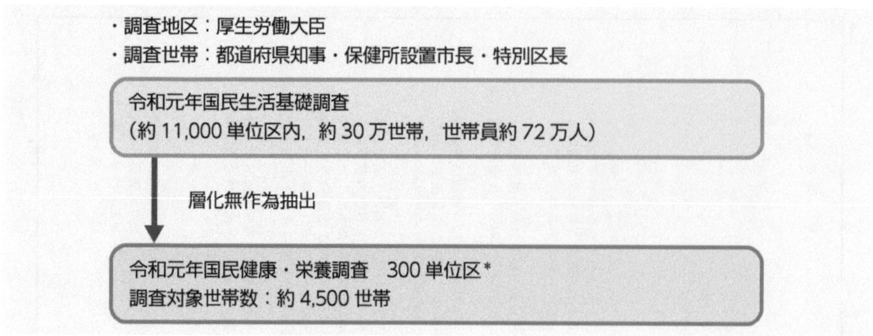
・調査地区：厚生労働大臣
・調査世帯：都道府県知事・保健所設置市長・特別区長
令和元年国民生活基礎調査
（約 11,000 単位区内，約 30 万世帯，世帯員約 72 万人）
層化無作為抽出
令和元年国民健康・栄養調査　300 単位区*
調査対象世帯数：約 4,500 世帯

図 5.9　国民健康・栄養調査の調査対象の設定（令和元年調査の例）

＊このうち令和元年東日本台風の影響のため 4 単位区を除く．

帯の世帯員（調査年11月1日現在で1歳以上の者）である（図5.9）．1972年以降の調査は毎年11月に実施されており，調査費用は国が負担し，調査の企画・立案は厚生労働省である．都道府県知事等は調査の実施にあたり，毎年，国民健康・栄養調査員（医師，管理栄養士，保健師等）を任命することができる．調査地区を管轄する保健所が調査を行い，身体状況調査，栄養摂取状況調査および生活習慣調査を実施しており，おもな調査項目と対象年齢は表5.12のとおりである．栄養摂取状況調査は主として管理栄養士，栄養士が担当し，身体状況調査は医師，保健師，

表 5.12　国民健康・栄養調査のおもな調査項目

調査年の重点テーマなどにより，調査項目や対象年齢は変更がある．

［厚生労働省，令和元年国民健康・栄養調査］

調査票	時期	項目	対象年齢	内容
1. 身体状況調査票	11 月中（最も高い参加率を上げ得る日時．複数日設定も可）	身長	1 歳以上	
		体重	1 歳以上	
		腹囲	20 歳以上	
		血圧	20 歳以上	収縮期（最高）血圧，拡張期（最低）血圧［2 回測定］
		血液検査	20 歳以上	
		問診	20 歳以上	①血圧を下げる薬の使用の有無，②脈の乱れに関する薬の使用の有無，③コレステロールを下げる薬の使用の有無，④中性脂肪（トリグリセライド）を下げる薬の使用の有無，⑤貧血治療のための薬（鉄剤）の使用の有無，⑥糖尿病指摘の有無，⑦糖尿病治療の有無，⑧治療の状況（インスリン注射または血糖を下げる薬の使用の有無，通院による定期的な血糖の検査や生活習慣の改善指導の有無），⑨医師からの運動禁止の有無，⑩運動習慣（1 週間の運動日数，運動を行う日の平均運動時間，運動の継続年数）
2. 栄養摂取状況調査票	11 月中の任意の 1 日（日祝祭日を除く）	世帯状況	1 歳以上	氏名，生年月日，性別，妊婦（週数）・授乳婦別，仕事の種類
		食事状況	1 歳以上	家庭食・調理済み食・外食・給食・その他の区分
		食物摂取状況	1 歳以上	料理名，食品名，使用量，廃棄量，世帯員ごとの案分比率
		1 日の身体活動量状況	20 歳以上	歩数（歩数計を使用して測定）
3. 生活習慣調査票	調査期間中（11 月中）		20 歳以上	留め置き法による自記式調査（質問紙調査またはオンライン調査）．食生活，身体活動，休養（睡眠），飲酒，喫煙，歯の健康などに関する生活習慣全般を把握．毎年設定されている「重点項目」を含む

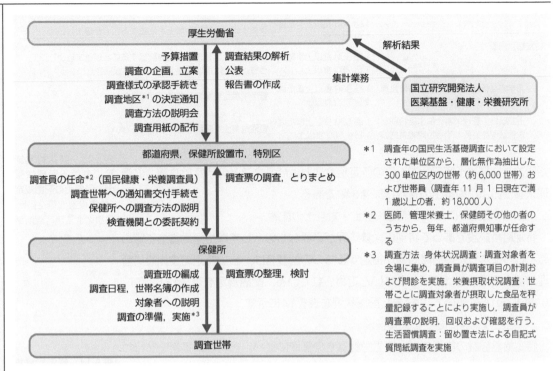

図 5.10 国民健康・栄養調査の調査体制 (令和元年調査の例)

*1 調査年の国民生活基礎調査において設定された単位区から、層化無作為抽出した300単位区内の世帯（約6,000世帯）および世帯員（調査年11月1日現在で満1歳以上の者、約18,000人）

*2 医師、管理栄養士、保健師その他の者のうちから、毎年、都道府県知事が任命する

*3 調査方法 身体状況調査：調査対象者を会場に集め、調査員が調査項目の計測および問診を実施、栄養摂取状況調査：世帯ごとに調査対象者が摂取した食品を秤量記録することにより実施し、調査員が調査票の説明、回収および確認を行う、生活習慣調査：留め置き法による自記式質問紙調査を実施

臨床 (衛生) 検査技師等が担当している．食物摂取状況の調査は，日祝祭日を除く調査日1日間の世帯単位の自記式留め置き秤量記録法 (測定が困難な場合は目安量も用いる) が用いられており，個人の摂取量は比例案分法により算出される．また栄養素摂取量の算出には日本食品標準成分表が用いられ，調理による重量変化や成分変化を加味して求められている．回収された調査票は保健所で整理,確認され，都道府県庁・保健所設置市庁・特別区庁がとりまとめ，厚生労働省に提出する．調査の集計業務は，国立研究開発法人医薬基盤・健康・栄養研究所が担っており，調査の結果は厚生労働省が公表する(図5.10)．

C. 特定給食施設

a. 特定給食施設の定義

特定給食施設(旧栄養改善法における集団給食施設)とは，健康増進法において「特定かつ多数の者に対して継続的に食事を供給する施設のうち栄養管理が必要なものとして厚生労働省令で定めるもの」と定義されている (法第20条)．また，健康増進法施行規則において，厚生労働省令で定める施設とは，継続的に1回100食以上または1日250食以上の食事を供給する施設とされている(規則第5条)．特定給食施設を設置した者は，事業開始の日から1か月以内に，その施設の所在地の都道府県知事に届出が必要であり (法第20条)，届出内容は①給食施設の名称および所在地，②給食施設の設置者の氏名および住所，③給食施設の種類，④給食の開

特定給食施設	1回100食以上または 1日250食以上	栄養士または管理栄養士を配置することが望ましい
	1回300食以上または 1日750食以上	栄養士または管理栄養士を配置することが望ましい うち，1人は管理栄養士であることが望ましい
医学的な管理を必要とする者に食事を供給する特定給食施設	1回300食以上または 1日750食以上	管理栄養士を配置しなければならない
上記以外の管理栄養士による特別な栄養管理を必要とする特定給食施設	1回500食以上または 1日1,500食以上	管理栄養士を配置しなければならない

表5.13　特定給食施設における管理栄養士・栄養士の配置規定（健康増進法第21条，健康増進法施行規則第5，7，8条）

始日または開始予定日，⑤1日の予定給食数および各食ごとの予定給食数，⑥管理栄養士および栄養士の員数（規則第6条）である．

b.　特定給食施設における管理栄養士・栄養士の配置

　特定給食施設であって特別の栄養管理が必要なものとして厚生労働省令で定めるところにより都道府県知事が指定するものの設置者は，当該特定給食施設に管理栄養士を置かなければならないと定められている．配置規定を表5.13に示す．（法第21条）（規則第5，7，8条）また配置状況を表5.14に示す．

c.　特定給食施設における栄養管理

　特定給食施設の設置者は，厚生労働省令の基準に従い，適切な栄養管理を行わなければならない（法第21条）．適切な栄養管理の基準は健康増進法施行規則第9条で示されており，内容を表5.15に示す．また都道府県知事は，特定給食施設の栄養管理の実施に関し必要な指導および助言をすることができる（法第22条，第

表5.14　特定給食施設種別の施設数・管理栄養士数・栄養士数の状況
［令和2年度衛生行政報告例］

	総数			管理栄養士のみいる施設		管理栄養士・栄養士どちらもいる施設			栄養士のみいる施設		どちらもいない施設数
	施設数	管理栄養士数	栄養士数	施設数	管理栄養士数	施設数	管理栄養士数	栄養士数	施設数	栄養士数	
総数	51,005	52,048	41,348	13,689	20,487	12,684	31,561	24,947	12,151	16,401	12,481
学校	15,392	8,741	7,178	5,780	6,384	1,445	2,357	2,782	3,794	4,396	4,373
病院	5,547	23,959	11,142	1,429	5,136	4,111	18,823	11,134	5	8	2
介護老人保健施設	2,877	4,582	3,028	988	1,683	1,821	2,899	2,940	58	88	10
介護医療院	82	183	79	31	68	43	115	74	2	5	6
老人福祉施設	4,984	6,764	4,584	1,863	2,909	2,626	3,855	3,958	421	626	74
児童福祉施設	14,235	4,244	11,579	1,822	2,152	1,688	2,092	2,517	6,079	9,062	4,646
社会福祉施設	778	719	695	241	344	243	375	391	231	304	63
事業所	5,212	1,805	1,701	1,085	1,262	394	543	529	1,022	1,172	2,711
寄宿舎	519	167	236	108	128	31	39	35	164	201	216
矯正施設	109	58	15	44	45	11	13	14	1	1	53
自衛隊	195	176	55	146	153	21	23	30	23	25	5
一般給食センター	344	302	519	37	58	128	244	352	101	167	78
その他	731	348	537	115	165	122	183	191	250	346	244

表5.15　栄養管理の基準（健康増進法施行規則第9条）

①特定給食施設を利用して食事の供給を受ける者（利用者）の身体の状況，栄養状態，生活習慣など（以下，身体の状況等）を定期的に把握し，これらに基づき，適当な熱量及び栄養素の量を満たす食事の提供及びその品質管理を行うとともに，これらの評価を行うよう努めること

②食事の献立は，身体の状況等のほか，利用者の日常の食事の摂取量，嗜好等に配慮して作成するよう努めること

③献立表の掲示並びに熱量及びたんぱく質，脂質，食塩等の主な栄養成分の表示等により，利用者に対して，栄養に関する情報の提供を行うこと

④献立表その他必要な帳簿等を適正に作成し，当該施設に備え付けること

⑤衛生の管理については，食品衛生法その他関係法令の定めるところによること

23条）．また栄養管理の実施において，栄養指導員（法第19条により都道府県知事から命じられた都道府県，保健所を設置する市または特別区の職員のうち医師または管理栄養士）が立入検査等（施設への立ち入り，業務の状況や帳簿・書類等の物件の検査，質問）をすることができる（法第24条）．

5.5 健康日本21（第二次）

A.　健康日本21から第二次へ

　2000年に第3次国民健康づくり対策として，「21世紀における国民健康づくり運動（健康日本21）」が始まった．健康日本21では一次予防が重視され，壮年期死亡の減少，健康寿命の延伸および生活の質（QOL）の向上を実現することが目的とされた．10年後の2010年度を目途とし，9分野からなる具体的な目標（①栄養・食生活，②身体活動・運動，③休養・こころの健康づくり，④たばこ，⑤アルコール，⑥歯の健康，⑦糖尿病，⑧循環器病，⑨がん）を設定することにより，健康に関連するすべての関係機関・団体などをはじめとして，国民が一体となった健康づくりに関する意識の向上および取り組みを促そうとするものであった．2003年には健康増進法が施行され，同法第7条には，厚生労働大臣が国民の健康の増進の総合的な推進を図るための基本的な方針を定めると規定された．以降は健康増進法に基づき健康増進対策が推進されることとなった．

　健康日本21の最終評価（2011年10月公表）によると，9分野の全指標80項目のうち，再掲21項目を除く59項目の達成状況は，「A 目標値に達した」と「B 目標値に達していないが改善傾向にある」を合わせ，全体の約6割で一定の改善がみられた．一方，約1.5割は「D 悪化している」であった．健康日本21の最終評価と，近年の社会経済変化や急激な少子高齢化が進む中での10年後の人口動態を見据え，2012年7月に第4次国民健康づくり対策として，「21世紀における第二次国民健康づくり運動（健康日本21（第二次））」が策定された．

B. 健康日本 21（第二次）の期間

　健康日本 21（第二次）の期間は，策定当初，2013（平成25）〜 2022（平成34, 令和4）年度までの10年間とされていたが，1年間延長され，2023（令和5）年度までとすることが決定している.

C. 健康日本 21（第二次）の基本的な方向

　策定時には，10年後に目指すべき姿を，すべての国民が共に支え合い，健やかで心豊かに生活できる活力ある社会の実現とし，基本的な方向として，①健康寿命の延伸と健康格差の縮小，②主要な生活習慣病の発症予防と重症化予防，③社会生活を営むために必要な機能の維持及び向上，④健康を支え，守るための社会環境の整備，⑤栄養・食生活，身体活動・運動，休養，飲酒，喫煙及び歯・口腔の健康に関する生活習慣及び社会環境の改善の5つを掲げ，これらの相互関係を図5.11のように整理している.

　個人の生活習慣の改善および個人を取り巻く社会環境の改善（図5.11⑤）を通じて，生活習慣病の発症予防・重症化予防と社会生活機能低下の低減による生活の質の向上を相互に図り（図5.11②，③），また，健康のための資源へのアクセスの改善と公平性の確保と社会参加の機会の増加による社会環境の質の向上（図5.11④，③）を相互に図り，結果として健康寿命の延伸・健康格差の縮小（図5.11①）を目指している.

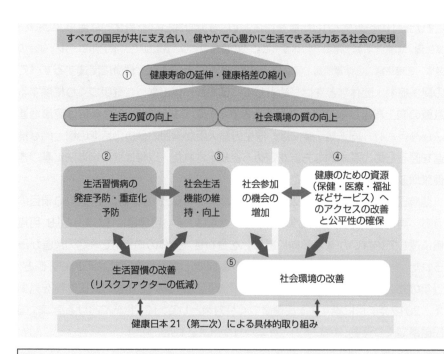

図 5.11　健康日本 21（第二次）の概念図

［厚生労働省，健康日本 21（第二次）の推進に関する参考資料（平成24年7月）（2012）］

D. 健康日本 21（第二次）における目標の設定と評価

　健康日本21（第二次）では，5つの基本的な方向に対応し，53項目（再掲を除く）の具体的な目標が設定されている．目標の評価は，実質的な改善効果を中間段階で確認できるよう，目標設定後5年を目途にすべての目標について中間評価，目標設定後10年を目途に最終評価を行うとされていたが，健康日本21（第二次）の期間が2023年度まで延長されたことから，2022年10月に最終評価が公表された．「健康日本21（第二次）最終評価報告書」によると，最終評価の評価区分は，評価年度の値と策定時のベースライン値を比較し，「A 目標値に達した」，「B 現時点で目標値に達していないが，改善傾向にある」，「C 変わらない」，「D 悪化している」，「E 評価困難」とされている．

　表5.16に，栄養・食生活に関する目標値の評価の一覧を示した．データがなく最終評価（最新値）が「E 評価困難」となっている項目を除き，改善している項目（AまたはB）は，「健康づくりに関する活動に取り組み，自発的に情報発信を行う企業等登録数の増加」，「食品中の食塩や脂肪の低減に取り組む食品企業及び飲食店の登録数の増加」，「利用者に応じた食事の計画，調理及び栄養の評価，改善を実施している特定給食施設の割合の増加」である．その他，「低栄養傾向の高齢者の割合の増加の抑制」，「共食の増加（食事を1人で食べる子どもの割合の減少）」も改善がみられる．一方で，変化がないか悪化している項目（CまたはD）は，「肥満傾向にある子どもの割合の減少」，「適正体重を維持している者の増加」，「主食・主菜・副菜を組み合わせた食事が1日2回以上の日がほぼ毎日の者の割合の増加」，「野菜と果物の摂取量の増加」である．

　以上のことから，社会環境や食環境整備に関する目標は達成される傾向にある一方で，個人の栄養状態，食物摂取，食行動にかかわる目標は変化がみられないか悪化している項目が多いことがわかる（図5.12）．社会環境や食環境と個人の生活習慣・食習慣は相互にかかわり合うため，今後も引き続き従来の対策を行うとともに，これまでとは異なるアプローチも取り入れ，目標達成を目指すことが重要である．

表 5.16　健康日本 21（第二次）における栄養・食生活に関する目標値

項目	評価指標	策定時のベースライン値	中間評価	最終評価（最新値）	（変更前）目標値	目標値	評価	項目評価
3. 社会生活を営むために必要な機能の維持・向上に関する目標 — (2) 次世代の健康　①健康な生活習慣（栄養・食生活、運動）を有する子どもの割合の増加　ア 朝・昼・夕の三食を必ず食べることに気をつけて食事をしている子どもの割合の増加	朝・昼・夕の三食を必ず食べることに気をつけて食事をしている割合 小学5年生	89.4%（2010年度）	89.5%（2010年度）	93.1%（2021年度）		100%に近づける（2022年度）	C	C
②適正体重の子どもの増加　ア 全出生数中の低出生体重児割合の減少	全出生数中の低出生体重児の割合	9.6%（2010年）	9.4%（2016年）	9.4%（2019年）	減少傾向へ（2014年）	減少傾向へ（2022年）	C	D
	（参考値）小学5年生の中等度・高度肥満傾向児の割合 男子	4.60%（2011年度）	4.55%（2016年度）	5.12%（2019年）	減少傾向へ（2014年）	参考値とする		
イ 肥満傾向にある子どもの割合の減少	（参考値）小学5年生の中等度・高度肥満傾向児の割合 女子	3.39%（2011年度）	3.75%（2016年度）	3.63%（2019年度）	減少傾向へ（2014年）	参考値とする	D	D
	（変更後）小学5年生の肥満傾向児の割合	8.59%（2011年度）	8.89%（2017年度）	9.57%（2019年度）		児童・生徒における肥満傾向児の割合 7.0%（2024年度）	D	
(3) 高齢者の健康　④低栄養傾向（BMI 20以下）の高齢者の割合の増加の抑制	低栄養傾向（BMI 20以下）の高齢者の割合	17.4%（2010年）	17.9%（2016年）	16.8%（2019年）		22%（2022年）	A	A
4. 健康を支え、守るための社会環境の整備に関する目標　②健康づくりを目的とした活動に主体的に関わっている国民の割合の増加	（参考値）健康や医療サービスに関係したボランティア活動をしている割合	（参考値）3.0%（2006年）	27.8%（2016年）	—	25.0%（2022年度）	評価指標を変更	A	E
	（変更後）健康づくりに関係したボランティア活動への参加割合	27.7%（2012年）				35%（2022年度）	E	
③健康づくりに関する活動に取り組み、自発的に情報発信を行う企業登録数の増加	企業登録数	420社（2011年度）	3,751社（2016年度）	4,182社（2019年度）		評価指標を変更	A	B
（変更後）健康づくりに関する活動に取り組み、自発的に情報発信を行う企業等登録数の増加	参画企業数	233社（2011年度）	2,890社（2016年度）			3,000社（2022年度）	B	
④健康づくりに関して身近で専門的な支援・相談が受けられる民間団体の活動拠点数の増加	参画団体数	367団体（2011年度）	3,673団体（2016年度）	5,476団体（2019年度）		7,000団体（2022年度）	B	E
	（参考値）民間団体から報告のあった活動拠点数	（参考値）7,134（2012年）	（参考値）13,404（2015年）	—		15,000（2022年度）	E	

（つづく）

（つづき）

項目		評価指標	策定時のベースライン値	中間評価	最終評価（最新値）	（変更前）目標値	目標値	評価	項目評価
5. 栄養・食生活、身体活動・運動、休養、飲酒、喫煙および歯・口腔の健康に関する生活習慣および社会環境の改善に関する目標 （1）栄養・食生活	①適正体重を維持している者の増加（肥満（BMI 25 以上）、やせ（BMI 18.5 未満）の減少）	20〜60歳代男性の肥満者の割合	31.2%（2010年）	32.4%（2016年）	35.1%（2019年）		28%（2022年度）	D	C
		40〜60歳代女性の肥満者の割合	22.2%（2010年）	21.6%（2016年）	22.5%（2019年）		19%（2022年度）	C	C
	②適切な量と質の食事をとる者の増加	20歳代女性のやせの者の割合	29%（2010年）	20.7%（2016年）	20.7%（2019年）		20%（2022年度）	C	C
	ア 主食・主菜・副菜を組み合わせた食事が1日2回以上の日がほぼ毎日の者の割合の増加	主食・主菜・副菜を組み合わせた食事が1日2回以上の日がほぼ毎日の者の割合	68.1%（2011年度）	59.7%（2016年度）	56.1%（2019年度）参考：36.4%（2020年度）		80%（2022年度）	D	C
	イ 食塩摂取量の減少	食塩摂取量	10.6 g（2010年）	9.9 g（2016年）	10.1 g（2019年）		8 g（2022年度）	B*	
	ウ 野菜と果物の摂取量の増加	野菜摂取量の平均値	282 g（2010年）	277 g（2016年）	281 g（2019年）		350 g（2022年度）	C	
		果物摂取量 100 g 未満の者の割合	61.4%（2010年）	62.4%（2016年）	63.3%（2019年）		30%（2022年度）	D	
	③共食の増加（食事を1人で食べる子どもの割合の減少）	朝食 小学生	15.3%（2010年度）	11.3%（2014年度）	12.1%（2021年度）		減少傾向へ（2022年度）	A	A
		朝食 中学生	33.7%（2010年度）	31.9%（2014年度）	28.8%（2021年度）		減少傾向へ（2022年度）	A	
		夕食 小学生	2.2%（2010年度）	1.9%（2014年度）	1.6%（2021年度）		減少傾向へ（2022年度）	A	
		夕食 中学生	6%（2010年度）	7.1%（2014年度）	4.3%（2021年度）		減少傾向へ（2022年度）	A	
	④食品中の食塩や脂肪の低減に取り組む食品企業および飲食店の登録数の増加	食品企業登録数	14社（2012年度）	103社（2017年度）	117社以上（2019年）		100社（2022年度）	A	B*
		飲食店登録数	17,284店舗（2012年）	26,225店舗（2017年）	24,441店舗（2019年）		30,000店舗（2022年度）	B*	
	⑤利用者に応じた食事の計画、調理および栄養の評価、改善を実施している特定給食施設の割合の増加	（参考値）管理栄養士・栄養士を配置している施設の割合	70.5%（2010年度）	72.7%（2015年）	74.7%（2019年度）		80%（2022年度）	B*	B*

評価の記号は「A 目標値に達した」、「B 現時点で目標値に達していないが、改善傾向にある」、「C 変わらない」、「D 悪化している」、「E 評価困難」を示す。Bのうち、設定した目標年度までに目標に達しそうなものを「B*」として評価した。目標達成が危ぶまれるものについて参考資料（2022）. 健康日本21（第二次）最終評価報告書（2022）
[厚生労働省. 健康日本21（第二次）最終評価報告書（2022）]

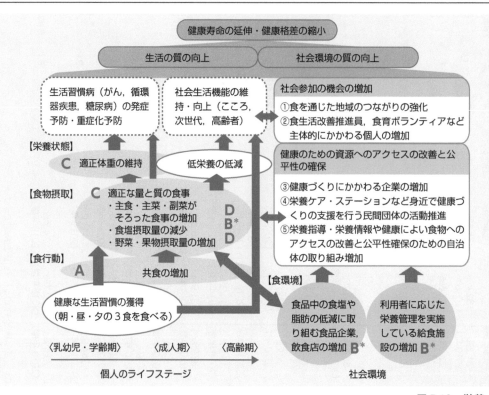

図5.12 栄養・食生活の目標設定の考え方
厚生労働省，健康日本21（第二次）の推進に関する参考資料（平成24年7月）に最終評価（赤字）を追記.
[厚生労働省，健康日本21（第二次）最終評価報告書，p.232（2022）]

E. 地方自治体における健康増進に向けた取り組みの推進

　健康増進法第8条において，都道府県は，基本方針を勘案して，当該都道府県の住民の健康の増進の推進に関する施策についての基本的な計画（以下「都道府県健康増進計画」）を定めるものとすると規定されている．また，市町村は，基本方針および都道府県健康増進計画を勘案して，当該市町村の住民の健康の増進の推進に関する施策についての計画（以下「市町村健康増進計画」）を定めるよう努めるものとすると規定されている．国立健康・栄養研究所が実施している健康日本21（第二次）分析評価事業によると，2021年7月時点での全国の健康増進計画策定割合は全47都道府県中100％，全1,741市区町村中74.0％であった．当分析評価事業により，健康日本21（第二次）を踏まえた健康増進計画の内容や目標項目数，目標項目の改善率などが都道府県別で整理され，当分析評価事業ホームページで公開されている.

　都道府県や市町村などの地方自治体の健康増進計画策定にあたっては，当該地域の人口動態，医療・介護，健康診査などの統計データから地域住民の健康課題を把握し，さらに地域特性や利用可能な社会資源などを踏まえた達成可能な具体的目標を設定することが重要である．自治体で策定されている他の計画との整合

図 5.13　外食栄養成
分表示店舗の例
左：大阪府「うちのお
店も健康づくり応援団
の 店 」11,014 店 舗,
右：北海道「栄養成分
表示の店」3,759 店舗
（両自治体とも 2014
年 3 月末現在）.
[日本人の長寿を支え
る「健康な食事」のあ
り方に関する検討会参
考資料 (2014)]

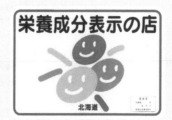

性をとる必要もある. また, 地域住民が主体的に健康増進に向けた取り組みができるような仕組みづくりが求められる. 国は, 地域住民の健康増進のために必要な事業を行う都道府県または市町村に対し支援を行い, 同様に都道府県は市町村に対し支援を行うことで相互に連携し, 国と地方自治体が一体となり健康増進のために取り組みを推進することが望まれる.

F.　外食の栄養成分表示

国民の外食機会の増大に伴い, 1990 年, 厚生省 (現在の厚生労働省) により外食料理の栄養成分表示ガイドラインが策定され, 各都道府県において飲食店への普及が始まった. 都道府県ごとに, 栄養成分表示や喫煙対策などの健康づくり全体の取り組み店舗の登録制度が推進され (図5.13), 健康日本 21 (第二次) の目標項目である「食品中の食塩や脂肪の低減に取り組む食品企業及び飲食店の登録数の増加」にも反映されている. しかし, この飲食店の登録数には, ヘルシーメニューの提供を行っている店舗のみが含まれるため, 必ずしも栄養成分表示を行っているとは限らない. 2015年には食品表示法が施行され, 一般用加工食品と一般用添加物に栄養成分表示 (熱量, たんぱく質, 脂質, 炭水化物, ナトリウム (食塩相当量に換算したもの)) が義務付けられた. このように, 国民が適切な量と質の食事をとるための一助として, 料理や食品への栄養成分表示が推進されている.

5.6　食生活指針

食生活指針は, 国民一人ひとりが食生活の改善に取り組めるよう具体的な目標として示されたものである. 厚生省 (現：厚生労働省) は, 1978年から第1次国民健康づくり対策を開始し, 1985年に「健康づくりのための食生活指針」を策定した. さらに, 1990年には個々人の特性に応じた具体的な食生活の目標として, 対象特性別に「成人病予防のための食生活指針」, 「成長期のための食生活指針」, 「女性 (母性を含む) のための食生活指針」, 「高齢者のための食生活指針」を策定した.

①食事を楽しみましょう.	・毎日の食事で, 健康寿命をのばしましょう. ・おいしい食事を, 味わいながらゆっくりよく噛んで食べましょう. ・家族の団らんや人との交流を大切に, また, 食事づくりに参加しましょう.
②1日の食事のリズムから, 健やかな生活リズムを.	・朝食で, いきいきした1日を始めましょう. ・夜食や間食はとりすぎないようにしましょう. ・飲酒はほどほどにしましょう.
③適度な運動とバランスのよい食事で, 適正体重の維持を.	・普段から体重を量り, 食事量に気をつけましょう. ・普段から意識して身体を動かすようにしましょう. ・無理な減量はやめましょう. ・特に若年女性のやせ, 高齢者の低栄養にも気をつけましょう.
④主食, 主菜, 副菜を基本に, 食事のバランスを.	・多様な食品を組み合わせましょう. ・調理方法が偏らないようにしましょう. ・手作りと外食や加工食品・調理食品を上手に組み合わせましょう.
⑤ごはんなどの穀類をしっかりと.	・穀類を毎食とって, 糖質からのエネルギー摂取を適正に保ちましょう. ・日本の気候・風土に適している米などの穀類を利用しましょう.
⑥野菜・果物, 牛乳・乳製品, 豆類, 魚なども組み合わせて.	・たっぷり野菜と毎日の果物で, ビタミン, ミネラル, 食物繊維をとりましょう. ・牛乳・乳製品, 緑黄色野菜, 豆類, 小魚などで, カルシウムを十分にとりましょう.
⑦食塩は控えめに, 脂肪は質と量を考えて.	・食塩の多い食品や料理を控えめにしましょう. 食塩摂取量の目標値は, 男性で1日8g未満, 女性で7g未満とされています. ・動物, 植物, 魚由来の脂肪をバランスよくとりましょう. ・栄養成分表示を見て, 食品や外食を選ぶ習慣を身につけましょう. ・「和食」をはじめとした日本の食文化を大切にして, 日々の食生活に活かしましょう.
⑧日本の食文化や地域の産物を活かし, 郷土の味の継承を.	・地域の産物や旬の素材を使うとともに, 行事食を取り入れながら, 自然の恵みや四季の変化を楽しみましょう. ・食材に関する知識や調理技術を身につけましょう. ・地域や家庭で受け継がれてきた料理や作法を伝えていきましょう.
⑨食料資源を大切に, 無駄や廃棄の少ない食生活を.	・まだ食べられるのに廃棄されている食品ロスを減らしましょう. ・調理や保存を上手にして, 食べ残しのない適量を心がけましょう. ・賞味期限や消費期限を考えて利用しましょう.
⑩「食」に関する理解を深め, 食生活を見直してみましょう.	・子どものころから, 食生活を大切にしましょう. ・家庭や学校, 地域で, 食品の安全性を含めた「食」に関する知識や理解を深め, 望ましい習慣を身につけましょう. ・家族や仲間と, 食生活を考えたり, 話し合ったりしてみましょう. ・自分たちの健康目標をつくり, よりよい食生活を目指しましょう.

表 5.17 食生活指針
[文部省, 厚生省, 農林水産省 (2000) を2016年6月改正]

　2000年には, 国民の健康の増進, 生活の質 (QOL) の向上および食料の安定供給の確保を図るため, 厚生省 (現：厚生労働省), 文部省 (現：文部科学省), 農林水産省の3省が連携し, 「食生活指針」を策定した. その後, 食育基本法の制定や健康日本21 (第二次) の開始, 「和食；日本人の伝統的な食文化」のユネスコ無形文化遺産登録 (2013年), 「第3次食育推進基本計画」の作成などの動きを反映し, 2016年6月に食生活指針の一部が改訂された.

　食生活指針は, 食料の生産・流通から食卓, 健康へと幅広く食生活全体を視野に入れて作成されている (表5.17). ①～⑩までの指針のうち, ①, ②では食生活が生活の質 (QOL) の向上に大きな役割を果たすことを強調している. ③では, 肥満や若年女性のやせ, 高齢者の低栄養予防の観点から適切な運動と食事の重要性を示している. ④～⑦では, バランスのとれた食事内容について, 料理レベル,

食材（食品）レベル，栄養素レベルの階層別に重要ポイントが示されている．⑧は食料の安定供給や食文化への理解，⑨は食料資源や環境問題に配慮したものとなっている．⑩は，自分の食生活を見直し，自分なりの健康目標を立てて，実践し，再度見直すというPDCAサイクルに基づいた，質の高い食生活の実現を目指す内容になっている．

PDCA：計画(plan)，実施(do)，評価(check)，改善(act)．PDCAマネジメントサイクルともいう．

また，近年では若い女性の食事の偏りや低体重(やせ)が健康問題となっている．特に妊娠期および授乳期は，母子の健康のために適切な食習慣を確立することが極めて重要な時期であることから，厚生労働省は妊娠期および授乳期における望ましい食生活の実現に向けて2006年に「妊産婦のための食生活指針」を策定した．しかし実際には，妊娠を機に食生活などが大きく変化することは少ないため，妊娠前から適切な食習慣を形成することが重要となる．そこで新たなエビデンスの検証や見直しを行い，2021年に「妊娠前からはじめる妊産婦のための食生活指針」へ改定した．

5.7 健康づくりのための身体活動指針

身体活動は「生活活動」と「運動」を指し，普段どのくらい活動しているかによって私たちの体組成は変化する．不活発な生活習慣は，エネルギーの摂取と消費のバランスを崩し，肥満や生活習慣病を招くなど健康に悪影響を及ぼす．日本では1989年にはじめて「健康づくりのための運動所要量」が策定され，それに基づく具体的な指針として1993年に「健康づくりのための運動指針」が，その後「健康づくりのための運動基準2006」と「健康づくりのための運動指針2006」が策定された．

近年では，身体活動不足が世界的な問題となり，WHOでは身体活動不足を全世界の死因に対する危険率の第4位として位置づけ，2010年に「健康のための身体活動に関する国際勧告」を発表した．また，「身体活動のトロント憲章2010」では9つの指針と4つの行動領域が採択された．国際的な医学誌である *The Lancet* でも，2012年7月の特集号で世界の全死亡数の9.4%は身体活動不足が原因であり，その影響力は肥満や喫煙に匹敵し，世界的に対策を推進する必要性があるとの提言がされている．

2013年に策定された「健康づくりのための身体活動基準2013」と「健康づくりのための身体活動指針（アクティブガイド）」はライフステージに応じた健康づくりのための身体活動(生活活動・運動)を推進し，健康日本21（第二次）の目標を達成できるよう考えられている（図5.14）．以下の方針に基づいて国民がより実践しやすい内容に改定された．

血糖・血圧・脂質に関する状況		身体活動 （生活活動・運動）*1		運動		体力 （うち全身持久力）
検診結果が基準範囲内	65歳以上	強度を問わず，身体活動を毎日40分（＝10メッツ・時/週）	（例えば10分多く歩く）今より少しでも増やす*4	—	運動習慣を持つようにする（30分以上・週2日以上）*4	—
	18～64歳	3メッツ以上の強度の身体活動*2を毎日60分（＝23メッツ・時/週）		3メッツ以上の強度の運動*3を毎週60分（＝4メッツ・時/週）		性・年代別に示した強度での運動を約3分間継続可能
	18歳未満	—		—		—
血糖・血圧・脂質のいずれかが保健指導レベルの者		医療機関にかかっておらず，「身体活動のリスクに関するスクリーニングシート」でリスクがないことを確認できれば，対象者が運動開始前・実施中に自ら体調確認ができるよう支援した上で，保健指導の一環としての運動指導を積極的に行う				
リスク重複者またはすぐ受診を要する者		生活習慣病患者が積極的に運動をする際には，安全面での配慮がより特に重要になるので，まずかかりつけの医師に相談する				

*1 「身体活動」は，「生活活動」と「運動」に分けられる．このうち，生活活動とは，日常生活における労働，家事，通勤・通学などの身体活動を指す．また，運動とは，スポーツなどの，特に体力の維持・向上を目的として計画的・意図的に実施し，継続性のある身体活動を指す．
*2 「3メッツ以上の強度の身体活動」とは，歩行またはそれと同等以上の身体活動．
*3 「3メッツ以上の強度の運動」とは，息が弾み汗をかく程度の運動．
*4 年齢別の基準とは別に，世代共通の方向性として示したもの．

図5.14　健康づくりのための身体活動基準2013
［厚生労働省，2013］

①身体活動（生活活動＋運動）全体に着目することの重要性から，「運動基準」から「身体活動基準」に名称を改めた．

②身体活動の増加でリスクを低減できるものとして，従来の糖尿病・循環器疾患などに加え，がんやロコモティブシンドローム，認知症が含まれることを明確化（システマティックレビューの対象疾患に追加）した．

③子どもから高齢者までの基準を検討し，科学的根拠のあるものについて基準を設定した．

④保健指導で運動指導を安全に推進するために具体的な判断・対応の手順を示した．

⑤身体活動を推進するための社会環境整備を重視し，まちづくりや職場づくりにおける保健事業の活用例を紹介した．

　18歳〜64歳の目標は，3メッツ以上の強度の身体活動を23メッツ・時/週とし，そのうち3メッツ以上の運動を4メッツ・時/週とすることが基準となっている（図5.14，表5.18）．また対象者の行動変容を促すため，わかりやすく達成しやすい目標として「プラス・テン（＋10）からはじめよう！」を合言葉に，今より10分多く体を動かすことを推奨している．

表5.18 3メッツ以上の身体活動の例

単位：メッツ

[厚生労働省，健康づくりのための身体活動基準2013，2013]

生活活動		運動	
普通歩行	3.0	ボウリング，社交ダンス	3.0
犬の散歩をする	3.0	自体重を使った軽い筋力トレーニング	3.5
そうじをする	3.3	ゴルフ	3.5〜4.3
自転車に乗る	3.5〜6.8	ラジオ体操第1，卓球，ウォーキング	4.0
速歩きをする	4.3〜5.0	ラジオ体操第2	4.5
子どもと活発に遊ぶ	5.8	ゆっくりとした背泳	4.8
農作業をする	7.8	野球，ソフトボール	5.0
階段を速く上る	8.8	ゆっくりとした平泳ぎ，スキー	5.3

5.8 健康づくりのための休養指針

休養は，睡眠や休憩といった心身の疲労回復のために「休む」ことと，主体的な活動を行い日々の生活に充実感を感じて英気を「養う」という2つの要素がある．また，心身をリフレッシュする休養のとり方には，消極的休養と積極的休養の2つがあり，消極的休養は睡眠や入浴などからだを安静に保ち心身の疲れを癒す方法であり，積極的休養は軽い運動や普段とは異なる活動によりストレス解消や疲労回復を図るものである．厚生省は1994年に「健康づくりのための休養指針」を策定し，食事や運動だけでなく休養も健康づくりに欠かせないものとして，普及・啓発を推進している（表5.19）．

表5.19 健康づくりのための休養指針

[厚生省，1994]

1. 生活にリズムを	3. 生活の中にオアシスを
・早めに気付こう，自分のストレスに ・睡眠は気持ちよい目覚めがバロメーター ・入浴で，体も心もリフレッシュ ・旅に出掛けて，心の切り替えを ・休養と仕事のバランスで能率アップと過労防止	・身近な中にもいこいの大切さを ・食事空間にもバラエティーを ・自然とのふれあいで感じよう，健康の息吹きを
2. ゆとりの時間でみのりのある休養を	4. 出会いときずなで豊かな人生を
・1日30分，自分の時間を見つけよう ・活かそう休暇を，真の休養に ・ゆとりの中に，楽しみや生きがいを	・見い出そう，楽しく無理のない社会参加 ・きずなの中ではぐくむ，クリエイティブ・ライフ

5.9 健康づくりのための睡眠指針

睡眠は，ヒトの神経系や免疫系，内分泌系などの機能に深く関与する健康の保持増進に欠かせない生活習慣である．2000年からスタートした「健康日本21」では睡眠の目標が掲げられ，その課題に対応した指針として2003年に「健康づくりのための睡眠指針」が策定された．その後，2013年度から「健康日本21（第二次）」

表 5.20　健康づくりのための睡眠指針2014 〜睡眠12箇条〜

[厚生労働省，2014]

第 1 条	良い睡眠で，からだもこころも健康に．
第 2 条	適度な運動，しっかり朝食，ねむりとめざめのメリハリを．
第 3 条	良い睡眠は，生活習慣病予防につながります．
第 4 条	睡眠による休養感は，こころの健康に重要です．
第 5 条	年齢や季節に応じて，ひるまの眠気で困らない程度の睡眠を．
第 6 条	良い睡眠のためには，環境づくりも重要です．
第 7 条	若年世代は夜更かし避けて，体内時計のリズムを保つ．
第 8 条	勤労世代の疲労回復・能率アップに，毎日十分な睡眠を．
第 9 条	熟年世代は朝晩メリハリ，ひるまに適度な運動で良い睡眠．
第 10 条	眠くなってから寝床に入り，起きる時刻は遅らせない．
第 11 条	いつもと違う睡眠には，要注意．
第 12 条	眠れない，その苦しみをかかえずに，専門家に相談を．

が開始されたことを受けて指針の見直しがすすめられ，2014年に「健康づくりのための睡眠指針2014」が公表された（表5.20）．この新しい指針は，①科学的根拠に基づいた指針とする，②ライフステージ・ライフスタイル別に記載する，③生活習慣病・こころの健康に関する記載を充実する，の3点を改定の方向性と位置づけ，睡眠の重要性について国民により一層の普及啓発を図ることを目指している．

5.10 食事バランスガイド

　食事バランスガイドは，人々の健康づくりを目的に，1日に「何を」「どれだけ」食べたらよいか，食事の望ましい組み合わせとおおよその量をイラストでわかりやすく示したものである（図5.15）．「食生活指針」を具体的な行動に結びつけるためのツールとして，2005年6月に厚生労働省と農林水産省が作成した．

　食事バランスガイドは，バランスのとれた食事や運動の大切さを「コマ」が倒れることなく回転し続ける様子になぞらえて表現している．また，食事の目安量を栄養素や食品群別ではなく，主食，副菜，主菜，牛乳・乳製品，果物の料理区分別に示すことで，普段の食事との比較や食事選択の場面，外食などの表示に活用しやすくしている．

　図5.15は，成人を対象とする1日分の目安を示した基本形（推定エネルギー必要量2,200 ± 200 kcal）の組み合わせ例である．「つ（SV，サービングの略）」という単位を用い，対象者の性，年齢，身体活動レベルにあわせた目安量が設定されている（図5.16）．水・お茶などの水分は，食事に欠かせない存在としてコマの軸で表現し，菓子・嗜好飲料は「楽しく適度に」というメッセージとともにコマを回すためのヒ

図 5.15 食事バラン
スガイド

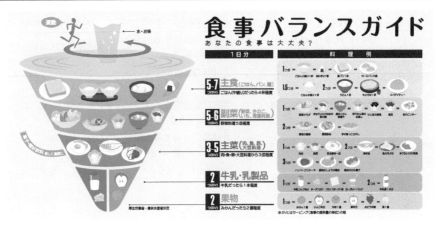

単位：つ（SV）

対象者	エネルギー kcal	主食	副菜	主菜	牛乳・乳製品	果物
・6〜9 歳男女 ・10〜11 歳女子 ・身体活動量の低い 12〜69 歳女性 ・70 歳以上女性 ・身体活動量の低い 70 歳以上男性	1400 1600 1800 2000	4〜5	5〜6	3〜4	2	2
・10〜11 歳男子 ・身体活動量の低い 12〜69 歳男性 ・身体活動量ふつう以上の 12〜69 歳女性 ・身体活動量ふつう以上の 70 歳以上男性	2200 2400	5〜7		3〜5		
・身体活動量ふつう以上の 12〜69 歳男性	2600 2800 3000	6〜8	6〜7	4〜6	2〜3	2〜3

図 5.16 対象者特性
別，料理区分別摂取の
目安

モとして示されている．菓子・嗜好飲料は1日に200 kcalまでを目安とする．
各料理区分の1つ（SV）の基準となる栄養素等の数量は，表5.21のとおりである．
油脂や調味料はコマのイラストでは表現されていないが，食事全体のエネルギー
やナトリウム摂取量に寄与するため，食事選択の場面では総エネルギー量，脂質，
食塩相当量の情報提供が望まれる．

　管理栄養士・栄養士などの専門職は，食事バランスガイドの目的や基本的な考
え方を理解し，個人の食事評価・計画を行う栄養教育の場面や食品産業（スーパー
マーケット，コンビニエンスストア，外食など）における栄養成分表示ツールとしての
活用を支援する．

料理区分		1つ(SV)の基準	おもな供給栄養素
基本的な組み合わせ	主食（ごはん，パン，麺など）	主材料に由来する炭水化物として 40 g	炭水化物，エネルギー
	副菜（野菜，きのこ，いも，海藻料理）	主材料の主材料重量として 70 g	ビタミン，ミネラル，食物繊維
	主菜（肉・魚・卵・大豆料理）	主材料に由来するタンパク質として 6 g	タンパク質，脂質，エネルギー，鉄
積極的にとりたいもの	牛乳・乳製品	主材料に由来するカルシウムとして 100 mg	カルシウム，タンパク質，脂質
	果物	主材料として 100 g	ビタミン C，カリウム

表 5.21　各料理区分の 1 つ(SV)の基準とおもな供給栄養素
[フードガイド（仮称）検討会，フードガイド（仮称）検討会報告書 食事バランスガイド，p. 8-2，平成 17 年（2005）を改変]

5.11 | 諸外国の健康・栄養政策

A. 公衆栄養活動に関係する国際的な栄養行政

a. 公衆栄養活動に関係する国際的な栄養行政組織

　低・中所得国の栄養改善活動において国際機関が財政・技術の援助に果たす役割は大きい．ここでは，おもに国際連合（UN，国連）のおもな役割と関連機関，各国の政府援助および非政府非営利組織（NGO）について述べる．

　国連は，1945 年に，世界の平和と社会の発展のために協力することを誓って発足した．2021 年には加盟国は 193 か国となっている．

　主要機関としては，総会，安全保障理事会，経済社会理事会，信託統治理事会，国際司法裁判所，事務局の 6 つがある．総会の下部組織として，計画と基金の国連児童基金（UNICEF），国連世界食糧計画（WFP），国連難民高等弁務官事務所（UNHCR），国連開発計画（UNDP）など，また専門機関の FAO，WHO，国連教育科学文化機関（UNESCO），世界銀行（WB）などがあり，これらの機関はそれぞれ，独自の構成と予算，本部を持つ個別の組織である．特に公衆栄養活動に関係する機関を表 5.22 に示す．

　また，各国が特定の国に対して行う援助活動を政府開発援助（ODA）というが，そのなかに栄養分野も含まれており，わが国では総括的な ODA の実施機関として国際協力機構（JICA）がある．なお，政府や国連の力だけでは援助が行きとどかない地域や課題が世界には複数残されているが，そうした地域・課題を支援しているのが NGO である．最近では，セーブザチルドレンなどの国際 NGO に限らず，公衆栄養活動をミッションとして自発的な取り組みを行う低・中所得発の NGO やユース（若い世代）を主体とした取り組みが注目されている．

UN：United Nations

NGO：Non-governmental organizations

UNICEF：United Nations Children's Fund

WFP：World Food Programme

UNHCR：The Office of the United Nations High Commissioner for Refugees

UNDP：United Nations Development Programme

UNESCO：United Nations Educational, Scientific and Cultural Organization

WB：World Bank

ODA：Official Development Assistance

JICA：Japan International Cooperation Agency

表5.22　国連の公衆栄養活動にかかわる組織

[参考：国連のここが知りたい，国連広報局（2010）]

	機関名		おもな活動内容
計画と基金	UNICEF	国連児童基金（ユニセフ）	子どもの権利を擁護，推進，保護する中心的な役割を担う．乳幼児期の子どもや妊婦・授乳婦を対象とした栄養サービス：ビタミンA欠乏症，ヨウ素欠乏症，貧血などの予防や母乳推進プログラムなどに取り組む
	WFP	国連世界食糧計画	人災や自然災害の被害者に食料を届け，一生の中で最も重要な時期（妊娠・授乳，乳幼児，学童期）に，もっとも弱い立場に置かれた人々の栄養と生活の質を改善し，人々や地域社会の自立を促進する役割を担う．学校給食プログラムなど
	UNHCR	国連難民高等弁務官事務所	難民を法的に保護する一方で，自国への自発的な帰還または他国への定住を援助することによって，難民問題の持続可能な解決を図る
	UNDP	国連開発計画	国連の世界的な開発ネットワークとして，人々の生活向上を助けるために，変革を促し，各国が必要とする知識や経験，資源を得られるようにする包括的な役割を担う．166か国に現地事務所を置き，それぞれの国と協力しながら，世界的，国内的な開発課題に独自の解決策を見出せるように支援する．SDGsの策定および推進の中核的な存在
専門機関	FAO	国連食糧農業機関	貧困や栄養不良の根絶と，栄養水準の引き上げに努め，また，農業部門の持続可能な開発を目指す加盟国を援助する役割を担う
	WHO	世界保健機関	国際的な保健活動の指示と調整を担う．また，病気の予防に関する研究を促進，調整する．なお，FAOと合同で，国際的な食品の安全性と品質の基準を定めるコーデックス委員会（国際食品規格委員会：CAC）を運営する
	UNESCO	国連教育科学文化機関（ユネスコ）	教育，科学，文化，通信の分野で国際協力と情報交換を促進する役割を担う
	WB	世界銀行	教育，保健，インフラ整備，通信その他の目的で，開発途上国に低利の融資や無利子の貸付，無償資金の提供などを行う．学校給食の設立など栄養関連プログラム実施のためのローンの貸付も行う

b.　持続可能な開発目標と国際的な動向

　2015年9月にニューヨークで開催された国連総会にて「国連持続可能な開発サミット」が開催され，世界150か国以上の賛同を得て「持続可能な開発のための2030アジェンダ」が，採択された．地球上の「誰一人取り残さない（leave no one behind）」を理念に掲げ，2030年までに達成すべき17の目標と169のターゲットからなる「持続可能な開発目標（SDGs）」が示された（図5.17）．

SDGs：Sustainable Development Goals

　SDGsの中心となる「持続可能性（サステナビリティ）」という考え方は，1987年ブルントラント委員会が出した報告書「我々の共通の未来Our Common Future」の中で初めて示されたものである．1992年には環境と経済の調和，持続可能な開発を大きなテーマとして「国連環境開発会議」（地球サミット）が開催され，その後，2002年「持続可能な開発に関する世界首脳会議」，2010年「ミレニアム開発目標（MDGs）サミット」，2012年「国連持続可能な開発会議（リオ＋20）」などの国際会議で協議されてきた．特に，SDGsに先駆けて世界共通のゴールを提示したMDGsは，表5.23のように2015年までに達成したい8つの目標を掲げ，「目標1：極度の貧困の削減と飢餓の撲滅」，「目標4：乳幼児死亡率の削減」といったター

MDGs：Millennium Development Goals

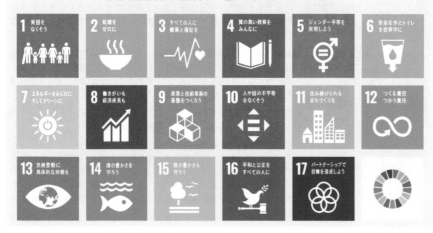

図 5.17　持続可能な
開発目標（SDGs）
［国連（2019）］

目標1	極度の貧困と飢餓の撲滅	1日1ドル未満で生活する人口の割合を半減させる 飢餓に苦しむ人口の割合を半減させる
目標2	初等教育の完全普及の達成	すべての子どもが男女の区別なく初等教育の全課程を修了できるようにする
目標3	ジェンダー平等推進と女性の地位向上	すべての教育レベルにおける男女格差を解消する
目標4	乳幼児死亡率の削減	5歳未満児の死亡率を3分の1に削減する
目標5	妊産婦の健康の改善	妊産婦の死亡率を4分の1に削減する
目標6	HIV／エイズ，マラリア，その他の疾病の蔓延の防止	HIV／エイズの蔓延を阻止し，その後減少させる
目標7	環境の持続可能性確保	安全な飲料水と衛生施設を利用できない人口の割合を半減させる
目標8	開発のためのグローバルなパートナーシップの推進	民間部門と協力し，情報・通信分野の新技術による利益が得られるようにする

表 5.23　国連ミレニアム開発目標（MDGs）
2015年までに達成したいとされた8つの目標．

ゲットを設定し，多くの支援プログラムが実施された．特に貧困人口については1990年の約19億人から2015年には約8億人までに減少し，歴史上もっとも成功した貧困撲滅運動と評価されている．一方，乳幼児死亡率は53％の減少があったが三分の一に削減するという目標の達成には至っていない．目標5の妊産婦死亡率も改善が乏しかった項目である．また，改善程度には地域間格差があり，アフリカや後発開発途上国，内陸国，小さな島国で特に達成状況が悪かった．

　SDGsはMDGsを土台に発展しており，いずれも世界全体で達成すべき共通の目標を設定している点で同じだが，SDGsには以下に述べる2つの特色がある．1つ目は，MDGsは開発途上国（低・中所得国）の課題が中心であり，先進国（高所得国）は支援する立場での位置づけ（先進国と途上国を二分するアプローチ）であったのに対し，SDGsは先進国も途上国も一緒になり世界の課題を解決しようというアプ

*1 human capital：人間が蓄積する知識，技能，健康など，個人が潜在的可能性を発揮するために必要とされるもの.

*2 stunting

*3 Scaling Up Nutrition：栄養改善のための政治的コミットメントとアカウンタビリティーを強化していこうという運動/枠組み

*4 United Nations Decade of Action on Nutrition：具体的な行動として，次の6つの分野が挙げられている：①健康な食事のための持続可能かつ回復力に富むフードシステム，②すべての人に行き渡る栄養活動のための保健システム，③社会的保護と栄養教育，④栄養改善のための通商と投資，⑤すべての年代の栄養のための安全で支援的な環境，⑥栄養に関するガバナンスおよびアカウンタビリティの強化.

ローチである．近年，先進国の中にも格差問題や移民問題，都市の安全などの多様な課題があり，また気候変動対策の様に先進国での取り組みが途上国に影響を及ぼすことや，その逆もあり，お互いが関連している（「世界はつながっている」）という視点が特色である．2つ目は，今までの国際アジェンダと異なり，SDGsは成立の過程において，政府関係者だけでなく民間企業やNGOなど多様な関係者（ステークホルダー）の参画のもとで議論されてきたことにある．MDGsは政府主導のプログラムが中心であったことに対し，SDGsの目標は持続可能な開発の3つの側面：経済・社会・環境の全てに対応し，政府のみならず，企業やNGOなどの民間が主体的に，またより多くのステークホルダーの取り組みと協力がなければ解決できないものとなっている．

SDGsにおいて，栄養と関連が強いものは目標2と目標3であるが，実にすべての目標が栄養と直接的もしくは間接的にかかわっている．国際的な栄養改善の重要性にかかる認識の高まりは，2008年「コペンハーゲンコンセンサス」というエコノミストのグループが出した世界の開発課題に対する投資効果の試算の中で，他の課題と比較しても栄養が高いところに位置付けられたことに始まる．それに加え，教育，保健，栄養を中心とした人的資本[*1]を重視することが，個人および社会の発展に不可欠という考えが定着し，人的資本の指標として子どもの成長阻害[*2]が含まれたことで，栄養への投資がさらに重視されるようになった．また，2009年に日本政府が世界銀行に「栄養不良対策スケールアップ信託基金」を設置し，200万ドルを拠出したことを皮切りに，「栄養への取り組み拡充ムーブメント（SUN）」[*3]が発足した．このような流れを受けて，2014年に策定された「SUN戦略」のローンチングにおいて，当時の国連事務総長パン・ギムン氏は「栄養改善はすべてのSDGsを推進するためのプラットフォームであり，平和で安定した社会の基盤を築く」と示した．このことにより，多様な専門分野にわたる産官学の連携が期待され，社会的に栄養学を通してより大きなインパクトを生む活動展開が見込めるようになった．

さらに，2014年にローマで世界保健機関（WHO）と国連食糧農業機関（FAO）が第2回国際栄養会議（ICN2）を開催し，「栄養に関するローマ宣言」および「行動のための枠組み」が採択された．それらをふまえ，2016年に国連総会にて，2016～2025年の9年間を国連「栄養のための行動の10年」[*4]とすることが宣言された．日本においても，2021年に東京栄養サミットが開催され，国内外にて栄養改善に向けた機運がますます高まっている．

B. 諸外国の健康・栄養政策：米国の健康栄養政策

2021年WHOのファクトシートによると，1975年以来，世界の肥満人口は約3倍に増加している．米国でも，肥満は2000年代より継続的にまん延してお

り深刻な公衆栄養問題である．そのため，米国ではさまざまな公衆栄養分野の活動が活発に行われており，参考にする点が多い．そこで，ここでは米国の公衆栄養問題と活動を取り上げる．

a. 米国の公衆栄養問題の現状

　米国の健康問題のなかで，心疾患，脳梗塞，2型糖尿病，特定の種類のがんなどの慢性疾患は，最も罹患率が高く医療費がかかるが，予防することが可能な疾患である．慢性疾患の中でも肥満は最も深刻な公衆栄養問題であり，2021年の米国疾病予防管理センター（CDC）の報告によると，2017年から2020年3月までの米国の成人（20歳以上）の肥満率（BMI 30.0以上）は41.9%であった．1988～1994年に実施された第3回全米健康栄養調査（NHANES）においては23.3%であったとことから年々，継続的に増加している．

CDC：Centers for Disease Control and Prevention

NHANES：National Health and Nutrition Examination Survey

　米国における肥満の推定年間医療費は，2019年で約1,730億ドルであった．肥満の成人1人あたりにかかる年間医療費は，健康体重の成人1人にかかる医療費よりも1,861ドル高く，肥満がいかに医療費の負担となっているかがわかる．なお，肥満率は，人種や教育歴といった社会経済状況によって異なり，社会的な格差を広げていることが問題視されている．

b. 米国の栄養行政

　上述のような公衆栄養問題が深刻である米国において，政府はどのような対策を施しているのかをまとめる．栄養に関する法律や政策は多数存在し，農務省（USDA）や保健福祉省（HHS）などが中心となっている．

（1）食生活指針　米国では1977年に上院栄養特別委員会により「米国国民のための食事目標（マクガバン報告）」が発表され健康問題が食生活を含むライフスタイルのあり方に関与していることを指摘した．1979年には，「ヘルシーピープル（Healthy People：健康増進と疾病予防に関する公衆衛生局長報告書）」に反映され，1980年には保健福祉省と農務省が，マクガバンの食事目標を一般向けにしたものを「米国国民のための食生活指針」として公表した（表5.24）．1980年の初版以来，5年ごとにこの指針は改訂されている．

USDA：United States Department of Agriculture

HHS：United States Department of Health and Human Services

　2016年に公表された2015-2020年版（第8版）では，初めて糖類の摂取量の上限が明記された．以下の3つの目標を定め，米国民が賢明な食の選択ができるように29項目の提言（うち23項目が一般成人を，6項目が妊婦や高齢者などの特定集団を対象とする）からなる．①食事摂取量と身体活動量のバランスを保ち，体重の維持または適正化を図ろう．②果物，野菜，全粒の穀物，無脂肪もしくは低脂肪の乳製品，魚介類をもっと摂ろう．③食塩，飽和脂肪酸，トランス脂肪酸，コレステロール，添加された砂糖，精製された穀類を控えよう．

　それらの提言は目標を達成するための具体的な数値目標を含む詳細な内容であるが，一般の消費者が日常生活に応用するためのキーメッセージとしては，表

1980年版（初版）	2015-2020年版（第8版）
1. いろいろな種類の食品を食べよう 2. 理想体重を維持しよう 3. 脂肪，飽和脂肪酸とコレステロールは少なめに 4. 適当なでんぷんと食物繊維を含む食品をとろう 5. 砂糖は控えめに 6. 食塩は控えめに 7. アルコール飲料を飲むなら控えめに	1. 一生涯を通して健康的な食生活パターンを続けましょう 2. 多様性，栄養価の高さ，摂取量に注意しましょう 3. 砂糖と飽和脂肪酸を含む脂肪からの摂取エネルギーを制限し，ナトリウムの摂取量を減らしましょう 4. より健康的な食品と飲料の選択に切り替えましょう 5. すべての国民ために，健康的な食生活パターンを支援しましょう

表5.24　米国民のための食生活指針

5.24に示した5つがあげられる.

　一方，食生活指針（1990年版）を実践するためのツールとなるフードガイドピラミッドは，1992年に保健福祉省と農務省が発表したもので，人々が，どの食品群（種類）からどのくらい（量）食べればよいかを立体的なピラミッドの形で示したものである．だれでも覚えやすく，わかりやすい表示になっていた.

　しかし，フードガイドピラミッドはサービングサイズの正しい理解ができなかったり，性別・年齢の異なるすべての人に1つのガイドをあてはめることが難しいといった問題点があり，個々人の特性に応じた目安量が示されることが望まれた．そこで，2005年に同年の食生活指針の提言を含むかたちで，マイピラミッド（図5.18）に置き換えられた.

　なお，マイピラミッドは，2010年の食生活指針を受けて，2011年6月に「マイプレート」（図5.19）に変更された．マイプレートとはディナー用の大皿で，4色に分け，全体の1/2を野菜と果物，1/4を穀類，残りの1/4を肉や魚などタンパク質源となる食品を位置付け，小さい円は乳製品を示している．これまでの「1日にどれだけ食べる」から「1回の食事にどれだけ食べる」に変化している．2015-2020年版でもマイプレートは継承されている.

　なお，諸外国の食生活指針については，FAOが各国独自の食物ベースの食生活指針（food-based dietary guidelines）を策定することを支援しており，現在，100か国以上で策定されている.

図5.18　マイピラミッド（左）
2005年の指針に基づく.
[USDA]

図5.19　マイプレート（右）
2010年の指針に基づく.
[USDA, 2011]

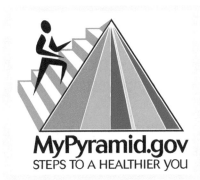
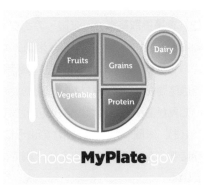

(2) ヘルシーピープル

日本の「健康日本21」を策定する際に参考にされたのが，米国の国家目標であるヘルシーピープルである．10年毎に改訂され，現在は第5次計画のヘルシーピープル2030である．ヘルシーピープルは1979年に，当時の米国公衆衛生局長官が国民の健康増進・疾病予防に関する目標を掲げることを報告したことに始まり，翌1980年に「健康増進・疾病予防のための国民の目標」が発表された．国家の健康目標を明確にし，州や地域社会における計画の基本として利用されている．以降10年ごとに保健福祉省により改訂がなされ，国家の健康目標を明示し，州やコミュニティにおける計画の基本として利用されている．2010年12月に公表された「ヘルシーピープル2020」では，臨床機関やコミュニティにおける具体的な介入内容や奨励事項が示されている．すべての人々が健康で長生きできる社会づくりのために，5つの決定因子（社会的環境，物理的環境，保健サービス，生体・遺伝的要因，個人の生活習慣）の現状評価に基づいて改善目標と介入計画を立て，以下の4つの包括的目標の達成を目指すことになった．

- 予防可能な病気や身体障害，けが，早死をなくし，生活の質を保って長生きする
- 健康格差をなくし，すべてのグループの健康を向上させる
- すべての人々が健康を維持向上するための社会的，物理的環境づくり
- 生活の質を向上し，すべてのライフステージにおいて健康な発育と行動を促す

トピックスとしては，「ヘルシーピープル2010」からさらに13項目が追加され，42項目から構成されている（表5.25）．29番目「栄養と体重管理」では，健康な食生活による健康の維持増進と慢性疾患のリスク減少，健康な体重を維持管理することを目標として，6分野における数値目標をあげている（表5.26）．特に，成人の肥満は「ヘルシーピープル2010」で，2000年に23％であった成人の肥満率を2010年までに15％に減少するという目標を掲げていたが，実際には目標に反して34％にまで増加した．そこで2020年版ではより現実的な目標として30.5％に修正された．このように達成が困難であった課題も多く，2020年版ではこれまでの教訓と課題から，実際に臨床機関やコミュニティーにおいて具体的な介入内容や奨励事項が示されている．

(3) 食事摂取基準

米国・カナダでは，同じ食事摂取基準（dietary reference intakes：DRI）を用いており，米国アカデミー医学研究所の食品栄養委員会*が策定しており，日本の食事摂取基準を策定する際にも参考とされている．基準の更新は時間をかけて行われるが（発表は不定期），特にエビデンスの質に重視し，新しい知見が蓄積されれば内容が更新されていく．

なお，米国・カナダ，日本のように独自で食事摂取基準を策定している国は世界に数少なく，多くの開発途上国では，WHO，FAOが策定した基準を採用している．

*Food and Nutrition Board, Institute of Medicine of the National Academy of Sciences

1. 保健サービスへのアクセス	16. グローバルヘルス*	29. 栄養と体重管理
2. 思春期の健康*	17. 健康コミュニケーションと健康に関する情報技術（IT）	30. 職業上の安全と健康
3. 関節炎，骨粗鬆症，慢性腰痛	18. 看護関連の感染症*	31. 高齢者の健康*
4. 血液疾患と安全で適切な血液の供給*	19. 健康に関する生活の質*	32. 口腔衛生
5. がん	20. 聴覚および感覚やコミュニケーションにかかわる障害	33. 身体活動
6. 慢性腎疾患	21. 心疾患，脳卒中	34. 流行疾患などの緊急事態への予防と準備*
7. 認知障害，アルツハイマー症を含む*	22. HIV	35. 公衆衛生の構造基盤
8. 糖尿病	23. 予防接種と感染症	36. 呼吸器系疾患
9. 障害，二次障害	24. 障害と暴力の予防	37. 性感染症
10. 小児の初期（3〜8歳）と中期（9〜11歳）の健康*	25. 同性愛者，バイセクシュアル，性転換者の健康*	38. 睡眠障害などを含めた睡眠に関する健康*
11. 地域に基づいた健康プログラム	26. 母子保健	39. 公共の場における健康*
12. 環境保健	27. 医療製品の安全性	40. 薬物乱用
13. 家族計画	28. 精神保健，精神障害	41. たばこ
14. 食品衛生		42. 視覚に関する健康
15. ゲノムの機能や構造の解説*		

表 5.25 「ヘルシーピープル 2020」における 42 のトピックス
＊新しく追加された項目

表 5.26 ヘルシーピープル 2020 における「栄養と体重管理」に関する項目

健康な食品へのアクセス	1. 就学前の子どもの食品と飲料にかかわる栄養基準を示す州の数を増やす 2. 学童児に（学校給食以外で）栄養価の高い食品や飲料を提供する学校の割合を増やす 3. 食生活指針で摂取の増加が推奨されている食物（たとえば野菜や果物）を，食品小売店で積極的に提供することが州レベルの政策に入れられている州の数を増やす 4. 食生活指針で推奨されている多様な食品を売る食品小売店へのアクセスがある国民の割合が増える
ヘルスケア，職場の保健環境	5. 患者の BMI を定期的に測定するプライマリケア医師の割合が増える 6. 医師の診察の際に，栄養や体重に関するカウンセリングや教育を行う割合が増える 7. 栄養や体重管理に関する教室やカウンセリングを提供する職場の割合が増える
体重管理	8. 健康な体重である成人の割合が増える 9. 肥満の成人の割合が減る 10. 過体重の子ども（2〜19歳）の割合が減る 11. 子どもおよび成人の不適切な体重増加を予防する
食料安全保障	12. 子どもを持つ家庭における極度の食料不足をなくす 13. 食料不足である世帯を減らし，飢餓を減らす
食物と栄養摂取	14. 2歳以上の国民において，食事中の果物の量を増やす 15. 2歳以上の国民において，食事中の野菜の種類と量を増やす 16. 2歳以上の国民において，食事中の全粒の穀類の量を増やす 17. 2歳以上の国民において，脂肪と添加された砂糖によるエネルギー摂取割合を減らす 18. 2歳以上の国民において，飽和脂肪酸の摂取量を減らす 19. 2歳以上の国民において，食塩の摂取量を減らす 20. 2歳以上の国民において，カルシウムの摂取量を増やす
鉄欠乏	21. 乳幼児（1〜4歳）および妊娠可能女性（12〜49歳）における鉄欠乏の割合を減らす 22. 妊婦における鉄欠乏の割合を減らす

C. 米国の栄養士養成制度

　国によって栄養士の資格，職務内容などは異なるが，WHOが国際標準職業分類（ISCO, 2008）などに基づいて報告した分類によると，栄養士（dietitianおよびnutritionist）は「食物や栄養によりヒトの健康を増進するプログラムを評価，計画，実施する者」と定義され，一般的には食物栄養科学，栄養教育，栄養学，または関連分野について高等教育機関で正式な訓練を必要とする職種を含む．また，国際的な栄養士のネットワークとしては国際栄養士連盟（ICDA）があり，現在40か国以上の栄養士会が加盟している．4年ごとに加盟国にて国際栄養士会議（ICD）が開催される．

　米国の栄養士の資格には，おもに管理栄養士（RD）と登録栄養技師（DTR）の2種類がある（表5.27）．これらの栄養士養成カリキュラムは，栄養と食事のアカデミー（元米国栄養士会，AND）のなかの栄養士教育公認委員会（ACEND）と栄養士登録委員会（CDR）によって運営されている．栄養士教育公認委員会は米国教育省による認可を受けており，学部教育やインターンシップといった教育プログラムを運営管理している．栄養士登録委員会は登録試験，生涯学習教育および資格の更新を監視している．

　RDは「食物と栄養の専門家」であり，図5.20に示すような課程により資格が取得できる．RDになるには，大きく分けて3つの課程がある．第1に，DPD（訓練型栄養士養成プログラム）があり，栄養士養成施設である4年制大学にて栄養士教育公認委員会が定めるカリキュラムに沿った授業を受けたあと，実地での実践研修であるDI（インターンシップ）を履修する．DIは栄養士教育公認委員会が認可した施設でRDの指導監督のもと最低1,200時間の研修を受けなければならない．施設によりプログラムの内容や期間（8〜24か月）はさまざまであるが，実習と講義からなり，臨床栄養，地域栄養，フードサービスマネージメントおよび自由研修やリサーチが含まれている．そしてDIを経て，栄養士登録委員会が行うRDの共通試験を受けることができる．第2の方法であるCPD（インターンシップ組込型栄養士養成プログラム）では，DIがすでに4年制大学の教育課程に組み込まれている．第3の方法は，例外ではあるが栄養士教育公認委員会が相互関係を結んでいる諸外国の栄養士会のメンバーであれば，通常必須条件であるインターンシップを修了していなくても共通試験が受けられる．そして共通試験を受けて合格した者にはじめてRDの称号が与えられる．また州単位で認定を受けているRDはLDともいい，肩書きに両方を列記していることもある．

　一方DTRは，「食物と栄養に関する訓練を受け，健康管理やフードサービスマネージメントを担う技術者」であり，栄養士教育公認委員会が定める栄養技師プログラム（450時間以上のインターンシップを含む）を修了すると，栄養士登録委員会が行う共通試験を受けられる．

ISCO：International Standard Classification of Occupations

ICDA：International Confederation of Dietetic Associations

ICD：International Congress of Dietetics

RD：registered dietitian

DTR：dietetic technician, registered

AND：Academy of Nutrition and Dietetics

ACEND：Accreditation Council for Education in Nutrition and Dietetics

CDR：Commission on Dietetic Registration

DPD：didactic program in dietetics

DI：dietetic internship

CPD：Coordinated Program in Dietetics

LD：licensed dietitian

	RD（管理栄養士）	DTR（登録栄養技師）
分類	食物と栄養の専門家で，以下の教育・職業条件を満たし，RDの資格を取得した者	食物と栄養に関する訓練を受け，健康管理やフードサービスマネージメントを担う．以下の教育・職業条件が必要とされる
取得条件	1) 栄養士教育公認委員会が定める授業を修了し，4年制大学を卒業する 2) 栄養士教育公認委員会が認可するインターシップ（1,200時間以上）を修了する 3) 栄養士登録委員会が行う共通試験に合格する	1) 栄養士教育公認委員会が定める栄養技師プログラム（450時間以上のインターンシップを含む）を修了し，州が認可する2年制以上の専門学校/大学を卒業する 2) 栄養士登録委員会が行う共通試験に合格する
授業科目	食物栄養科学，生化学，生理学，微生物学，解剖学，フードサービスシステム，経営学，薬理学，調理学，社会行動科学，コミュニケーション	食物栄養科学，食品サービスシステム管理，一般科学
就職の例	・病院などの医療施設にてヘルスケアチームの一員として栄養教育や栄養療法の実施．フードサービス管理 ・スポーツ施設にて食と運動，健康に関する教育 ・食物・栄養関連企業にて消費者問題，パブリックリレーションズ，マーケティングや商品開発 ・フリーランスとして，運動選手や食品企業，レストランなどと契約 ・地域などの公共施設における健康な食生活によって生活の質の改善を導くための教育 ・大学や医療センターにおける食と栄養に関する指導 ・研究活動	・病院などの医療施設における管理栄養士の補助 ・学校やデイケアセンターなどでのフードサービス管理 ・WICなどの地域プログラムにおけるプログラムの実施補助 ・地域健康センターなどの利用者を対象とした食と運動，健康に関する教育 ・フードサービス会社などにおけるメニュー開発や衛生監視

表5.27 米国栄養士資格（RDとDTR）

WIC：The women, Infant and Children

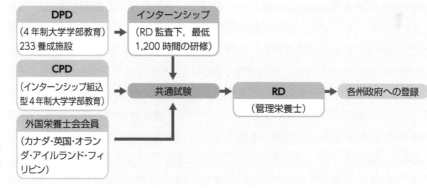

図5.20 RDになるまでの課程

［資料：Academy of Nutrition and Dietetics］

6. 栄養疫学

6.1 栄養疫学の概要

A. 栄養疫学とは

　疫学は，人間集団において健康状態に関する分布や頻度を，人間の特性や地理的条件または時系列などにより整理し，健康や疾病を規定する要因を明らかにすることを目的としている．疾病の規定要因は危険因子（risk factor）あるいは曝露因子（exposure factor）と呼ばれる．疫学は健康問題の解決に役立つ対策を見いだすための学問であり，さらにその対策を実施したときの効果評価も含んでいる．このように疫学では，研究対象が培養細胞や動物実験ではなくヒトであり，また個人ではなく集団である．そして疫学のなかで特に食事と健康・疾病問題の関連を科学的に解明するために発展してきたものが，栄養疫学と呼ばれている．

　初期の栄養疫学では，18世紀のヨーロッパにおいてリンド（英国）が当時流行していた壊血病に柑橘類が有効であることを対照群との比較で証明したり，明治期の日本で，海軍軍医の高木兼寛が兵食を白米中心から，米麦混合食に変えて肉や魚を増やすことで，兵士の脚気罹患を激減させたことなどが知られており，栄養素の欠乏症に関する研究が中心であった．一方，現代では悪性新生物，心疾患，脳血管疾患，糖尿病など生活習慣病と食生活の関連をみる栄養疫学が求められている．栄養欠乏症と比較して生活習慣病と食生活の因果関係を調べることは困難を伴うが（表6.1），食生活習慣の改善によって，生活習慣病の発症をある程度未然に防ぐことが可能であることから，管理栄養士や栄養士が栄養教育・指導を行う根拠として栄養疫学の重要性は増している．

　近年の栄養疫学研究例として，厚生労働省研究班の「多目的コホート研究（JPHC Study）」がある．これは日本各地の約10万人の一般住人を対象にしてその生活習

JPHC Study：Japan Public Health Center-based Prospective Study

表6.1 初期と現代の
栄養疫学の違い

	初期の栄養疫学	現代の栄養疫学
疾病の分類	栄養素欠乏症	生活習慣病
曝露要因	単一の栄養素	食・生活習慣，遺伝など複数
疾病の出現率	短期曝露で高頻度	長期曝露で低頻度
潜伏期間	短い	長い
曝露の除去後	短期に回復	回復しにくい
曝露情報の把握	把握しやすい	複数で把握しにくい

慣についての情報を集め，10年以上の長期にわたって疾病の発症に関する追跡を行った研究である．野菜，果物の摂取量と食道がんとの関係など，多くの研究成果を発表している（https://epi.ncc.go.jp/cgi-bin/cms/public/index.cgi/nccepi/jphc/outcome/index）．

6.2 曝露情報としての食事摂取量

栄養疫学における曝露要因は，食品，栄養素そして食行動であり，食品群別摂取量，栄養素摂取量そして欠食頻度などが栄養疫学の曝露情報となる．

A. 食物と栄養素

通常，私たちは栄養素を口から直接吸収しているわけではない．食物（食品）を摂取してそれを消化管で消化分解し，さらに体内の血液中に栄養素を吸収して初めて栄養素を体内に摂取したことになる．このように食物と栄養素という言葉は区別しておく必要がある．栄養疫学では，サプリメントなどを除けば，まず食物の摂取量や頻度が曝露情報として得られ，次にその情報から日本食品標準成分表などを用いて栄養素としての摂取量を推定する．このとき2種類以上の食品が，互いに消化吸収に影響を及ぼして，実際に体内に吸収される栄養素量がそれぞれの食品に含有される栄養素量と異なる場合もあるし，栄養素としての働きの程度が変化する可能性も考えられる．また，栄養素以外にも機能性成分（難消化性多糖類，乳酸菌，フラボノイド類など）や食品添加物，残留農薬なども考慮する場合がある．

B. 食事の個人内変動と個人間変動

現代の栄養疫学の目的は，生活習慣病予防に役立つ情報を得ることであるため，長期間の習慣的な食物（栄養素）摂取量を把握する必要がある．しかし私たちが日々食べている物は，さまざまな要因で変動している．

a. 個人内変動

ある個人で，昨日と今日の食事内容が異なっていることは普通である．その結果として栄養素摂取量も日々変動（日間変動）している．このような同一個人内における幅を個人内変動という．和・洋・中と多彩な料理を食することができる日本では，個人内変動は大きくなる．このような変動は，個人の食の選択という偶然に由来するもので，偶然誤差と呼ぶことができる．さらに曜日（平日と休日）や季節（収穫される農作物の違い．たとえばスイカやミカン）によっても変動（季節変動）することがわかっている．これら変動は単なる偶然ではなく既知の事象（曜日で過ごし方が異なることや，冬場に出荷量の少ないスイカは摂取しにくいなど）に起因することから系統誤差と呼ばれている．系統誤差を解消するには，調査曜日や季節を一定にするなど対策を講ずる必要がある．一方，偶然誤差を解消するためには，複数日数の食事調査を行い，その平均値を求める必要がある．よって，1日間だけの食事調査では，個人の習慣的な食情報が要求される栄養疫学あるいは栄養教育・指導などの資料として，用いることができない．

b. 個人間変動

個人間変動は，ある個人とある個人の差に起因するもので，ある集団における食物（栄養素）摂取量の分布を意味している．動物実験に使用されるラットなどは，遺伝子も生活環境も均一化されているため比較的個体間の差は少ないが，自由に生活を営んでいるヒトでは，個人間で差が大きい．性別・年齢階層はもちろん，生活環境や遺伝的な差も影響を及ぼすと考えられる．

c. 曝露情報としての有用性

たとえば集団を対象にカルシウム摂取量と骨密度の関係を調査した場合，カルシウム摂取量が多い群と少ない群（個人間の差）でグループ分けして骨密度との関係をみる．個人間のカルシウム摂取量の差に比較して各個人内の変動差が大きい場合，ほんとうに個人間で差があるのか，個人内に起こる偶然の差なのか不明瞭になる．栄養疫学の曝露情報として考える時には，個人間変動が個人内変動に対して大きい栄養素（食品）の方が有用といえる．

C. 日常的な，平均的な食事摂取量

個人の日常的な食事摂取量を把握するためには，個人内変動の影響を除去する必要がある．偶然誤差に起因する個人内変動は，食事調査の日数を増やして平均することで抑制できるが，何日間の食事調査の平均値が習慣的な摂取量とみなせるかは，栄養素・食品の種類により異なることが報告されている．表6.2に個人の習慣的な栄養素・食品群別摂取量を，真の値に対して20%の誤差範囲で推定するために必要な調査日数を示した．エネルギーや炭水化物，タンパク質は，相対的に変動が少なく短期の調査でよいが，ミネラルやビタミンは長期の調査が必

表 6.2　個人の習慣的な栄養素・食品群摂取量を推定するために必要な調査日数

推定精度を 20%誤差範囲としたときに要する調査日数.
日本人男性 59 人，女性 60 名を対象に 1 年の四季をとおして食事記録法を実施した結果から推計.
[Ogawa K *et al., Eur. J. Clin. Nutr.*, **53**, 781–785 (1999) より改変]

栄養素			食品群		
	男性（日）	女性（日）		男性（日）	女性（日）
エネルギー	3	3	穀類	4	4
タンパク質	5	5	いも類	104	84
脂質	13	11	砂糖類	85	94
炭水化物	3	3	菓子類	285	116
カルシウム	12	12	油脂類	76	64
リン	5	5	種実類	845	633
鉄	7	7	豆類	35	35
ナトリウム	8	8	魚介類	34	40
カリウム	7	5	肉類	145	155
レチノール	655	955	卵類	51	55
カロテン	43	35	乳類	64	37
ビタミン B$_1$	11	8	野菜類	18	16
ビタミン B$_2$	7	7	果実類	140	64
ビタミン C	27	20	きのこ類	218	279
ナイアシン	15	16	藻類	329	233
			し好飲料類	27	24

要である．また食品群別にみると，毎日食べる穀類に比較して種実，海藻，菓子類などは日々の変動が大きく長期間の調査が必要となる．

　栄養教育・指導などのデータとして使用するには 10%の誤差以内にしたいが，さらに長期にわたる調査が必要となる．しかし現実には，長期間，食事を秤量させたり目安量を記録させる調査を行うことは困難であることから，栄養教育・指導が目的の場合は食物摂取頻度調査が利用されることが多い．一般的な栄養調査では，不連続な 3 日間（平日 2 日間，休日 1 日間）の食事記録法あるいは思い出し法が利用されることが多い．ただし調査目的に応じて事前にこれら変動の程度と許容誤差範囲を考慮しておく必要がある．

　一方，集団の平均的（習慣的）な栄養素や食品群の摂取量の推定は，調査人数を増やすことで短い調査日数でも可能となる．たとえば現在実施している国民健康・栄養調査は個人の偶然誤差を相殺するために十分な人数を対象にしており，1 日間の食事調査で日本人の平均的な摂取量を性・年齢階級別に推定している．

6.3　食事摂取量の測定方法

　管理栄養士・栄養士にとって食事調査のデータは最も重要な情報となるため，いろいろな食事調査法が開発されているが，まだ完璧な方法は存在しない．各種

調査方法の長所，短所を熟知して実施可能かつ調査目的を達成できる食事調査法を選択する必要がある.

A. 食事記録法

食事記録法とは，ある調査期間内に対象者が摂取したすべての食事について料理名，使用食材名，摂取重量などを記録するものである. 記録者は，対象者自身が行う間接法（自記式）が一般的であるが，自分で記録できない場合などは，調査者が対象者の食事を観察して記録する直接法が用いられる.

a. 秤量法

秤量法は，料理，使用食材，残食などの重量や容量を秤や計量カップで計測して記録する方法である.

[長所] 最も正確に摂取量が把握でき，リアルタイムに記録するため記入忘れが少なく，妥当性が高い. そのため他の食事調査方法の精度を評価する基準（ゴールドスタンダード）として用いられることもある. ただし，測定者（被験者）が正しく測定器具（秤や計量カップ）を使用できることと，測定器具の精度管理ができていることが前提となる.

[短所] 外食では測定器具で計測できないことや，対象者の負担が大きいために，調査自体が対象者の食事内容に影響を及ぼす可能性があり，長期の調査は不可能なことである.

b. 目安量法

目安量法は，卵1個やラーメン1人前のように目安量（ポーションサイズ）を記録してもらう方法である.

[長所] 外食でも実施可能で，被験者の負担感も秤量法より少ない.

[短所] 卵1個やラーメン1人前の重量をあらかじめ決めておく（目安量の標準化）必要がある. 加工食品のように重量の記載があれば正確であるが，ラーメン1人前のような目安量は，場所によって使用食材の種類や量が異なるため，秤量法より精度が落ちる.

現代の食習慣を考慮すると，一般対象者の食事調査に秤量法のみを適用することは困難であるため，国民健康・栄養調査では秤量と目安量を併用した方法を用いている. 1994年までの国民栄養調査では，原則3日間の秤量法を世帯単位で実施していたが，調査1日目に比較して，2日目，3日目になるにしたがい，食品の記録数の減少が見られた. 3日間の秤量法は被験者にとって負担が大きく，わざと単純なメニューで済ませた可能性など考えられる. そこで1995年からは秤量法と目安量法を組み合わせた1日間のみの調査とした. さらに1995年からは，それまでの世帯単位の集計から個人単位の集計を可能とするために案分比率を用いた比例案分法を導入した（図6.1）. これは家族で分け合って食べた料理を

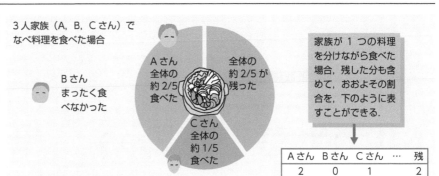

図6.1 国民健康・栄養調査における比例案分法の考え方
［資料：厚生労働省,平成18年度国民健康・栄養調査,栄養摂取状況調査票の書き方］

3人家族（A，B，Cさん）でなべ料理を食べた場合

Aさん
全体の約2/5食べた

Bさん
まったく食べなかった

全体の約2/5が残った

Cさん
全体の約1/5食べた

家族が1つの料理を分けながら食べた場合，残した分も含めて，おおよその割合を，下のように表すことができる.

Aさん	Bさん	Cさん	…	残
2	0	1		2

家族構成員が摂取した量（および残食量）の割合を比率で記録してもらう方法であり，国民健康・栄養調査方式という.

B. 24時間思い出し法

これは，調査日の前日（24時間）または調査当日から24時間前までさかのぼって，対象者が摂取した食物を自分で思い出してもらう方法である. 通常，調査日に面接者（栄養士など）が30分前後の時間をかけて対象者から聞き取る.

【長所】対象者は聞き取りに答えるだけでよいため負担が少なく，読み書きが不自由でも実施可能であること，実際に食べたものを面接で具体的に聞き取るので比較的妥当性が高いこと，すでに食べ終えているものについての聞き取りであるため，調査自体が食事内容に直接影響を及ぼさない点などがあげられる.

【短所】対象者の記憶に頼るため，成人でも思い出しは1日間が限界であり，子どもや高齢者には不向きであること，聞き取った食べ物を量的（グラム）に推定する必要があるため，面接者がフードモデルや実物大写真を用いて聞き取るが，聞き取り技術を一定レベルに確保する必要があることなどがあり，調査側の労力は比較的大きい.

C. 食物摂取頻度調査法

食物の摂取頻度を尋ねる質問票を英語でfood frequency questionnaireということからFFQと略しても呼ばれる. 調査者は，あらかじめ食品・料理のリストを目的に応じて調査票を作成する. 摂取頻度や1回に摂取する目安量の選択肢も調査票に記載しておく. 基本的には以下の考え方による.

① （1日あたり各食品の摂取頻度）×（1回あたりの摂取目安量）から，1日あたりの各食品の摂取重量を推定.

② （各食品の推定摂取重量g）×（各食品100gあたりの栄養素含有量）÷100から各食品別に栄養素摂取量が推定できる.

③食品別に求めた推定栄養素摂取量の総和が，1日あたりの平均栄養素摂取量と

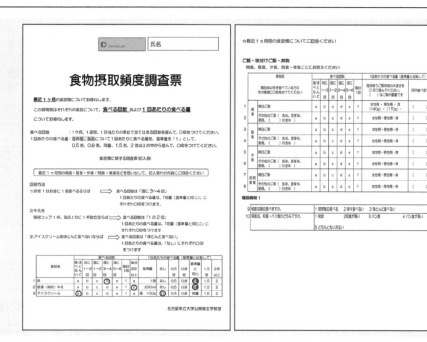

図 6.2　食物摂取頻度調査票の一部抜粋例

[国立保健医療科学院, 厚生労働科学研究費補助金成育疾患克服等次世代育成基盤研究事業 平成 24 年, 出生前コホート研究マニュアル (2015). https://www.niph.go.jp/soshiki/07shougai/birthcohort/]

なる.

　対象者が一定期間（1 か月や 1 年など）を振り返って調査票に自記式で回答する方法が一般的である. 食物摂取頻度調査票はいくつかの種類があり（図6.2）, 調査目的に合えば使用できる.

【長所】自記式の調査票を用いて実施可能なため, 対象者・調査者の負担が少なく大規模集団でも実施可能なこと, 一定期間の食品の摂取頻度・量について調べるため, 栄養疫学に有用な習慣的摂取量が得られること, 結果の読み取りや栄養

食事調査における妥当性と再現性

食事調査における妥当性とは, 実際に摂取した食物との一致度を意味している. 食物摂取頻度調査では, その結果と複数日に実施した食事記録法の結果との相関をみることで確認し, ズレがある場合には一定の係数を乗じるなどの補正を行うことで妥当性を確保する. また栄養素や食品の種類によって妥当性が異なるため, 個別に妥当性を検討する必要がある. 一方, 再現性とは同一のものを同じ方法で何度繰り返し測定しても同じ結果になることである. たとえば秤に同じ重りをのせて繰り返し測定した結果がすべて一致していれば再現性は高いといえる. 再現性は, 結果の一致度を評価したものであるが, その結果が正しい（真の値）かどうかは問わない. 食事調査の場合, 再現性は, 季節や曜日および地域やその他環境条件の変化などによっても影響される.

価計算もコンピュータ処理可能で労力や経費が比較的少ないことがある.

[短所] 食事記録法や24時間思い出し法と異なり，実際に食べた物を調査していないため妥当性に問題があること，調査目的および集団特性に応じて調査票を作成してその妥当性を検討しておく必要があること，ある集団において摂取量の相対値（ランク付け）は十分評価可能であるが，摂取量の絶対値の推定には向かないなどがある.

D. 食事歴法

　食事歴法は，過去の食事に関する調査で，食物摂取頻度調査である食品の摂取量と摂取頻度だけでなく，食品の調理方法，どのような料理をよく食べるか，1日に何食摂取するか，間食や晩酌習慣の有無といった食事様式に関する情報も入手するものである．一般的には熟練した栄養士などによる面接が必要とされるが，近年，自記式の調査票も開発されている.

[長所] 習慣的な食事摂取状況が，食品の摂取量だけでなく，調理方法や料理の好みも情報が得られるため，調理による栄養素の損失や油などの付加量が推定可能となる.

[短所] 対象者は，過去の食習慣に関して正確な思い出しが可能な者に限られる．また，実際に食べたものを調査していないので，結果は絶対値ではなく相対値として評価する必要がある.

E. 陰膳法

　陰膳法は，摂取する食事を対象者に1人分余計に用意してもらい，買い上げる方法である．対象者が食べたものと同一の食事を化学分析し，栄養成分などを推定する．分析法ともいわれる.

[長所] 日本食品標準成分表にない栄養素や化学物質でも分析可能で精度は高い.

[短所] 経費や手間がかかる．対象者に調理を依頼する場合，食事内容や分量が普段と変更されることがある.

F. 食事摂取量を反映する生化学的指標

　食事調査は，体に取り込まれる栄養素の量を間接的に評価したものである．体調不良で消化吸収率が低かったり，体内でなんらかの異化が亢進している場合には十分な食事をしていても体重減少など問題が起きることがある．そこで栄養アセスメントでは，食事調査とあわせて生化学的指標も把握しておく必要がある．生化学的指標は，生体試料（血液，尿，便，組織など）に含まれる栄養素などの濃度を測定するもので，食事調査の妥当性を検討するものさしとして利用することもある．自己申告に頼る食事記録法や24時間思い出し法などと比較して客観的な

データが得られる点で有用である．たとえばある人の食事調査で推定されたナトリウム摂取量と尿中（24時間蓄尿）に排泄されたナトリウム量を比較することで食事調査の妥当性が評価できる（ただし1日の尿中排泄量から習慣的なナトリウム摂取量を評価することはできない）．生化学的指標の有用性は，摂取量と生化学的指標の間の相関が強いことが前提であるが，生体には恒常性を維持する作用（ホメオスタシス）があるため，利用できる指標は多くない．たとえば血糖値やHbA1cは，糖尿病でなければ糖を過剰摂取してもある一定レベルに留まる．このように病的状態になければ摂取量にかかわらず一定に保たれる指標も多い．一方，血清アルブミンは，通常，タンパク質摂取量（数週間の栄養状態）と相関するため摂取量を反映する指標といえる．しかし肝硬変などで肝機能が低下していれば，タンパク質摂取量が多くてもアルブミン濃度は低値であるなど摂取量を反映できない場合がある．

G. 食事摂取量を反映する身体計測値

身体計測値は昨日，今日の食事摂取量で変化するものでなく，長期間の習慣的な食事摂取量の蓄積ととらえることができる．成人ではBMI，体重，体脂肪率，皮下脂肪厚や腹囲などがあり，子どもでは身長・体重の標準成長曲線がよく用いられ，カウプ指数，ローレル指数も利用される．これらはおもにエネルギーと関連がある指標であるが，単に摂取エネルギーだけでなく，基礎代謝，身体活動など消費エネルギーとの収支バランスを反映している．身体計測値は，経時的に測定してその変化の傾向をモニタリングすることが重要である．

6.4 総エネルギー摂取量が栄養素摂取量に及ぼす影響

生命活動に必要なエネルギー量は，体格，身体活動量および代謝効率などにより規定される．通常，体の大きい人は小さい人より多くのエネルギーを必要とするため，多量の食物を摂取するが，食物に含まれる栄養素も同時に多く摂取することになる．体の大きい人と小さい人で栄養素摂取量を絶対量で評価すると，食事内容の質が同じ場合でも栄養素摂取量に差が出る．栄養疫学では，ある栄養素摂取量と疾病リスクの関連を調査することが多い．しかしエネルギー摂取量と栄養素摂取量は正の相関を示すため，たとえばある栄養素摂取量が多いから疾病リスクが低いのか，エネルギー摂取量が多いから疾病リスクが低いのか，どちらか不明になる．そこでエネルギーの影響を取り除くために，総エネルギーに対する相対的な栄養素量を指標にすることがある．エネルギーの影響を取り除くことをエネルギー調整といい，栄養素密度法と残差法がよく知られている．

A. 栄養素密度法

$$栄養素密度 = \frac{注目する栄養素の摂取量}{総エネルギー摂取量}$$

a. エネルギーを産生する栄養素

それ自体がエネルギーを産生するタンパク質，脂質，糖質，エタノールなどは重量ではなく，エネルギー量に換算して上記計算式の分子に入れる．単位は総エネルギー中の％であるが，E%または％Eとする．例としてエネルギー産生栄養素バランス（PFC比率）がある．

b. エネルギーを産生しない栄養素

通常，摂取エネルギー1,000 kcalあたりで表現され，単位は，「g/1000 kcal」とする．たとえば食物繊維では，10 g/1000 kcalのように表現される．

しかし栄養素密度法では，総エネルギー摂取量との相関が残る場合がある．特に総エネルギー摂取量自体が疾病のリスクと関連するときには，エネルギー調整できないことが多い．

B. 残差法

総エネルギー摂取量と独立した（無相関の）栄養素摂取量の指標を得るために残差法が用いられる．基本的な原理は，ある集団で食事調査をした場合，対象者各個人の総エネルギー摂取量は個々に異なるが，個人の総エネルギー摂取量が調査集団の総エネルギー摂取量の平均値と同じであると補正したうえで，個人の各栄養素の摂取量を評価するものである．

ある集団において，エネルギー調整したい栄養素の摂取量を目的変数，総エネルギー摂取量を説明変数として回帰分析を行い，1次回帰式（$y = ax + b$，a; 回帰係数，b; 切片）を作成する（図6.3）．対象者ごとの総エネルギー摂取量をこの式のxに代入

図6.3 残差法によるエネルギー調整

対象者Aのエネルギー調整栄養素摂取量は，①＋②となる．

①は対象者Aの残差，②は総エネルギー摂取量の集団平均値における注目する栄養素の摂取量（期待値）で，集団構成員に共通の定数である．

[ウォルター・ウィレット，食事調査のすべて―栄養疫学第2版，第一出版（2003）より改変]

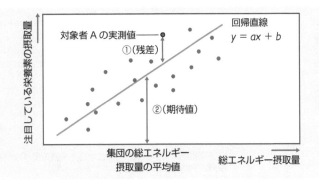

して得られる y の値が，その対象者の注目する栄養素摂取量の期待値となる．通常，期待値と実際の栄養素摂取量（実測値，観測値）にはズレが生じる．図中に示したようにある対象者Aの期待値と実測値のズレ（図中の距離①）を残差という．この残差は総エネルギー摂取量とは無相関であるが，現実の栄養素摂取量とかけ離れた値（マイナスにもなる）のため，集団の総エネルギー摂取量の平均値における栄養素摂取量の期待値（図中の距離②）を加算した値（①残差＋②期待値）をエネルギー調整栄養素摂取量とする．

これは栄養素密度法と比較してエネルギー調整後の摂取量の分布が広くなることが多いため，個人間の差が強調される傾向にある．よって栄養疫学には適している方法である．しかしエネルギー調整した個人の摂取量は，調査集団の特徴（回帰直線）に依存するため，集団が異なると同一人物の摂取量が変わることになる．したがって栄養指導などには向かない．

[例示]　ある集団の総エネルギー摂取量（x）とタンパク質（y）の間に，$y = 0.03x + 20$ の回帰式が成り立つ．この集団の平均エネルギー摂取量は，2,000 kcal であった．Aさんのエネルギー摂取量は 2,500 kcal，タンパク質摂取量は 115 g であった．残差法によるAさんのエネルギー調整タンパク質量を計算しなさい．

エネルギー調整タンパク質量は，図6.4に示した①と②の合計値である．

①はAさんのタンパク質摂取量の実測値 115 g と期待値の差（残差）である．

Aさんのエネルギー摂取量は 2,500 kcal であるため，期待値は回帰式 $y = 0.03x + 20$ の x に 2,500 kcal を入れて 95 g となる．よって①（残差）は実測値 115 g －期待値 95 g で 20 g となる．

一方，この集団のエネルギー摂取量の平均値は 2,000 kcal であるので，回帰式 $y = 0.03x + 20$ の x に 2,000 kcal を入れると $y = 80$ g となり，②は 80 g である．

つまり，Aさんのエネルギー調整タンパク量＝ 20 g ＋ 80 g で 100 g と計算できる．

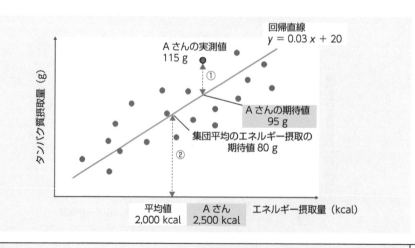

図6.4　残差法によるAさんのエネルギー調整タンパク質量

6.5 | 疫学の指標と研究デザイン

疫学指標は，疾病の頻度や生死に関する指標と，食習慣などの曝露による効果の評価に関する指標に分けることができる．

A. 疾病の頻度や生死に関する指標

a. 罹患率

一定の観察期間内に新たに発生した患者数が観察集団でどれくらいの割合かをみる指標で，時間の概念が含まれている．

$$罹患率 = \frac{観察期間内に新たに発生した患者数}{観察集団^{*1}の各人の観察期間の総和（人年^{*2}）}$$

> *1 この観察集団は，集団全員を意味するのではなく疾病に罹るリスクをもつ者の集団（危険曝露人口）である．たとえば子宮がんの罹患率をみるときの観察集団は女性だけで，男性は含めない．
> *2 「人年」とは，観察した対象者の数と観察期間を同時に考慮した単位で，1人を1年間観察した場合，1人年（person-year）と表現する．このため観察途中で対象者が死亡，引越し，拒否などの理由で集団からはずれても，集団に属していた分は含めて計算できる．

b. 有病率

ある時点で，ある集団人口に対して特定の疾患を有している人の割合である．

$$有病率 = \frac{観察集団のある一時点における患者数}{観察集団全員の人数}$$

有病率からある時点における患者数がわかる．医療費などの観点から，ある疾病が社会全体に与える影響が推測できる．有病率は，罹患率が同じ疾病でもその種類によって増減する場合がある．たとえば罹患すると短期で死亡する疾病では有病率は低くなり，生活習慣病のように長期間病気であり続ける疾病では有病率は高くなる．

c. 致命率

致命率は，特定の疾患に罹った患者が，一定期間内にその疾患が原因となり死亡する者の割合である．エボラ出血熱，日本脳炎のように急性疾患の重篤度を示すために用いられる．24時間以内の致死率，1か月以内の致死率のように期間とともに示される．

d. 死亡率

一定期間内に死亡した人数を観察集団の人数で割った割合．国など大集団の衛生状態の概要を表す指標としてよく用いられる．これは，罹患率より情報を得やすく，国際比較をしやすい．ただし人口構成年齢が高いほど死亡率が高まるため，年齢構成が異なる集団を比較するためには年齢調整死亡率が用いられる．

B. 曝露による効果の評価に関する指標

栄養疫学の曝露要因は食事（栄養素）であり，喫煙者（曝露群）と非喫煙者（非曝露群）のような明確な区分ができない．そこで相対的に多い，少ないで評価する．たとえば1日の食塩摂取量と胃がんとの関係をみるときには，8g以上の者を曝露群，8g未満の者を非曝露群として胃がんに罹った者を罹患群，罹っていない者を非罹患群と考える．さらに食塩摂取量を上位から20%ごとに5群に分けて，最も食塩の少ない群を基準にして相対的に食塩による発病のリスクを考える方法もある．また，効果評価のための統計手法については7章参照のこと．

a. 相対危険

$$相対危険 ＝ \frac{曝露群の罹患率}{非曝露群の罹患率}$$

危険因子の曝露がある場合とない場合で，ある疾病に罹るリスクが何倍であるかを示す．コホート研究のようにもとの集団がわかっており，罹患率が算出できる場合に用いられる．

b. 寄与危険

$$寄与危険 ＝ 曝露群の罹患率 － 非曝露群の罹患率$$

危険因子の曝露によってある疾病に罹るリスクがどれだけ増加するか，逆に曝露を除去した場合に罹患リスクがどれだけ減少するかが評価できる．

また，「寄与危険（曝露群の罹患率 － 非曝露群の罹患率）」を「曝露群の罹患率」で割った値は，寄与危険割合である．これは曝露群の疾病罹患のなかで，純粋にある曝露要因によって罹患した割合を示す．

c. オッズ比

オッズとはある事象が発生する確率と発生しない確率の比のことである．もとの集団が不明で罹患率を直接測定できない症例対照研究などで利用される．曝露要因があるときと，ないときの病気に罹るリスクの近似値で，相対危険の推定値となる．

$$オッズ比 ＝ \frac{症例群のオッズ}{対照群のオッズ}$$

6.6 | 疫学の方法

A. 疫学調査の手順

疫学調査の手順を総括して「5つのWに橋をかけること(5-W-Bride)」という言葉がある. まずWhen (いつ), Where (どこで), Who (だれが)を調査することで, 疾病の分布や頻度を明らかにする. 次にその中から問題となる要因 (What) を探り出す. そしてなぜ(Why)その要因が問題となっているかを追求して, 要因と疾病の因果関係の解明を行う. 疫学調査の手順に関する概要を表6.3に示す. また対象者個人の尊厳と人権を守りつつ, 円滑に研究が行われるように文部科学省と厚生労働省が共同で, 「人を対象とする医学系研究に関する倫理指針」を定めている. 研究者が遵守すべき, 研究の科学的合理性や妥当性の確保, 個人情報の保護, インフォームド・コンセントなどについて記載されている.

B. 疫学研究の方法

疫学研究の方法(デザイン)は, 観察研究と介入研究に大きく分類できる(図6.5).
観察研究は, 曝露要因(原因)と疾病(結果)との関連を人為的な操作を加えずに, 観察のみによって頻度, 分布, 関連を調査する方法であり, 記述疫学と分析疫学

表6.3 疫学調査の手順

[日本疫学会監修, はじめて学ぶやさしい疫学, 南江堂(2002)より改変]

順序	目的	概要	関連事項
1	調査目的の明確化	どの疾病(異常)の, 何を(頻度と分布, 発生要因など)調べるのかを明確にする	
2	対象とする疾病の定義の明確化	調査したい疾病の概念と定義, およびその測定方法の明確な定義づけ	診断基準, スクリーニング, 敏感度, 特異度
3	調査対象集団の選択	調査対象集団の特性の明確な定義づけ. 全数調査か標本調査か	危険曝露人口, 標本抽出方法
4	頻度の分布と測定	人の属性, 時間, 場所の面から頻度と分布を客観的に記述(When, Where, Whoを明確化)	記述疫学, 罹患率, 有病率, 死亡率, 横断研究
5	仮説の設定	疾病との関連を疑いうる要因の設定(Whatを明らかにする)	
6	仮説の検証	仮説した要因と疾病との関連性を検討し, 仮説の検証を行う(Whyの追求)	分析疫学, 横断研究, 症例対照研究, コホート研究, 介入研究, オッズ比, 相対危険, 寄与危険, インフォームド・コンセント
7	結果の分析	交絡因子の調整, 統計学的関連性の検討	交絡因子, 統計処理
8	結果の解釈とその評価	データの疫学的な意義づけ(因果関係の判定)	バイアス, 因果関係(判定基準)
9	対策の樹立	実施可能で有効な対策の樹立	

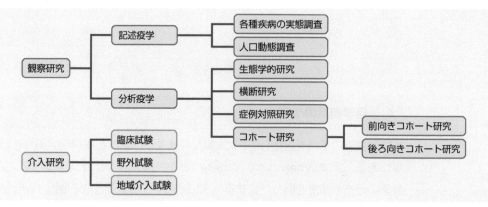

図 6.5 疫学研究デザイン

に大きく分類できる．一方，介入研究は，対象者に対し疾病発生を抑制すると予想される要因を加える，あるいは疾病発生への関与が疑われる要因を除くなどの介入を行う群（介入群）と，何もしない群（対照群）の両群で，その後の疾病発生状況を比較するデザインである．大きく臨床試験，野外試験，地域介入試験に分類できる．また，複数の研究報告を対象とした系統的レビューとメタ・アナリシスという手法を用いた研究がある．

a. 観察研究

（1）記述疫学　集団の人において疾病などの頻度や分布，対象者の年齢，性別などの関係をそのまま記載することで，疾病などと関連がありそうな仮説因子を見出すことを目的としており，仮説提唱型といわれる．各種疾病の実態調査，人口動態調査などが利用され，疫学研究の第一段階となる．

（2）分析疫学　推定された仮説因子の検証を目的とし，仮説検証型といわれる．研究デザインとして，生態学研究，横断研究，症例・対照研究，コホート研究があるが，生態学研究と横断研究は，記述疫学でも利用される（表6.4）．

①**生態学的研究**：この特徴は，個人データを収集しない点にある．複数の国や地域単位で調査された曝露要因と疾病罹患率や死亡率について相関係数などの指標を用いて関連を検討する．曝露情報源は既存の資料を利用することが多い．たとえば食料需給表から得られる食品群別供給量や，国民健康・栄養調査による栄養素摂取状況などがあり，少ない時間と費用で実施可能である．なお，分析疫学に使用することがあるが，集団の結果をそのまま個人に適用できないため（生態学的錯誤），エビデンスとして弱い．

②**横断研究**：個人を対象として，ある一時点の曝露状況と疾病の有病率を同時に調査し，オッズ比などを指標として関連を検討する．たとえば，個人レベルで食事調査と血圧測定を同時に調査して，食塩摂取量が多い人ほど，収縮期血圧が高い場合，食塩の過剰摂取が高血圧症の有病率上昇に関連すると考えられる．しかし，事象の発生順序（曝露要因（原因）は疾病発生（結果）より時間的に先行する）が不

	生態学的研究		横断研究	症例対照研究	コホート研究	
	集団間相関研究	時系列研究			前向き	後ろ向き
概要	国や地域などの集団を対象に食品や栄養素消費量・摂取量と疾病の罹患率・死亡率との関連を調査する	国や地域などの集団を対象に食品や栄養素消費量・摂取量の経時的変化と疾病の罹患率・死亡率との関連を調査する	疾病の有無と曝露因子を同時に調査する	疾患に罹患した患者（症例）と健康人（対照）を選ぶ．過去の日常的な食生活を質問票などで調査し，症例と対照で比較する	健康人の日常的な食生活を質問票などで調査する．食品・栄養素摂取量が多い集団と少ない集団で，その後の疾病の罹患率や死亡率を比較する	環境ホルモンなど特定の要因に高度に曝露した集団（産業施設労働者など）を対象とする．その集団の疾病頻度を，性別や年齢分布が等しい一般集団での期待値と比較する
研究単位	集団	集団	個人	個人	個人	個人
対象者数の目安	数集団～数十集団	1集団～数集団	数百人～数千人	数百人	数万人～数十万人	数百人～数千人
疾病頻度の指標	罹患率・死亡率	罹患率・死亡率	有病率	疾病頻度は測定できない	罹患率・死亡率	罹患率・死亡率
関連性の指標	相関係数・回帰係数	食生活の経時的変化と罹患率や死亡率の変化の比較	オッズ比	オッズ比	相対危険度	罹患数や死亡数の実測値と期待値の比
長所	比較的簡単に調査可能．追跡調査不要	比較的簡単に調査可能．追跡調査不要	比較的簡単に調査可能．追跡調査不要	比較的簡単に調査可能．追跡調査不要	思い出しバイアスの影響を受けない．栄養と疾病の時間的前後関係を正しく評価できる	思い出しバイアスの影響を受けない．栄養と疾病の時間的前後関係を正しく評価できる
短所	疾病の罹患率・死亡率と曝露因子を同時に調べているので，両者の時間的前後関係を正しく評価できない．交絡因子の影響を受けやすい．集団の結果を個人に適用できるとは限らない	交絡因子の影響を受けやすい．集団の結果を個人に適用できるとは限らない	疾病の罹患率・死亡率と曝露因子を同時に調べているので，両者の時間的前後関係を正しく評価できない．交絡因子の影響を完全には制御できない	思い出しバイアスの影響を受ける．症例と比較可能な対照を選択することが困難な場合がある．交絡因子の影響を完全には制御できない	費用と手間がかかる．数年～十数年の追跡調査が必要．交絡因子の影響を完全には制御できない	数年～十数年の追跡調査が必要．個人の曝露量を定量的に評価できないことが多い．交絡因子の影響を完全には制御できない

表6.4　観察研究デザインのまとめ

［佐々木敏ほか，EBN入門，第一出版（2000）より改変］

明のため，推定の域にとどまる．さらに，交絡因子に注意が必要である．交絡とは，曝露要因（原因）と疾病発生（結果）の関係に影響して，真の関係と異なる結果を招く現象である．たとえば，高齢になるにつれて塩味閾値が上昇して，濃い味付けを好むようになり食塩摂取量が増加するが，同時に高齢になるにつれて動脈硬化の進展が原因となり血圧が上昇する．つまり，曝露要因（食塩摂取量）と疾病状況（高血圧症）の間で関連がなくても，年齢を介して食塩摂取量と高血圧症の有病率に，みせかけの関連が生じることがある．この例では年齢が交絡因子となっているため，対象者を年齢層別に解析するなどの対策が必要となる．また，血圧が高いことを自覚している人は，すでに食塩を制限している可能性も考えられる．このように横断研究では，因果関係は証明できない．

③**症例対照研究**：ある疾患に罹患した患者（症例）群と，健常者（対照）群に対して，

過去に遡って食生活習慣などを調査し，オッズ比を指標に評価する．この研究デザインは，希な疾病や潜伏期間の長い疾病にも適する．研究期間は短く，経費も少なくて済む．たとえば，膀胱がん患者群における緑黄色野菜摂取量120 g/日以上と120 g/日未満の人数比（症例群オッズ）と，健常者群における緑黄色野菜摂取量120 g/日以上と120 g/日未満の人数比（対照群オッズ）からオッズ比（症例群オッズ/対照群オッズ）を算出する．これが1未満となれば，1日に緑黄色野菜を120 g以上摂取することが膀胱がん予防になる可能性が考えられる．ただし，数年前の食生活習慣を記憶に頼るため精度に問題があることや，症例群では病気に罹患していることが思い出しに影響することが懸念される（思い出しバイアス）．また，症例に対応する対照者を選定する際に，性別や年齢などを症例と合わせる（マッチング）必要がある．

④**コホート研究**：健康な集団（コホート）について，研究開始時点（ベースライン）の曝露要因の有無またはその程度により分類する．その後，数年から数十年にわたりコホートを追跡して疾病の罹患率から相対危険，寄与危険を指標として評価する研究デザイン（前向き）であり，事象の発生順序が明確である．食事などの曝露情報は，疾病の診断前に収集するため，疾病が思い出しに影響しない．時間と経費がかかるが，エビデンスレベルは高い．たとえばベースライン時の果物摂取量の程度で対象者を群分けして，その後，各群における脳卒中の罹患率から相対危険を算出して評価する．一方，産業施設などで実施される後ろ向きコホート研究がある．施設内労働者で頻発する疾病と，取り扱っている化学物質などの関連が疑われる場合，過去の施設名簿から労働者全員をコホートとし，化学物質による曝露群と非曝露群に分けて，罹患状況を過去から現在まで追跡する．この研究デザインでは，短期間で結論を得られ，倫理的な問題は生じにくい．しかし，曝露情報は過去のことであり，個人の曝露の程度までは不明なこともあり，信頼性は低いことが多い．

b. **介入研究**

①**臨床試験**：薬や治療法の効果の比較に用いられる．対象者を対照群と介入群に無作為にグループ分けした無作為割付比較試験（RCT）が望まれる．対象者数が多い場合，無作為に群分けすることで，各群の特性の差（選択バイアス）を抑制できる．同時に，二重盲検での実施が望まれる．介入群における対象者のプラセボ効果を制御するために，偽薬（プラセボ）を用いたり，さらに研究者側にも対象者が介入群・対照群いずれに属しているかを隠したりする方法である．一般的にエビデンスレベルはコホート研究より高く，因果関係の判定に用いられるが，倫理的な問題が生じやすい．

②**野外試験**：地域において個人レベルで無作為割り付けを行う方法であり，例として地域住民を無作為に2群に分けて，介入群にはβ-カロテンを投与し，対

RCT：randomized control trial

照群には偽薬を投与して，両群のがん発生率の相違をみた研究がある．

③**地域介入試験**：いくつかの地域を地域単位で無作為に2群に分け，水道水への
フッ素添加の有無により虫歯の発生の差をみた研究などがある．

c. 系統的レビュー

総説（レビュー）とは，ある研究テーマに対してすでに発表されている複数の原
著論文を引用し，定性的な解釈を与えた論文である．特に原著論文を検索・選択
する際に，もれや偏りが生じないように系統的に収集・総括したものを系統的レ
ビューという．

d. メタ・アナリシス

ある研究テーマに対して類似した方法で研究された個々の結果を数量的に統合
し，統計解析することで定量的に結果を導き出す方法である．

質の高い無作為割付比較試験の結果であっても，1つの研究だけではエビデン
スレベルが十分とはいえない．メタ・アナリシスや系統的レビューにより導き出
された結論が，最もエビデンスレベルが高い．

7. 公衆栄養活動に必要な統計学

7.1 管理栄養士・栄養士と統計学

　公衆栄養学とは，集団の疾病予防や健康の維持・増進を目的としている．そのため社会や職域などの組織に働きかけることによって，その集団や集団に含まれる個人の食事を含めたライフスタイルに関する課題を解決していく学問である．この学問領域では，地域社会において，実践的な栄養活動に必要となる理論や方法を研究するのみならず，その成果を個人や集団の疾病予防や健康の維持・増進に発展させる必要がある．そのためには，理論や方法に基づいて実際の健康や栄養にかかわる施策，公衆栄養活動を計画，実施，評価する視点とスキルが必要とされる．

　世の中には，年齢，性別，遺伝的背景が異なるだけでなく，食事や運動などの生活習慣や経済状況，宗教観などの文化的背景も大きく異なる人が集まっている．そのため，同じような公衆栄養活動を実施しても，集団や個人の健康状態に与える効果は異なり，その効果は一般的に見えにくい．しかし，実施した取り組みにはどのような効果があり，今後も継続して同様の取り組みを行っていくかを判断するためには，効果を客観的な数値で示し評価していくことが重要になる．ここでは，公衆栄養活動に必要な統計学の基本事項を記載する．

7.2 データ解析の基本

　データは目的に沿った活動や研究の中で，郵送，面接，電話などの手法を使用し解析に必要な情報として収集されたものである．これらは，用紙に記載されている性別（名詞）や血液成分の分析結果（数値）など形態はさまざまである．そのた

表 7.1　データを解析するまでの流れ

プロセス1	目的の設定
プロセス2	目的に合った活動・研究内容の計画（対象者の選定，実施・評価方法の計画など）
プロセス3	実際の活動・研究の実施　→　データの収集
プロセス4	収集したデータの入力（統計解析の前準備）　→　データ解析（統計解析）

め，統計解析の前準備として必要に応じてデータを解析に適した形にしてデータベースとして入力しておく必要がある（表7.1）．その後，統計解析を行い，実施した取り組みの効果や研究結果を評価していく．しかし，適切にデータを集め，データを入力し解析に臨んでも，解析に必要な基本的知識，たとえば統計解析手法やデータの特徴の違いなどを理解していなければ正しい解析結果を得ることができない．ここでは，基本的な知識として，データの特徴と統計手法を選ぶ前の注意点を解説する．

A.　データと変数

　活動評価アンケートや研究などで集められた数値のことをデータという．データは実際に観測された値で，観測値（実測値）ともいわれる（表7.2，図7.1）．

　変数とは，調査で用いる質問紙の個々の項目のことである．変数には，性別，職業といった定性的なものと，年齢や体重といった定量的なものがある．

B.　標本と母集団

　今年20歳になる日本人女性が1日平均何時間調理するかを知るためには，今

表 7.2　データと変数

データ	属性をもった数値ひとつひとつ	（図 7.1 参照）性別を示す数値（1 や 2）や，21，19，23，20 といった年齢ひとつひとつの値
変数	属性をもった数値（データ）の集合	（図 7.1 参照）性別や年齢という属性をもった数値の集まり

図 7.1　データと変数

ID	性別	年齢
	男：1，女：2	XX 歳
1	1	21
2	2	19
3	2	23
4	1	20
5	1	19
6	2	21
7	1	22
8	2	24
9	1	20
10	1	19
:	:	:

データ
属性をもった数値ひとつひとつ

変数
属性をもった数値の集合

図 7.2　母集団と標本

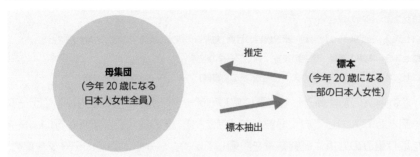

年20歳になる日本人女性全員を対象に1日何時間調理するかを調査する（これを全数調査という）必要があるだろう．現実的にそのような全数調査をすることは難しい．そこで，実際には今年20歳になる日本人女性の一部に調査をして（これを標本調査という），1日あたりの平均した調理時間を推測（推定）していく．このとき，今年20歳になる日本人女性を，全体の集団つまり母集団といい，今年20歳になる日本人女性のうち一部の調査を受けた女性を標本という．また，母集団の中から標本を選び出すことを標本抽出といい，標本から得られた結果をもとに母集団の特徴を推測する（図7.2）．

> 母集団から標本を抽出するとき，コイン，サイコロ，乱数表などを使って同じ確率で標本に選ばれるようにする方法を無作為抽出という．

C.　信頼区間

　母集団から抽出された標本を用いて得られた結果は，あくまでも標本での結果であり，本当に知りたいはずの母集団の結果（真の値）とはいえない．そのため，標本から得られた結果を用いて母集団の特性を推測（推定）することになる．推定の際に，あるひとつの値で推定することを「点推定」といい，ある一定の信頼度を満たすようにある程度の幅を持たせて推定することを「区間推定」という．通常，ある一定の信頼度が95％になるように推定するため，この区間を95％信頼区間という．95％信頼区間は標本抽出を無作為に100回繰り返した場合に，母集団の推定値が95回まではこの範囲内に入るようになっている．また，信頼区間の幅が狭いほど推定値の信頼性が高く，標本サイズを大きくすることで標準誤差が小さくなるため，その幅を狭くすることができる．

　栄養素Xの摂取量を低群，中群，高群の3群に分け，低群における疾患Y発症の相対危険度を1としたとき，中群や高群の相対危険度が図7.3のようになっていたとする．このとき，中群は95％信頼区間が低群の相対危険度（＝1）をまたいでいることになり，低群と同じ相対危険度（＝1）をとる可能性がある．そのため，

図 7.3 信頼区間のイメージ

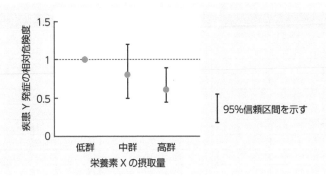

中群は低群と比べて相対危険度が有意に低いとはいえない．一方で，高群は95%信頼区間が低群の相対危険度（＝1）をまたいでいないため，低群と比べて有意に相対危険度が低いといえる．

D. 変数の種類と尺度

変数の種類と尺度を表7.3，図7.4に示す．その種類や尺度によってデータがもつ特徴が異なるため，その特徴を理解したうえで最も適した統計手法を選択する．

> 名義尺度＜順序尺度＜間隔尺度＜比尺度の順に情報量が多い．情報量の多い尺度から少ない尺度に変換することはできるが，その逆への変換はできない．たと

表 7.3 変数の種類と尺度

定性的データ（質的データ，カテゴリーデータ，カテゴリカルデータ）		
名義尺度	単に分類するために数値を割り当てたもの 同じ数値のものは属する分類が同じになり，異なる数値のものは属する分類が異なる ※離散的な数値を用いる	分類が同じか同じでないかという点で意味があり，数値の差や比が大きいか小さいかに意味はない ※四則計算はできない	（例） 性別（男性：1，女性：2） 血液型（A型：1，B型：2，AB型：3，O型：4） 肥満の有無（BMI < 25（kg/m²）：0，BMI ≧ 25（kg/m²）：1） 喫煙の有無（現在喫煙あり：1，過去喫煙経験あり：2，喫煙経験なし：3）
順序尺度	順序に意味があってもその間隔には意味が無い数値を割り当てたもの 順序はあるが，それぞれのカテゴリーの間隔が等しいとは限らないもの 数値が大小関係のみを表す ※離散的な数値を用いる	数値の順番にのみ意味を持つ ※四則計算はできない	（例） 食堂アンケートの回答にあるような5件法（大変そう思う：1，そう思う：2，どちらでもない：3，あまりそう思わない：4，全くそう思わない：5） 成績（優：1，良：2，可：3）
定量的データ（量的データ）		
間隔尺度	順序があり，その間隔が等間隔なもの 距離尺度ともいう	数値の差に意味はあっても，比率には意味が無い ※加減の演算が可能	（例） 気温，知能指数
比尺度	比例尺度，比率尺度ともいう	数値の差や比率に意味がある ※四則計算ができる	（例） 身長，体重，血糖値，血圧，収入など

ID	性別	給食満足度	喫食した日の気温	体重
	男：1，女：2	低い：1, 中：2, 高：3	XX℃	XX kg
1	1	2	18	78.3
2	2	2	20	60.8
3	2	3	21	63.2
4	1	1	20	78.9
5	1	1	20	76.2
6	2	3	18	50.9
7	1	2	20	61.2
8	2	3	21	70.3
9	1	2	18	69.8
10	1	1	21	81.2
：	：	：	：	：

名義尺度	**順序尺度**	**間隔尺度**	**比尺度**
1や2は男女を区別する ためだけの意味を持つ	順序に意味はあるが 数の差に意味はない	差に意味があるが 比率には意味はない	差や比率を算出する ことに意味を持つ

図7.4 尺度

えば，比尺度である体重（kg）のデータが5人分ある場合（50.2，48.6，60.1，42.7，53.3（kg）），それぞれ50 kg台，40 kg台，60 kg台，40 kg台，50 kg台というように順序尺度に置き換えることはできる．しかし，収集したデータが40 kg台，50 kg台，60 kg台という順序尺度だった場合，具体的な体重（kg）はわからないので，比尺度には置き換えられない．

E. データの分布とその特徴

データはある一定の特徴をもって散らばっている．この散らばり具合を分布という．分布の特徴をわかりやすく示すために，記述統計量がある．記述統計量には，データの代表的な値となる代表値とばらつきを表す散布度がある．代表値は，データを代表する（中心を表す）値で，平均値（間隔尺度以上），中央値（順序尺度以上），最頻値（名義尺度以上）があり，データの尺度によって代表値が異なる．散布度はデータがどれくらいばらついているかを表す値で，標準偏差，分散，範囲，四分位偏差，変動係数などがある．以下の例に従って，各記述統計量を説明する（表7.4）．

a. 記述統計量

[例題] 女子学生9人の昼食代を調べたところ，以下のとおりであった．代表値や散布度は表7.4のように求めることができる．

300円，350円，400円，450円，500円，600円，600円，700円，1,000円

b. 分布の形

分布の形はさまざまある．基本の分布は，左右対称で，中央が盛り上がり両側

表 7.4　記述統計量の種類

代表値（データを代表する値）	平均値 mean	全部のデータを足し合わせて，データの数で割った値. 9 人の昼食代の平均は，（300 円＋350 円＋400 円＋450 円＋500 円＋600 円＋600 円＋700 円＋1000 円）／9 ＝ 561 円となる.
	中央値 median	すべてのデータをその値の大きさの順に並べたとき，ちょうど中央にくる数値. データの個数が偶数の場合，中央の順位に隣り合う二数の平均値. （イメージ） 中央値 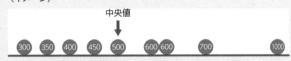 9 人の昼食代の中央値は，300 円，350 円，400 円，450 円，500 円，600 円，600 円，700 円，1000 円→ 500 円が中央になっている.
	最頻値 mode	度数の最も多い階級に対する値. 9 人の昼食代の最頻値は，300 円，350 円，400 円，450 円，500 円，600 円，600 円，700 円，1000 円→ 600 円が 2 人で最も多い.
散布度（データのばらつきを表す値）	標準偏差 standard deviation	SD と略すことが多い．分散の正の平方根. 平均値とともに使われることが多い（例．平均値±標準偏差）. 9 人の昼食代の標準偏差は， $\sqrt{[\{(544-300)^2+(544-350)^2+(544-400)^2+(544-450)^2+(544-500)^2+(544-600)^2+(544-600)^2+(544-700)^2+(544-1000)^2\}/9]} = 201.9967$ 円となる. ※標準偏差を人数の平方根で割ったものを標準誤差といい，標本の平均値から母集団の平均値を推定する際に基準となる. （図） 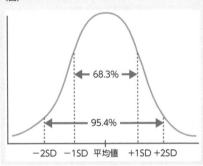 −2SD −1SD 平均値 ＋1SD ＋2SD 正規分布をしている場合，どのくらいの値には全体の何%の人が入っているかがわかる．平均値±標準偏差の場合，全体の 68.3%の人，平均値±2×標準偏差の場合，全体の 95.4%の人が入っている（図）. これは，母集団の平均値を標本の平均値から推定する際にも役立つ．母集団から抽出された標本の測定値を用いて平均値を算出し，母集団の平均値を推定していく際に，標本抽出がランダムに行なわれなければ，標本の平均値と母集団の平均値とには多少のずれが生じる．そこで，母集団の平均値がどのくらいの範囲に存在するかを標本の平均値±標準誤差を用いて表す．母集団の平均値は，標本の平均値±標準誤差の範囲には 68.3%の確率で入っており，標本の平均値±2×標準誤差の場合だと 95.4%の確率で入っていることが期待されている．このように，真の値が入っていると期待できる範囲を信頼区間といい，95%の確率で期待できる範囲を 95%信頼区間という.
	分散 variance	標準偏差を 2 乗した値．n 個の測定値と平均値との差の 2 乗の和をデータ数 n で割った値. 9 人の昼食代の分散は，$\{(544-300)^2+(544-350)^2+(544-400)^2+(544-450)^2+(544-500)^2+(544-600)^2+(544-600)^2+(544-700)^2+(544-1000)^2\}/9 = 40802.66\cdots(\fallingdotseq 40802.67)$ となる.
	範囲 range	分布の最大値と最小値の差. 9 人の昼食代の最小値は 300 円，最大値は 1000 円．よって範囲は，1000−300 ＝ 700 円となる.
	四分位偏差 quartile deviation	すべてのデータをその値の大きさの順に並べたとき，データの数が同じになるように m 個の群に分割したときの境界を分位数という．4 群に分けた際の第 3 四分位数（75 パーセンタイル点）から第 1 四分位数（25 パーセンタイル点）を引いた値を四分位範囲といい，四分位範囲を 2 で割った値を四分位偏差という．中央値とともに使われることが多い. （イメージ） 第 1 四分位数　　中央値　　第 3 四分位数 （25 パーセンタイル点）　　　（75 パーセンタイル点） 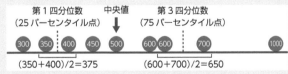 （350＋400）/2＝375　　（600＋700）/2＝650 9 人の昼食代 300 円，350 円，400 円，450 円，500 円，600 円，600 円，700 円，1000 円では，中央値は 500 円，第 1 四分位数は，（350＋400）/2 ＝ 375 円，第 3 四分位数は，（600＋700）/2 ＝ 650 円，四分位範囲は，650−375 ＝ 275 円，四分位偏差は，275/2 ＝ 137.5 円となる.
	変動係数 coeffi- cient of variation	標準偏差を平均値で割り，百分率（%）で表した値．平均値に対する相対誤差を示す値として使用される. 9 人の昼食代では標準偏差は 201.9967 円，平均値は 544 円なので，変動係数は，201.9967/544×100 ＝ 37.1317463235 …（%）となる.

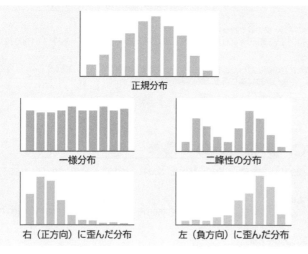

図7.5 分布の種類

正規分布

一様分布　　　　二峰性の分布

右（正方向）に歪んだ分布　　　左（負方向）に歪んだ分布

が低くなるようなつりがね状の形をしている．これを正規分布という．データ数を多くするほど，正規分布に近づくといわれている．しかし，管理栄養士や栄養士が扱う食品や栄養素の摂取量に関する分布は，正規分布とは異なる分布をとることがよくある（図7.5）．二峰性の分布や右に歪んだ分布は食品，食品群や栄養素摂取量でよく見られる分布である．実際に分布を図示して確認し，分布が歪んでいる場合は解析の際に注意する．

　分布の歪んだデータを扱う時の対応の一つに，対数変換がある．これは，右に歪んだ分布は測定値の対数をとると正規分布に近づくことを利用したものである．ただし，対数変換を行うと，単位が意味のないものになるため，なるべく対数変換はしないようにする．その他の対応として，結果を示す際に，平均値ではなく中央値を使う方法などがある．

7.3 | 統計的検定の基本

A. 帰無仮説と対立仮説

　実際に公衆栄養活動の評価を行う際は，たとえば「ある公衆栄養活動を行う前後でA地区の高齢者の日常生活動作（ADL）が変化する」というような仮説を立てて，その仮説が成り立つかどうかを検証する．この検証のために行う統計学的計算のことを検定という．仮説の検定では，否定したい仮説を設定する．この仮説

ADL：activities of daily living

を帰無仮説という．この場合「ある公衆栄養活動を行う前後でA地区の高齢者の
ADLが変化しない」が帰無仮説となる．そして，帰無仮説とは正反対の本当は証
明したい仮説を対立仮説といい，この場合では「ある公衆栄養活動を行う前後で
A地区の高齢者のADLが変化する」となる．

集団や個人を対象とした活動を評価する場合，同じような公衆栄養活動を実施
しても，集団や個人の健康状態に与える効果は異なる．そのため，仮説として立
てた事柄が'たまたま起こってしまった'ということも考えられる．そのような場
合を考え，公衆栄養学分野では偶然起こってしまう基準として5%を設定し，仮
説検定を行うことが多い．設定した5%のような基準を有意水準という．もしも，
偶然起こってしまう可能性が5%未満であれば，偶然ではなく起こった結果とし
て考える．このような場合を有意(p値が0.05未満)という．

公衆栄養学分野での仮説検定では，両側検定がよく用いられる．両側検定に対
して片側検定というのもある．たとえば「ある公衆栄養活動を行う前後でA地区
の高齢者のADLが変化する」という仮説を検証する場合，ADLが高くなる，ある
いは低くなる，のどちらの方向への変化も変化として考える場合は両側検定，ど
ちらかの方向への変化に限定する場合は片側検定を用いることとなっているが，
公衆栄養学における検定では基本的に両側検定を用いる．

> 「有意水準5%で検定を行う」ということは第1種の過誤（第1種の過誤とは，帰
> 無仮説が正しいにもかかわらず帰無仮説を棄却する誤り．それに対し，第2種の過誤とは，
> 帰無仮説が誤っているにもかかわらず帰無仮説を採択する誤り）をおかす危険率が5%
> であることを意味する．つまり，同様の調査・検定を行うと，20回に1回は結論
> が誤っていることを表す．

統計的検定には，パラメトリック検定とノンパラメトリック検定がある．パラ
メトリック検定は正規分布に従うデータを用いる場合（平均値や分散が意味をもつ場
合）の検定を指す．一方で，ノンパラメトリック検定は，分布が正規分布に従わ
ない場合（順位が意味をもつ場合）に用いられる．正規分布に従うようなデータの検
定で，ノンパラメトリック検定を行うことはできるが，その検定結果の判定の正
確性は劣るといわれている．そのため，データの分布がどのようになっているか
を確認してから，適切な検定を選ぶ．

7.4 | 検定の選択方法

　統計手法には，数多くの手法が存在する．しかし，それら統計手法は2つの目的に分けることができる．1つ目の目的は群間の比較をすること（表7.5）．そして，2つ目の目的は変数間の関係を調べることである（表7.6）．目的の次に考えることは使用するデータの分布（正規性や分散など）や，データの尺度である．データの分布は，ヒストグラムなどを使って図を描くことや，正規性の検定を行うことで確認できる．また，データの尺度から，順位を比べることに意味を持つのか，それとも平均値を比べることに意味をもつのかなどを考えて検定を選択する．

表7.5　群間の比較をしたいときの検定

群数は？	データの尺度は？	正規分布に従うか？	分散は等しいか？	使用する検定方法，（例）は7.5節対応
2群（対応のあるデータ）	比尺度 間隔尺度	2変数ともに従う	—	対応のあるt検定（例1）
	順序尺度	従わない変数がある	—	ウィルコクソンの符号付順位検定（例1）
2群（対応のないデータ）	比尺度 間隔尺度	2標本ともに従う	等しい	スチューデントのt検定（例2）
			等しくない	ウェルチのt検定（例2）
	順序尺度	従わない標本がある		マンホイットニーのU検定（例2）
3群以上（対応のあるデータ）	比尺度 間隔尺度 順序尺度			分散分析
3群以上（対応のないデータ）	比尺度 間隔尺度 順序尺度			分散分析（例3） 多重比較（例3）
—	名義尺度			カイ二乗検定（例4）

表7.6　変数間の関係を調べたいときの検定

変数の数は？	データの分布は？	使用する検定，（例）は7.5節対応
2つ	大きく歪んでいない分布	（パラメトリックな検定）ピアソンの相関係数（例5）（単）回帰分析（例6）回帰係数の差の検定
	大きく歪んだ分布（あるいは順位が意味を持つ場合）	（ノンパラメトリックな検定）スピアマンの相関係数（例5）
3つ以上	大きく歪んでいない分布	（パラメトリックな検定）重回帰分析（例7）
	大きく歪んだ分布（あるいは順位が意味を持つ場合）	（ノンパラメトリックな検定）ロジスティック回帰分析（例7）対数線形分析など

7.5 統計の実際

統計解析を行うために必要な基本的知識や考え方をもとに，例題からどのような場合にどの統計手法を用いるのかについて説明する．

A. 例1. 週2回のエアロビクス体操は，肥満男性のBMIを変化させるか？（対応のある2群の検定）

BMI > 30（kg/m²）の男性8名に対して，週に2回のエアロビクス体操による介入を行い，介入前後でBMIが変化したかどうかを知りたい(表7.7)．

この場合，比較する2群は介入前と介入後の同一の男性8名である．このような場合，2群は対応しているので，対応のある検定を使う．手順としては，まずデータが正規分布に従っているかを正規性の検定によって確認する．正規分布に従う場合は対応のあるt検定，従わない場合はウィルコクソンの符号付順位検定を選択する．データが正規分布に従っている場合，対応のあるt検定は危険率5%で介入前後でのBMIの差の平均値の95%信頼区間が0をまたぐかどうかで有意であるかを判定する．もしも，正規分布に従っていない場合，ウィルコクソンの符合付順位検定を用いて介入前後での差の中央値の95%信頼区間が0をまたぐかどうかを判定する．

B. 例2. 苦みを感じやすい子と感じにくい子では，野菜を食べる量に違いがあるのか？（対応のない2群の検定）

6-プロピル-2-チオウラシル（PROP）という苦味物質に対して強い苦味を感じる男子学生(A群)とほとんど苦味を感じない男子学生(B群)とで，野菜の摂取量が違うかどうかを知りたい(図7.6)．

この場合，A群とB群は例1のような同一人物の集団ではない．そのため，対応のある検定ではなく，対応のない検定を使う．対応のない検定で「2群に有意な違いがある」と結論づけるためには，A群とB群が全く別の母集団から抽出さ

表7.7 例1. 対象者8名の介入前後のBMI

対象者	介入前	介入後
A	31.0	28.9
B	31.2	32.0
C	40.0	37.9
D	31.2	31.0
E	35.4	35.0
F	30.9	30.1
G	38.5	37.2
H	32.0	27.9

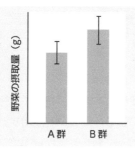

図7.6　例2. A群と
B群の野菜の摂取量の
差

れた標本だという証明が求められる．これは検定を用いてA群とB群は同じ母集
団から抽出されたことを否定することによって証明する．同じ母集団から抽出さ
れたことを否定するには，標本の代表値の信頼区間が重なり合わないことを証明
すればよい．もしもデータが正規分布に従っているなら平均値の信頼区間，正規
分布に従っていないなら中央値の信頼区間が重なり合うかを調べる．2つの信頼
区間が重ならなければ2群は異なる母集団からそれぞれ抽出されたものといえる
ので，「2群間に差がある」と結論付けられる．

　手順としては，まず正規分布に従うかを確認する．正規分布に従う場合はさら
に分散が等しいか否かを確認する．分散が等しい場合はスチューデントのt検定，
等しくない場合はウェルチのt検定を選択する．どちらも平均値に差があるかど
うかを調べる方法である．一方，正規分布に従わなかった場合は，マンホイット
ニーのU検定（ウィルコクソンの順位和検定ともいう）を選択する．マンホイットニー
のU検定では，平均値の差ではなく順位の差の検定，すなわち中央値に差があ
るかどうかを調べる方法である．

C.　例3. 大豆イソフラボンをより多く摂取している人は血糖値が低いのか？（対応のない3群以上の検定）

　45〜65歳の中年女性500人を対象に食事調査と採血を行った．大豆イソフ
ラボンの摂取量による空腹時血糖値の違いを調べるために，大豆イソフラボン摂
取量を四分位数によって4群に分け，4群間の空腹時血糖値の違いを検討したい
（図7.7）．

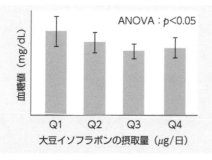

図7.7　例3. 大豆イ
ソフラボンの摂取量と
血糖値

　この場合，分散分析のひとつである一元配置分散分析（one-way ANOVA）を使用して，4つの群（分散分析では，水準という）の平均値が互いに等しいという仮説を検定する．ANOVAは，水準間で少なくとも1つの平均値が他と異なっているかを調べるもので，p値が0.05未満で有意であった場合，「4群間のどこかに差がある」としかいうことができない．そのため，どの群とどの群に差があるのかを知りたい場合は，さらに多重比較を行う．

> 　多重比較には，いくつかの検定がある．ダネット検定，チューキー検定，ボンフェローニ検定などがあり，それぞれの検定で比較基準や検定の厳しさが異なる．

D.　例4．男女で喫煙習慣は違うのか？（比率の差の検定）

　男性100人，女性100人に喫煙習慣について3択（現在習慣的な喫煙をしている/過去に喫煙経験はあるが現在はない/今まで喫煙経験がない）で回答してもらい，男女で喫煙習慣が異なるかを検討したい（表7.8）．

　この場合，カイ二乗検定を使用して，男女間で喫煙習慣の回答に偏りがないと仮定して，偏りがない場合の頻度（期待度数）と実際の頻度（観察度数）とが異なるかどうかを検証する．

E.　例5．体を動かすことと筋肉量は関連するか？（相関）

　65歳以上の高齢者において，1日あたりの運動量と四肢の筋肉量という2つの変数間の関係を調べたい（図7.8）．

　統計的検定には，「差を求める」だけでなく「変数間の関係を求める」ことも可能で，このように2つの定量的データの場合には，2つのデータ間の比例関係を検定することができる．2つの変数間の比例関係をみることを相関という．その関係の強さを示すものに相関係数（r）があり，－1〜＋1までの値をとる．相関係数とその関連の強さは表7.9のような目安が設定されている．ただし，相関係数は対象者の人数や，分布から大きく外れるような値（はずれ値）によって大きく影響を受けるので，データが正規分布に従うか否かを確認し，適切に相関係数を使い分ける必要がある．正規分布に従う場合，量的な相関を検討することが可能なピアソンの相関係数（積率相関係数）を使用するのが望ましい．それに対して，正規分

表7.8　例4．男女別の喫煙習慣

	男性（人）	女性（人）
喫煙習慣・現在あり	46	10
喫煙習慣・過去あり（現在なし）	28	5
喫煙習慣・今までにない	26	85

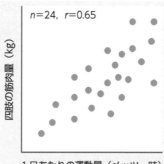

図7.8　例5. 1日あたりの運動量と四肢の筋肉量

相関係数 (r)	関連の強さ
1.0 ～ 0.7	かなり強い相関がある
0.7 ～ 0.4	かなり相関がある
0.4 ～ 0.2	やや相関がある
0.2 以下	ほとんどない

表7.9　例5. 相関係数とその関連の強さ

布から大きく外れるような場合は，順位に関する相関であるスピアマンの相関係数（順位相関係数）を使用するのが望ましい.

F.　例6. 1日の運動量から全身の筋肉量を予測できるか？（回帰分析）

　65歳以上の高齢者の全身筋肉量 (kg) を1日あたりの運動量 (メッツ・時) から予測したい (図7.9). この場合に使用するのが，回帰分析である. 回帰分析は，結果として考えている因子 (今回の全身筋肉量) を，原因として考えている因子 (今回の1日あたりの運動量) でどの程度予測できるかを調べる方法である. 回帰分析では，$y = a + bx$ という回帰式を作る a（定数）と b（回帰係数）を推定する. また，回帰分析では，x を独立変数（説明変数），y を従属変数（結果変数）という. 今回の場合，回帰分析によって1日あたりの運動量が1メッツ・時増えると筋肉量が何kg増えるか予測する.

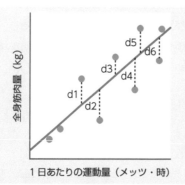

図7.9　例6. 1日あたりの運動量と全身の筋肉量

回帰式は，求める直線とデータのy軸でみた誤差 dn の２乗の和が最小になるように直線を求める．この直線の求め方を最小二乗法という．

１日あたりの運動量から全身筋肉量を予測するには，回帰分析の中でも線形回帰分析という定量的な変数を予測する時に使用される分析を用いる．それに対して，１日あたりの運動量（多い・少ない）から糖尿病である確率を予測するには，ロジスティック回帰分析を用いる．基本的な考え方は，ロジスティック回帰分析も線形回帰分析も同じだが，予測する結果が０（糖尿病でない）か１（糖尿病である）の２値変数になってもいいように，改良が加えられたものである．ロジスティック回帰分析からは，１日あたりの運動量が少ないものを対照にした場合の運動量が多い人の糖尿病のオッズ比が算出される．オッズ比は，

$$\frac{（糖尿病である人）運動量が多い人}{（糖尿病である人）運動量が少ない人} \div \frac{（糖尿病ではない人）運動量が多い人}{（糖尿病ではない人）運動量が少ない人}$$

で求められる．

G． 例7． 複数の要因の影響を除いた結果が知りたい（多変量解析）

四肢の筋肉量や１日あたりの運動量は，性別や年齢，その他の要因によって影響を受けるものである．この他にも，実際の解析において検討したい2変数間の関係に影響を与える要因は複数あることが多い．このように，複数の要因が与える影響を除いて検討したい場合，相関係数，回帰分析のそれぞれに対応した方法が存在する．相関係数の場合は偏相関係数，回帰分析の場合は多変量回帰分析である．複数の要因が従属変数に与える影響を除いて，独立変数が従属変数に与える影響を検討したい場合や，従属変数に与える複数の独立変数の影響を互いの影響を除いたうえで評価したい場合に用いる．

8. 地域栄養マネジメント

8.1 公衆栄養マネジメント

　公衆栄養マネジメントとは，公衆栄養の領域において，アセスメント（assessment）にはじまり，計画（plan），実施（do），評価（check），改善（act）のPDCAマネジメントサイクルに従った地域公衆栄養活動を通じて，対象集団の適正な健康・栄養管理を行うことである（図8.1）．このサイクルを向上（スパイラルアップ）させていく．公衆栄養マネジメントの対象者は住民（国，県，市町村，町内），組織（学校，職場など），同じ関心や特性をもつグループなどさまざまな集団で，実施者は行政機関（国際機関，国，自治体，保健所，市町村保健センターなど），学校，企業，

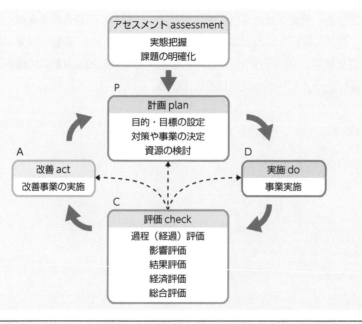

図 8.1　公衆栄養マネジメントサイクル

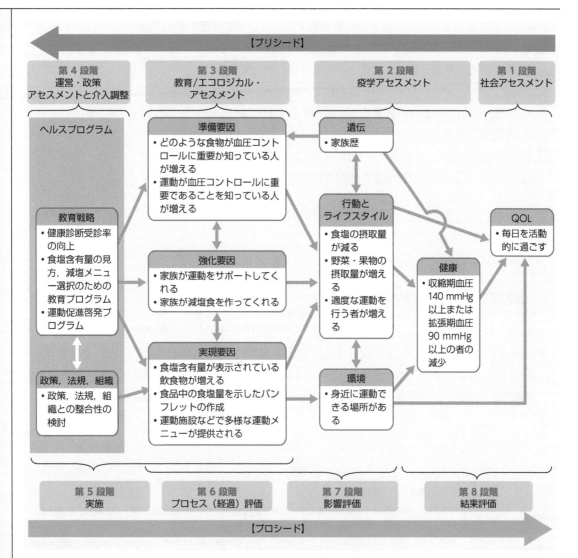

図 8.2　プリシード・プロシードモデルに基づいた高血圧を予防する取り組みの例

➡️：因果関係

第 1 段階（社会アセスメント）：対象者にとっての QOL の向上とは何かを対象者の価値観に基づいて明確にする．**第 2 段階**（疫学アセスメント）：QOL に影響を及ぼす健康問題を明確にし，健康指標を設定する．健康指標に影響する「遺伝」，「行動とライフスタイル」，「環境」因子を特定して改善目標を設定する．**第 3 段階**（教育・エコロジカル・アセスメント）：第 2 段階で設定された行動・環境要因に影響する要因を，「準備要因」，「強化要因」，「実現要因」の 3 つに分けて検討する．＜準備要因＞対象者が行動しようと決心するための条件で知識，意識，信念，態度，価値観が含まれる．＜強化要因＞ある行動後に，その行動の継続を支援する条件．周囲の励まし，家族のサポートが含まれる（人によるサポート）．＜実現要因＞行動変容や環境改善を促進する条件．行動するために必要な技術，行動を促進する保健サービスなど技術や環境が対象．**第 4 段階**（運営・政策アセスメントと介入調整）：プログラムを実施する際に，利用可能な資源（人，予算，物，場所など）を確認する．現行の政策，法規の方針，事業を進めるうえでの障害要因を考慮する．年間計画の策定など．**第 5 段階**（実施）：目標値達成を目指して実施．実施状況の監視と状況変化にも対応する．**第 6 段階**（プロセス（経過）評価）：公衆栄養活動実施の経過評価．進行状況，資源の活用状況，参加率など．スタッフや参加者の観察やインタビューから把握する．**第 7 段階**（影響評価）：公衆栄養活動により，第 2 段階で設定した目標となる行動やその準備・強化・実現要因の各目標が達成されたか評価する．**第 8 段階**（結果評価）：第 2 段階の健康目標と第 1 段階の QOL 目標が達成されたか評価する．

病院などさまざまな社会組織である．公衆栄養マネジメントの実施に際しては，地域住民の参加と主体的な協力を促し，地域社会の関連組織が連携して実施することが重要である．管理栄養士・栄養士は，その中心的役割を担う．

公衆栄養マネジメントのモデルの一つとして，グリーンらによって開発されたヘルスプロモーション活動を展開するための枠組みであるプリシード・プロシードモデルがあげられる（図8.2）．ヘルスプロモーションの最終目標をQOLの向上とし，PDCAのマネジメントサイクルのプロセスを含んでおり，公衆栄養プログラムのみならず公衆衛生活動全般で活用されている．

8.2 公衆栄養アセスメント

A. 公衆栄養アセスメントの目的と方法

公衆栄養アセスメントとは，対象集団の健康・栄養課題を明確にし，その原因や効果的な介入方法を分析し，公衆栄養プログラムの目標設定を行うなどのために，実態把握，分析をすることである．さらに，目標を地域住民で共有し，持続的，効果的なプログラムを実施するために，対象集団の価値観や主観的な課題な

表8.1　公衆栄養アセスメントで用いる項目と調査方法

アセスメント項目	指標例	調査方法
QOL	QOL，生きがい，健康観	質問紙法
健康状態・疾病状況	平均寿命，健康寿命，年齢調整死亡率，主要死因の動向，疾病構造の変化，受療率，推計患者数，有訴者数，有病率，疾病別罹患率，血圧など	既存資料，臨床検査
栄養状態	身長，体重，BMI，体脂肪率，ウエスト周囲径，中性脂肪値，コレステロール値，HbA1c，尿中ナトリウムなど	身体計測，生化学検査
食物摂取状況	エネルギー・栄養素摂取状況，脂質エネルギー比率，食品群別摂取状況　主食・主菜・副菜の摂取頻度など	食事調査，質問紙法
食行動	欠食状況，外食状況，調理頻度，共食状況，食料消費行動，健康・食情報入手状況，食材の入手方法，食事時間，食情報の入手先など	質問紙法，観察法
食知識・食態度・食スキル	健康・食関連知識，適正体重の知識，栄養必要量の知識，自己効力感　食生活改善意欲，献立作成スキル，調理スキルなど	質問紙法，観察法
食環境	フードシステムの状況，食料自給率，供給栄養量，食情報提供の状況など	質問紙法，観察法　既存資料，文献調査
周囲の支援・組織活動	家族・友人の協力の有無，職場や学校の協力の有無，学校・地域・職場での食育への取り組みなど	質問紙法，観察法　既存資料，文献調査
生活習慣・保健行動	運動習慣，飲酒習慣，喫煙習慣，休養状況，睡眠状況，健診受診行動，治療行動など	質問紙法，観察法　既存資料，文献調査
生活環境，社会・経済文化的環境，自然環境	対象地域の人口，人口構成，合計特殊出生率，産業，所得，教育水準　就労状況，交通，食文化，地理的条件，気候など	質問紙法，観察法　既存資料，文献調査

どに関してもニーズアセスメントを行う.

　公衆栄養アセスメントにおけるアセスメント項目とその指標例および調査方法を表8.1に示した. 公衆栄養アセスメントの主要項目には，QOL，健康状態，栄養状態，食物摂取状況，食行動，食知識・食態度・食スキル，食環境などの健康・食関連項目がある. 食物摂取状況については食事調査を用いる.

　また，健康・食関連項目に加えて，対象者を取り巻く周囲の支援や地域組織の活動状況，健康状態に大きな影響を与える生活習慣や保健行動，対象地域の人口構成，社会経済状況，自然環境などの把握も課題の原因分析や効果的なプログラム策定には重要である.

B.　日本人の食事摂取基準の地域集団への活用

　日本人の食事摂取基準（以下，食事摂取基準）は，健康増進法第16条2の規定に基づいて5年ごとに改定される. 医学や栄養学における最新の科学的根拠を反映して内容の検討が行われ，さらには，日本における行政施策の方向性などを踏まえて，その基準の見直しが行われている.

　食事摂取基準は集団のアセスメントに活用される. 地域集団を対象として，健康の保持増進，生活習慣病の発症予防および重症化予防のための食事改善に，食事摂取基準を活用する場合は，PDCAサイクルに基づく活用を基本とする（図8.3）. 食事摂取状況のアセスメントにより，エネルギー・栄養素の摂取量が適切かどうかを食事評価する. 食事評価に基づき，食事改善計画の立案（plan），改善した計画を実施（do）し，それらの検証（check）を行う. 検証を行う際には食事評価を行い，

図8.3　食事摂取基準の活用とPDCAサイクル
［日本人の食事摂取基準（2020年版），p.23］

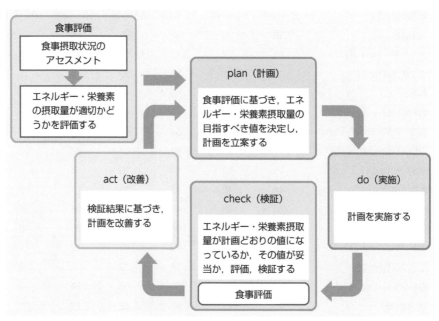

その検証結果を踏まえて計画や実施の内容を改善（act）する.

　この食事評価は，食事調査によって得られた摂取量と食事摂取基準の各指標で示されている値を比較することによって行うことができる.

a. 食事摂取状況に関するアセスメントの留意点

　食事調査によって得られる摂取量には必ず測定誤差が伴う. このため，実施する食事調査について，より高い調査精度を確保するため，調査方法の標準化や精度管理に十分配慮するとともに，食事調査の測定誤差の種類とその特徴，程度を知ることが重要である. 食事調査の測定誤差で特に注意すべき誤差が過小申告・過大申告，日間変動の2つである.

（1）過小申告・過大申告　食事調査法の多くは，対象者による自己申告に基づいているため，得られた情報に申告誤差が含まれることは避け難い. 最も重要な申告誤差として，過小申告・過大申告が知られており，その中でも特に留意を要するものはエネルギー摂取量の過小申告である. エネルギー摂取量の場合，10～15%程度の過小申告が報告されている. さらに，過小申告は肥満度の影響を受けることも知られており，BMIが高い者ほどエネルギーや各種栄養素の摂取量が過少傾向であることが分かっている.

（2）日間変動　エネルギーおよび栄養素摂取量には日間変動が存在する. 一方，食事摂取基準が対象とする摂取期間は習慣的であるため，日間変動を考慮し，その影響を除去した摂取量の情報が必要となる.

表 8.2　日本人の成人において，習慣的摂取量の±5%または±10%の範囲内に入る摂取量を個人レベルで得るために必要な調査日数*

＊16日間秤量食事記録法による.
［日本人の食事摂取基準（2020年版），p.31］

許容する誤差範囲	± 5%				± 10%			
性別	女性		男性		女性		男性	
年齢範囲（歳）	30〜49	50〜69	30〜49	50〜76	30〜49	50〜69	30〜49	50〜76
対象者数（人）	58	63	54	67	58	63	54	67
エネルギー（kcal/日）	16	13	17	13	4	3	4	3
タンパク質（g/日）	25	21	25	22	6	5	6	5
脂質（g/日）	47	47	53	49	12	12	13	12
飽和脂肪酸（g/日）	64	64	78	65	16	16	20	16
多価不飽和脂肪酸（g/日）	62	62	64	61	16	15	16	15
コレステロール（mg/日）	107	101	92	87	27	25	23	22
炭水化物（g/日）	16	13	17	15	4	3	4	4
食物繊維（g/日）	44	40	45	36	11	10	11	9
β-カロテン（μg/日）	273	148	246	167	68	37	61	42
ビタミンC（mg/日）	104	72	108	97	26	18	27	24
ナトリウム（mg/日）	44	45	49	45	11	11	12	11
カリウム（mg/日）	29	27	26	22	7	7	6	6
カルシウム（mg/日）	58	45	61	46	14	11	15	12
鉄（mg/日）	47	42	47	38	12	11	12	9

日間変動の程度は集団によって異なり，たとえば，日本人の成人女性では，個人レベルで習慣的な摂取量の±5%または±10%の範囲に入る摂取量を得るためにそれぞれ必要な調査日数は，表8.2のようになる．推定された調査日数が多いということは，日間変動が大きい栄養素であることを意味している．エネルギーやタンパク質，炭水化物では日間変動が小さく，ビタミン・ミネラル類で比較的多くの調査日数が必要となることから，日間変動が大きい栄養素であることがわかる．とりわけβ-カロテンの習慣的な摂取量の把握には，多くの調査日数が必要である．また，若い年代ほど日間変動が大きい．このように対象集団の特性や栄養素の種類によって日間変動の程度が異なる．

日間変動の存在のために，習慣的な摂取量の分布曲線に比べて，短い調査日数から得られる分布曲線は幅が広くなる（標準偏差が大きい）ために，食事摂取基準で示された数値を用いて評価すると，摂取不足や過剰摂取を示す者の割合は調査日数が短いほど多くなり，真の過不足の状況を評価することができない．

このように食事調査で得られた摂取量は測定誤差を伴うため，得られた値の意味や食事調査の限界点を理解したうえで，食事摂取基準の各指標を適用してアセスメントを行う必要がある．

b. 食事摂取基準活用上の基本事項

食事摂取基準における栄養素の指標5つは，3つの目的から構成されており，①摂取不足を回避する目的（推定平均必要量，推奨量，目安量），②過剰摂取による健康被害の回避を目的（耐容上限量），③生活習慣病の予防を目的（目標量）である．

アセスメントに用いる際の基本事項を以下にまとめる（図8.4）．

(1) 推定平均必要量（estimated average requirement：EAR） 摂取不足を防ぐための指標．個人の場合は不足の確率が0.5（50%），集団では半数の対象者で不足

図8.4 栄養素の指標を理解するための概念図

現在の栄養摂取が適切か評価するためには，食事摂取基準で定められている数値を細かく考えすぎずに，次のように，「おそらく不足していない：良好」（●青信号），「不足しているかもしれない：要注意」（●黄色信号），「不足・過剰の可能性が高い：要改善」（●赤信号）の3つに分けて考えるとよい．
[日本人の食事摂取基準（2020年版），p.7より改変]

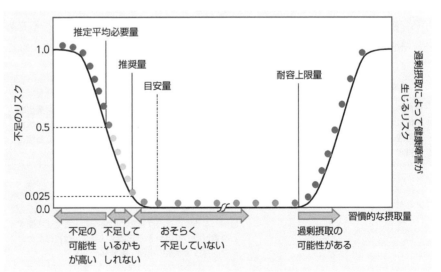

が生じると推定される摂取量であるため，集団における不足が生じる人を少なくするには，推定平均必要量より少ない人をできるだけ少なくする．

(2) 推奨量 (recommended dietary allowance：RDA)　　摂取不足を防ぐための指標．個人の場合は，不足の確率が0.025（2.5％）でほとんどないと推定される摂取量．一方，集団では，栄養摂取量の平均値が推奨量と同じであっても，その摂取量分布を見ると，摂取量が少ない人から多い人まで存在することから，不足が生じると推定される対象者がある程度存在する摂取量である．このため，集団の食事アセスメントでは推奨量は用いない．

(3) 目安量 (adequate intake：AI)　　摂取不足を防ぐための指標（推定平均必要量，推奨量が設定できない場合）．目安量付近を摂取していれば，適切な摂取状態にあると判断される．

(4) 耐容上限量 (tolerable upper intake level：UL)　　過剰摂取を防ぐための指標．この値以上の量を摂取した場合には過剰摂取による健康障害が生じる潜在的なリスクが上昇することを示す．通常の食品を摂取している限り，達することがほとんどない量であり，近づくことを避ける量である．

(5) 目標量 (tentative dietary goal for preventing life-style related diseases：DG)
生活習慣病の1次予防を目的とした指標：現在の日本人が当面の目標とすべき摂取量（または，その範囲）である．

　なお，ナトリウム（食塩相当量）は高血圧および慢性腎臓病（CKD）の重症化予防を目的とした量，コレステロールは脂質異常症の重症化予防を目的とした量が設定されている．

CKD：chronic kidney disease

c.　地域集団の食事改善を目的とした活用

　集団の食事改善を目的として食事摂取基準を活用する場合の基本概念を図8.5に示す．個人の食事改善を目的とした活用と異なるのは，集団の摂取量の「分布」から，摂取不足や過剰摂取の「可能性のある者の割合」などを推定するところである．その結果に基づいて，摂取不足や過剰摂取の可能性のある者の割合を少なく

食事摂取状況のアセスメント	食事改善の計画と実施
集団の摂取量や BMI の分布と食事摂取基準の指標から，摂取不足や過剰摂取の可能性がある者の割合などを推定	摂取不足の者の割合をできるだけ少なくし，過剰摂取の者の割合をなくし，生活習慣病の発症予防につながる適切なエネルギーや栄養素の摂取量について目標とする値を提案

公衆栄養計画の企画と実施，検証
目標とする値に近づけるための食行動・食生活に関する改善目標の設定やそのモニタリング，改善のための効果的な各種事業の企画・実施など

図 8.5　集団の食事改善を目的とした食事摂取基準の活用の基本的概念
［日本人の食事摂取基準（2020年版），p.41］

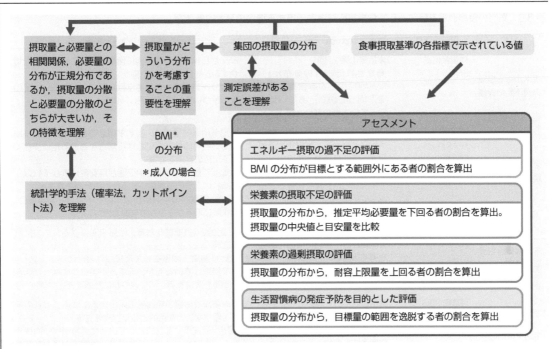

図 8.6　食事改善（集団）を目的とした食事摂取基準の活用による食事摂取状況のアセスメント
［日本人の食事摂取基準（2020 年版），p.41］

し，生活習慣病の発症予防のための適切なエネルギーや栄養素の摂取量について目標とする値を提案し，食事改善の計画，実施につなげる．

　集団の食事改善を目的として食事摂取基準を適用した食事摂取状況のアセスメントの概要を図8.6に示す．また，その基本事項を表8.3に示す．

①**エネルギー摂取の過不足を評価**：BMIの分布を用いる．エネルギーについては，BMIが目標とする範囲内（表8.4）にある者（または目標とする範囲外にある者）の割合を算出する．

②**栄養素の摂取不足の評価**：食事調査によって得られた摂取量の分布を用いる．その際には，過小申告・過大申告の程度を考慮したうえで，推定平均必要量が算定されている栄養素については，推定平均必要量を下回る者の割合を算出する．この正しい割合を求めるためには確率法を用いるが，簡便法としてカットポイント法を用いることが多い．カットポイント法の概念を図8.7に示した．

　推定平均必要量が設定されていない栄養素は目安量を用いる．集団の摂取量の中央値が目安量以上かどうかで不足していないことを確認する．摂取量の中央値が目安量未満である場合には不足状態にあるかどうか判断できない．

③**栄養素の過剰摂取の評価**：摂取量の分布から耐容上限量を上回る人の割合を算出する．

④**生活習慣病の一次予防を目的とした評価**：摂取量の分布から，目標量の範囲を逸脱する人の割合を算出する．

表 8.3　集団の食事改善を目的として食事摂取基準を活用する場合の基本的考え方

目的	用いる指標	食事摂取状況のアセスメント	食事改善の計画と実施
エネルギー摂取の過不足の評価	体重変化量 BMI	○体重変化量を測定 ○測定された BMI の分布から，BMI が目標とする BMI の範囲を下回っている，あるいは上回っている者の割合を算出	○BMI が目標とする範囲内に留まっている者の割合を増やすことを目的として計画を立案 〈留意点〉一定期間をおいて 2 回以上の評価を行い，その結果に基づいて計画を変更し，実施
栄養素の摂取不足の評価	推定平均必要量（EAR）目安量（AI）	○測定された摂取量の分布と推定平均必要量から，推定平均必要量を下回る者の割合を算出 ○目安量を用いる場合は，摂取量の中央値と目安量を比較し，不足していないことを確認	○推定平均必要量では，推定平均必要量を下回って摂取している者の集団内における割合をできるだけ少なくするための計画を立案 ○目安量では，摂取量の中央値が目安量付近かそれ以上であれば，その量を維持するための計画を立案 〈留意点〉摂取量の中央値が目安量を下回っている場合，不足状態にあるかどうかは判断できない
栄養素の過剰摂取の評価	耐容上限量（UL）	○測定された摂取量の分布と耐容上限量から，過剰摂取の可能性を有する者の割合を算出	○集団全員の摂取量が耐容上限量未満になるための計画を立案 〈留意点〉耐容上限量を超えた摂取は避けるべきであり，超えて摂取している者がいることが明らかになった場合は，問題を解決するために速やかに計画を修正，実施
生活習慣病の発症予防を目的とした評価	目標量（DG）	○測定された摂取量の分布と目標量から，目標量の範囲を逸脱する者の割合を算出する．ただし，発症予防を目的としている生活習慣病が関連する他の栄養関連因子および非栄養性の関連因子の存在と程度も測定し，これらを総合的に考慮したうえで評価	○摂取量が目標量の範囲内に入る者または近づく者の割合を増やすことを目的とした計画を立案 〈留意点〉発症予防を目的としている生活習慣病が関連する他の栄養関連因子および非栄養性の関連因子の存在とその程度を明らかにし，これらを総合的に考慮したうえで，対象とする栄養素の摂取量の改善の程度を判断．また，生活習慣病の特徴から考え，長い年月にわたって実施可能な改善計画の立案と実施が望ましい

［日本人の食事摂取基準（2020 年版），p.45］

表 8.4　目標とする BMI の範囲（18 歳以上）[1,2]

［日本人の食事摂取基準（2020 年版），p.61］

年齢（歳）	目標とする BMI（kg/m²）
18 ～ 49	18.5 ～ 24.9
50 ～ 64	20.0 ～ 24.9
65 ～ 74[3]	21.5 ～ 24.9
75 以上[3]	21.5 ～ 24.9

[1]　男女共通．あくまでも参考として使用すべきである．
[2]　観察疫学研究において報告された総死亡率が最も低かった BMI を基に，疾患別の発症率と BMI との関連，死因と BMI との関連，喫煙や疾患の合併による BMI や死亡リスクへの影響，日本人の BMI の実態に配慮し，総合的に判断し目標とする範囲を設定．
[3]　高齢者では，フレイルの予防および生活習慣病の発症予防の両者に配慮する必要があることも踏まえ，当面目標とする BMI の範囲を 21.5 ～ 24.9 kg/m² とした．

C.　食事改善の計画と実施

　集団の食事改善を目的とした食事摂取状況のアセスメント結果に基づき，食事摂取基準を活用した食事改善の計画と実施をする．その考え方について，表8.3 に示す．

図8.7 集団における
食事摂取状況の評価を
行うための方法（カッ
トポイント法）の概念
［日本人の食事摂取基
準（2020年版），p.43］

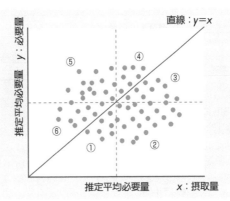

　個人が自分の必要量を知り得ないと仮定すると，集団における摂取量と必要量の関連はない．この仮定はエネルギー
を除いて成り立つものと考えられる．次に，摂取量と必要量のそれぞれの分布がともに正規分布に従うと仮定し，摂
取量の平均値が推定平均必要量付近にあると仮定すると，不足している者は直線 $y = x$ と y 軸で囲まれた部分に存在
し，不足していない（充足している）者は直線 $y = x$ と x 軸で囲まれた部分に存在することになる．さらに，$x =$ 推定
平均必要量と $y =$ 推定平均必要量という直線を加えると，すべての領域は6つの者（①〜⑥）に分かれる．すなわち，
不足している者は領域④＋⑤＋⑥に存在する．ところで，領域①と領域④に存在する人数はほぼ同じになると考えら
れるため，不足している人数は領域①＋⑤＋⑥に等しい．これは，摂取量が推定平均必要量に満たない者の人数に他
ならない．なお，カットポイント法では，集団における特定の誰が必要量を満たしているのか，あるいは，満たして
いないのかを判定できないことに留意しておく必要がある．

D. 食事摂取基準（2020年版）の特徴と改定のポイント

　食事摂取基準（2020年版）では，原則として食事摂取基準（2015年版）を基本とし，
いくつかの重要な改定がされた．特に高齢社会のさらなる進展とその先の社会へ
の対応を視野に入れ，高齢者の低栄養予防，フレイル（虚弱）予防を目的とした改
定になっている．食事摂取基準（2020年版）策定の方向性を図8.8に示す．また，
おもな改定のポイントを以下に挙げる．

(1)活力ある健康長寿社会の実現に向けて

①きめ細やかな栄養施策を推進する観点から，50歳以上について，より細やか
　な年齢区分による摂取基準を設定．

②高齢者のフレイル予防の観点から，総エネルギー量に占めるべきタンパク質由
　来エネルギー量の割合（％エネルギー）について，65歳以上の目標の下限を13％
　エネルギーから15％エネルギーに引き上げた．

③若いうちから生活習慣予防を推進するため，以下の対応を実施．

　ⅰ）飽和脂肪酸，カリウムについて，小児の目標量を新たに新設

　ⅱ）ナトリウム（食塩相当量）について，成人の目標量を0.5g/日引き下げる（男性
　　　7.5g，女性6.5g）とともに，高血圧および慢性腎臓病（CKD）の重症化予防を
　　　目的とした量として，新たに6g/日未満と設定．

　ⅲ）コレステロールについて，脂質異常症の重症化予防を目的とした量として，
　　　新たに200mg/日未満にとどめることが望ましいことを記載．

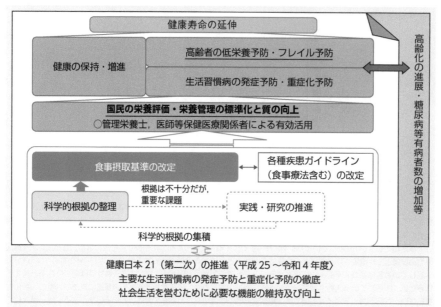

図 8.8　日本人の食事摂取基準（2020 年版）策定の方向性
［日本人の食事摂取基準（2020 年版），p.1］

（2）EBPM（根拠に基づく政策立案）のさらなる推進に向けて

①食事摂取基準を利用する専門職などの理解の一助となるよう，目標量のエビデンスレベルを対象栄養素ごとに新たに設定.

　目標とするBMIの範囲について，日本人の総死亡率，疾患別の発症率とBMIとの関連，死因とBMIとの関連，さらに日本人のBMIの実態に配慮して見直しが行わた. 特に65歳以上では，総死亡率が最も低かったBMIと実態との乖離が見られるため，フレイルの予防および生活習慣病の発症予防の両者に配慮する必要があることも踏まえ，当面目標とするBMIの範囲を21.5 〜 24.9 kg/m^{2}としている（表8.4参照）.

EBPM：evidence-based policy making

E. 社会調査法

　地域のニーズや健康・栄養課題，その原因，効果的な介入方法を検討するためにその実態を把握する方法として，おもな社会調査法を表8.5に整理した. 社会調査法には観察法と質問法がある. 観察法はさらに，統制観察と非統制観察に分けられ，質問法は対象者自身で質問票に記入してもらう自記式（自計調査）質問紙と，調査員が聞き取りながら記入する他記入式（他計調査）のインタビューに分類される. また，最近ではインターネットを利用した調査も行われるようになってきている.

　社会調査における栄養・健康情報の収集と管理には，倫理的配慮と個人情報保護が重要となる. 人を対象とした調査（研究）を実施する前には，調査が倫理的，科学的観点から適切な調査方法であり，調査を実施する科学的，社会的価値があ

調査方法			概要	長所	短所	例
観察法	統制観察		調査員が対象集団の行動を実験的な状況の下で，特定の要因間の関係を純粋に取り出す	結果の定量化ができる	日常の条件下での結果と異なる	介護予防のための「基本チェックリスト」で点数化
	非統制観察		調査員が対象集団の行動を自然な状況の下で観察，記録，分析し，あるがままの現象をとらえる ①参与観察：研究者が調査対象の集団生活にとけ込んで調査 ②非参与観察：視察・参観などのように局外者として調査	日常の条件下での現象が把握できる	調査技術の標準化，結果の定量化が難しい 解釈に多くの要因の考慮が必要	合宿所に一緒に生活して生活習慣，食習慣を観察
質問法	自計調査 質問紙	配票法（留め置き法）	調査員が対象者を訪問して調査票を配布し，対象者が記入後に再度訪問して回収する	調査票を用いるため，時間と費用が少なく効率的であり，無記名での調査が可能であるため，事実を回答してもらいやすい 調査員の影響を受けにくい配票法や集合法では，比較的回収率が高い 郵送法では，調査地域を限定することなく実施できる	質問の意味を誤解する場合がある 配票法や郵送法では，家族などの身近な人の影響を受けやすい	国民健康・栄養調査の生活習慣調査
		集合法	対象者に一堂に集まってもらい，調査票を配布し，記入後に回収を行う			栄養教室参加者に参加後に行う満足度調査
		郵送法	対象者に調査票を郵送で配布し，郵送で回収を行う			保護者に郵送で配布，回収した健康調査
	他計調査 インタビュー	面接法	調査員が対象者と面接し，質問内容の回答を口頭で得る	回収率が高い 短期間にその時点での意識や意見の調査が可能である	時間と費用が多大である 調査員の影響が多少ある 対象者が特定されてしまう	24時間思い出し法の食事調査
		電話法	調査員が対象者に電話をかけ，質問内容の回答を口頭で得る			米国での全国健康・栄養調査で実施される食事調査
その他	インターネットによる方法		ウェブサイト上に調査票を表示し，サイト上で回答を求める．対象者から送信された回答内容を集計用データ（例：Excelデータ）に変換して集計する	回答データの入力が不要 大量のサンプルを低費用，短時間での実施が可能 調査地域を限定することなく実施できる	インターネットの利用スキルやその利用頻度に依存するため，対象者が限定される	

表8.5　おもな社会調査法

るかどうか倫理審査を受ける必要がある．また，調査者が対象者に対して，調査目的，調査方法，調査対象者に生じる負担，予測されるリスクと利益，自由意思による調査であること，個人情報の取り扱いなどについて事前に説明し，対象者から承諾（インフォームド・コンセント）を得る必要がある．個人情報保護の観点から，個人が特定できないようにデータを管理すること（匿名化など），データが調査目的以外の用途で使用されることがないように留意する必要がある．

F.　既存資料の活用

　公衆栄養アセスメントにおいて，対象地域と他の地域や全国などとの比較には，異なる目的で収集された既存資料を活用することができる．社会調査を新たに行う時間と費用がかからず，また大規模かつ継続的に行われている調査資料が多い

区分	調査名	内容	実施年	関係省庁
人口・世帯	国勢調査 （人口静態統計）	性別，年齢，国籍，世帯数，就業状況など 総人口，人口の推移，人口の構造変化（人口ピラミッド，年齢3区分別人口，人口指標）	5年毎	総務省
	人口動態調査 （人口動態統計）	出生・死亡・婚姻・離婚および死産の人口動態事象 死因別死亡数，死亡率，出生数，出生率など	毎年	厚生労働省
	生命表	ある期間における年齢別死亡率が今後変化しないと仮定した時の各年齢の者の平均余命など	毎年（簡易） 5年毎（完全）	厚生労働省
疾病状況	国民生活基礎調査	世帯，健康（通院者率，有訴者率，健康状態，検診・人間ドック受診状況），所得，貯蓄，年金，福祉（要介護・寝たきり者）	毎年（3年毎に大規模調査）	厚生労働省
	患者調査	病院および診療所を利用する患者について，推計患者数，受療率，患者数，在院日数	3年毎	厚生労働省
	国民医療費	当該年度内の医療機関などにおける傷病の治療に要する費用を推計（診療費，薬局調剤医療費，入院時食事・生活医療費，訪問看護医療費など）	毎年	厚生労働省
	感染症発生動向調査	感染症の発生情報の正確な把握・分析，その結果を国民や医療機関へ迅速に提供・公開	毎週 毎年	厚生労働省
	食中毒統計調査	食中毒の患者数，死者数など	毎月	厚生労働省
健康・食生活	国民健康・栄養調査	国民の身体の状況，栄養素等摂取量および生活習慣の状況	毎年	厚生労働省
	学校保健統計調査	幼児・児童・生徒の発育，健康状況（身長，体重，栄養状態，おもな疾病・異常，う歯の状況など）	毎年	文部科学省
	乳幼児身体発育調査	乳幼児の身体発育の状況（身長，体重，胸囲，頭囲，栄養法，運動・言語機能など），幼児身体発育値および発育曲線	10年毎	厚生労働省
	乳幼児栄養調査	母乳育児（授乳）および離乳食・幼児食の現状，子どもの生活習慣，健康状態など	10年毎	厚生労働省
	食料需給表	国民1人あたりの供給純食料および栄養量，食料自給率	毎年	農林水産省
	家計調査	世帯の収入，食費や住居費などの消費支出，税金などの非消費支出，貯蓄，負債など	毎月 毎年（年報）	総務省
保健・福祉行政	衛生行政報告例	各都道府県，指定都市および中核市における衛生行政の実態（給食施設数，食品衛生，生活衛生，母体保護，特定疾患（難病），薬事関係，精神保健福祉）	毎年	厚生労働省
	地域保健・健康増進事業報告	地域の特性に応じた保健施策の展開などを実施主体である保健所および市町村ごとに把握	毎年	厚生労働省

表8.6 公衆栄養アセスメントに用いるおもな統計資料

ため，対象地域の特性が相対的かつ経年的に把握できる．公衆栄養アセスメントで用いるおもな統計資料を表8.6に整理した．人口静態統計，人口動態統計，生命表，疾病統計（患者調査，国民生活基礎調査，食中毒統計，糖尿病実態調査など），国民健康・栄養調査，家計調査，学校保健統計，食料需給表などの国が実施した調査のほか，地方自治体の既存資料として都道府県民健康・栄養調査，住民健診結果，母子保健結果，医療費の状況などがある．また，学術論文，報告書などを必要に応じて活用すると，より的確な公衆栄養アセスメントが可能となる．

8.3 公衆栄養プログラムの目標設定

公衆栄養プログラムなど保健計画の最終目的は，QOLの向上や健康寿命の延伸などであるが，これらの目的を実現するためには10年以上の長期を要すると予想される．そのため比較的短期間に変化の確認ができる短期的，中期的な一定期間における，具体的指標を目標として設定する必要がある．公衆栄養プログラムを実施するにあたって，期間に応じた明確な目標を設定することは，目的達成のために極めて重要である．

A. 改善課題の抽出と短期・中期・長期目標

a. 改善課題の抽出とその優先順位

公衆栄養アセスメントにより収集した情報の分析，評価を行い，対象集団の健康・栄養課題を明確にし，その改善課題の抽出を行う．改善課題の抽出は多数存在する課題の中で，その重要度と変わりやすさ（改善可能性，または実現可能性）を総合的に考慮して，その優先順位を決定する（図8.8）．重要度とは，その課題解決により期待できる最終目標（QOLや健康課題）への関連性の強さ，働きかけを必要とする対象者の数（課題の広がりや頻度），緊急性などである．改善可能性とは，その問題の課題（健康行動）がどの程度変わりうるのか，あるいはその課題の広がり

図 8.8 優先順位の考え方
行政栄養士による中高年男性の生活習慣病対策への取り組みを例として示す．
[Green L.W. ほか著, 上馬征峰訳, 実践ヘルスプロモーション PRECEED-PROCEED モデルによる企画と評価, p.98, 医学書院 (2005) を一部改変]

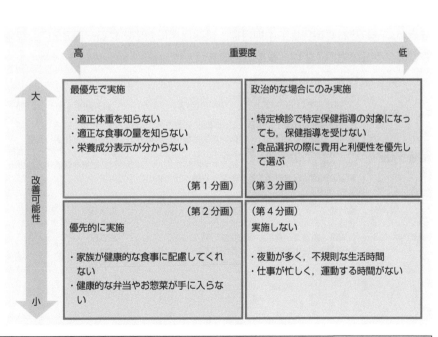

や人数がどのくらい変化すると予想されるのかといったことである．最も重要度が高く，かつ改善可能性が高い課題を選ぶ．

　最優先すべき課題は第1分画にある課題である．図8.8の例では，「適正体重を知らない」,「適正な食事の量を知らない」,「栄養成分表示が分からない」など，多くの対象者に直接的に健康教育をすることで体重管理や適正な食品選択の行動が改善することが期待できる．

　第2分画は，重要性は高いが現時点では実際に健康行動が変わるか確信が持てないような場合で，新しい効果が期待できるようなプログラムを試すのであれば，その効果検証を行う前提で実施する課題である．例では，「家族が健康的な食事に配慮してくれない」,「健康的な弁当やお惣菜が手に入らない」とあり，対象者の健康行動に影響を与える実現要因や食環境の課題であるため，行政栄養士として課題解決に取り組むにはその効果が未知の部分も多い．新たな食環境プログラムとして実施計画を立て，その効果を評価していく意味では優先順位は高いといえる．

　第3分画では，重要性はあまり高くないため政治的目的以外では優先度は低いことになる．例にある，「特定検診で特定保健指導の対象になっても，保健指導を受けない」,「食品選択の際に費用と利便性を優先して選ぶ」は，特定の個人が対象者となり，職業，教育，年収などに関わる支援が必要になることも考えられ，政治的に実施する場合以外は，優先順位は低いことになる．

　このような優先順位の考え方は，改善すべき課題の抽出だけでなくプログラムの優先順位をつける場合でも，同様に考えることができる．

b. 公衆栄養プログラムの短期・中期・長期目標

　抽出された改善課題を体系的に整理し，長期課題，中期課題，短期課題に分類を行い，それぞれ短期目標，中期目標，長期目標に対応させる．表8.7に公衆栄養プログラムの短期・中期・長期の目標を示す．

表8.7　公衆栄養プログラムの短期・中期・長期の目標

	短期目標(1〜2年)	中期目標(3〜10年)	長期目標(10〜20年)
目標の特性	生活習慣や環境因子に影響を与える要因に対応 取り組みやすく，達成しやすい目標 事業の実施状況を評価するための目標	健康問題に影響を与える継続的な生活習慣や環境因子に対応 事業を実施したことによる影響を評価するための目標	健康問題に対応 長期間で変化する目標 事業を実施したことによる最終結果を評価するための目標
具体的な項目	食行動 意識 食知識・食態度・食スキル 身体所見・生化学的指標	生活習慣 健診受診率 受療行動 健康状態 栄養状態	罹患率 死亡率 医療費 健康寿命 QOL

B. 改善課題に基づく改善目標の設定

目標は，長期目標から短期に向けて段階的に設定を行う．たとえば，QOL（長期目標）に影響を与える要因である健康状態，栄養状態の目標（中期目標）を設定し，その健康状態，栄養状態の目標のために必要な食知識，食態度，食スキルの目標（短期目標）は何か，というように考えていく．

目標値の設定には，疫学アセスメントなどで明らかにされた値や既存資料（人口動態統計，国民健康・栄養調査，食料需給表など）の数値を基準値（現状値）として用い，また，実際の調査研究の結果や過去の統計資料の数値の推移から予測値（理想値）を推定し，期間に応じた明確な目標値の検討を行う．

8.4 公衆栄養プログラム計画

地域における公衆栄養プログラム計画では，個人ならびに地域住民の健康・栄養状態をいかに継続的に向上させていくかが大切となる．そのため，アセスメントで収集した情報から，健康・栄養課題を明確にし，目的と目標を設定して地域住民のニーズを把握しながらプログラム計画の策定を行う必要がある．

A. 計画策定

a. 計画策定の体制づくり

効果的かつ継続的なプログラムを実施するには，計画策定段階からプログラムの実施者だけでなく，保健医療の専門家，関係機関の職員，住民組織・団体の代表者などに加え，一般住民（対象者）の参加が不可欠である．計画策定段階からの連携は，プログラムの目的や目標が共有でき，プログラム実施へのやる気を促し，実際の活動を活性化させることにつながる．その際，多くの関係者や関係機関・団体が，どのような役割分担で取り組み，どのように連携を図っていくのかを明確にしておく必要がある．

b. 住民参加

地域における健康問題を解決するためには，地域住民自らが自主的に組織を形成し，計画，実施，評価していくコミュニティ・オーガニゼーションが望ましいが，地域住民のみの活動では活動資金や専門知識などの点で限られたものとなる可能性が高い．そのため地域住民は，行政担当者や保健・医療の専門家（医師，管理栄養士，保健師など），関連組織などとの連携を図り，その中で専門家はアドバイザーとしての役割を担っていく．

地域住民の一人ひとりが，健康づくりに対する意欲を高め，主体的に健康なま

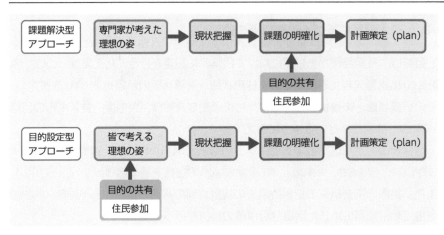

図 8.9　住民参加を取り入れた計画策定のアプローチ
［健康日本 21 実践の手引きより］

ちづくりに取り組むことを管理栄養士がサポートし，また公衆栄養プログラムに住民の参加を促していくことが大切である．

　住民参加の視点を取り入れた計画策定のアプローチには，「課題解決型アプローチ」と「目的設定型アプローチ」の2つがある（図8.9）．課題解決型アプローチは，専門家による現状分析から選び出された課題を，どのように解決すればよいか住民を交えて議論し，住民と行政が一緒になって課題策定を行う．一方，目的設定型アプローチでは，住民と行政が一緒になって目指す方向性を考えることから始まる．計画策定に関与する参加者全員で「目的」となる理想の姿を協議し，目的を共有することが重要となる計画策定アプローチである．

B.　運営面・政策面のアセスメント

a.　運営面のアセスメント

　計画策定時には，実際にプログラムを運営していくために必要な時間，人的・物的資源，予算を十分に検討し，またプログラム実施の障害になりそうな要因の予測を行い，対策を講じておく必要がある．時間のアセスメントは，プログラムの実施期間，間隔，所要時間などのほか，いつまでに目標を達成するのか，評価はいつ行うのかなど，時間的な問題の検討を行う．人的・物的資源のアセスメントは，人材や物品，地域の利用可能な社会資源などを把握し，その活用や連携方法の検討を行う．中でも人材は，どのような専門職やボランティアが何人必要かをプログラムに応じて検討し，プログラム実施に向けて人材の手配を行う．予算のアセスメントは，人件費，教材費，備品購入費，施設使用料，広報費，交通費など必要経費を算出し，プログラムの実施・評価のための予算を確保する．

b.　政策面のアセスメント

　公衆栄養プログラム策定にあたっては，国の政策（健康日本21（第二次）の次の国民健康づくり運動，第4次食育推進基本計画など），保健，医療，福祉，教育などのさま

168　　　　　　　　　　　　　　　　　　　　　　　　　8.　地域栄養マネジメント

ざまな計画（健康増進計画，食育推進計画，介護保険事業計画，母子保健計画など），関連法規（健康増進法，食育基本法，介護保険法，母子保健法など），既存の公衆栄養プログラムなどとの整合性を図る必要がある．

8.5 公衆栄養プログラムの実施

公衆栄養プログラムを実施するにあたって，地域の健康・栄養課題を解決するためには個人の努力だけでは不十分で，個人を取り巻く社会全体で取り組む必要がある．このため地域の社会資源を把握し，プログラム実施にあたっては行政機関，団体，組織などが連携，協働して取り組むことが重要となる．

A. 地域社会資源の管理

社会資源とは，対象者のニーズの充足や健康・栄養課題解決のために，プログラムを実施する側の関係者のみならず，対象者が効果的に利用できるさまざまな施設，組織，人的，物的，制度的資源のすべてを指している．公衆栄養プログラムにおける社会資源例を表8.8に示した．

公衆栄養プログラムを円滑に実施するためには，地域にはどのような社会資源が存在するのかを把握し，日頃より関係施設，関係組織と協力体制を構築しておく必要がある．社会資源の中でも各種マンパワーや関係機関，団体などに属する人々を人的資源というが，協力者の有無がプログラム実施の成果に大きな影響を与えるため，日頃から必要な人的資源の発掘に努め，協力関係をつくりあげてお

表 8.8 公衆栄養プログラムにおける社会資源

施設	保健医療関係	保健所，市町村保健センター，健康科学センター，病院，診療所，歯科医院，薬局など
	福祉関係	社会福祉事務所，児童福祉施設，社会福祉施設，老人福祉施設など
	学校関係	幼稚園，小・中・高等学校，専門学校，大学など
	社会教育関係	公民館，コミュニティーセンター，図書館，生涯学習センターなど
	運動・スポーツ関係	運動場，体育館，運動公園，スポーツクラブなど
関係機関・団体		教育委員会，自治関係（自治会，町内会など） 各種生産団体（農業協同組合，漁業協同組合など） 商工会議所，社会福祉協議会，食品衛生協会 専門家職能団体（栄養士会，医師会など）
マスコミ関係		新聞社，放送局，ラジオ局，CATV，ミニコミ誌など
マンパワー		健康教育の講師となる人材 運動指導員となる人材（健康運動指導士，健康運動実践指導者など） 医師，歯科医師，薬剤師，保健師，看護師，管理栄養士，栄養士，歯科衛生士，理学療法士，作業療法士など ボランティア（食生活改善推進員（ヘルスメイト），健康づくり支援者（ヘルスサポーター）など

くことが重要となる.

B. プログラム実施と関係者・機関の役割

　地域における公衆栄養プログラムは，次のような行政機関，団体，組織などの連携・協働により推進されている.

①**保健所**：専門的・広域的に健康・栄養課題を把握し，解決に取り組んでいるのが保健所であり，公衆栄養プログラムの行政側の中心となる. 実際の活動は保健所に勤務する行政栄養士（管理栄養士・栄養士）が中心となって行っている. 1997年の地域保健法の施行に伴い，保健所の行政栄養士は栄養指導業務のうち，特に専門的な知識および技術を必要とする栄養指導と特定給食施設への助言・指導を行うとされた.

②**市町村保健センター**：住民に身近な健康・栄養課題を把握し，解決に取り組んでいるのが市町村保健センターであり，保健所とならんで公衆栄養プログラムの行政側の中心である. 地域住民に身近な対人保健サービスを総合的に行う拠点として整備が進められ，市町村栄養士の配置も進み，地域住民に密着したきめ細かい栄養相談・栄養指導を行っている.

③**保健医療従事者**：公衆栄養プログラムの実施には保健医療従事者の協力が不可欠であるため，日頃から協力体制を構築しておくことが重要である.

④**ボランティア**：食生活改善推進員（ヘルスメイト）は，公衆栄養プログラムの実施に大きな役割を果たしてきたボランティアで，市町村による養成事業の修了後，地域に根差した食育の推進と普及，啓発などの活動を行っている.

⑤**民間企業，関係団体，非営利団体（NPO）**：行政機関に限らず，広い視野で民間企業，関係団体，非営利団体などと連携を図り，効率的にプログラム実施を推進していく必要がある.

C. コミュニケーションの管理

　公衆栄養プログラムの実施に必要な情報を，関係者・組織およびステークホルダー（地域社会で重要な決定権を持つ個人や集団）に正確に伝えることは，プログラムを円滑に運営するためには不可欠である. 特に，プログラムの進捗状況（会議議事録，実績報告書など）を定期的に報告することは，関係者・組織の合意が得やすくなり，目標へ向けた状況を把握できるため重要となる. また，地域住民や多職種との間に信頼関係を構築し，協働でプログラムを円滑に推進するためには，行政栄養士は専門領域に関する知識だけでなく，プログラム実施に必要な情報を適切に伝えるコミュニケーションスキルも重要となる.

8.6 公衆栄養プログラムの評価

公衆栄養活動はアセスメント，計画，実施，評価，改善の繰り返しにて行われる．評価はそのマネジメントサイクルの各段階において行われ，評価時期，評価デザイン，評価指標，具体的な方法などをプログラム計画段階で検討する必要がある．

A. 評価の種類

おもな評価は以下のとおりである．

①**企画評価**：アセスメント，目標設定，計画立案までを評価する

②**過程（経過）評価**：プログラム実施中に，プログラムが目標達成に向けて順調に実施されているか，その実施状況を評価し，必要に応じて実施計画を見直す

③**影響評価**：短期・中期的なプログラムの直接的効果として，対象者の食行動，食知識・食態度・食スキルなどの変化，およびその変化の結果として生活習慣・健康・栄養状態や環境の改善状況を客観的に評価する

④**結果評価**：長期的なプログラムの効果として，罹患率，有病率，死亡率などの指標を用いての客観的評価と，その結果としてプログラムの最終目標であるQOLの向上が実現したかなどの主観的評価を行う

⑤**経済評価**：プログラムの優先順位や効果などを経費の面から評価(表8.9)する

費用効果分析：プログラム実施に要した全費用を算定し，ある1単位の効果を得るために必要な費用を比較検討する（例：肥満改善者1人あたりの費用）．なお，この効果を量的な評価だけでなく，質的（QOL）側面から評価する方法として，費用効用分析があり，その指標として質を考慮した生存年数(QALYs)がある

QALYs：quality adjusted life years

費用便益分析：便益はプログラムの効果として社会，組織，後援者が獲得する最終的な利益（金額）のことで，プログラム実施に要した費用とその便益から費用の効率性を評価する

⑥**総合評価**：すべての評価を総合的に評価する

表 8.9　プログラムの経済評価

[武藤孝司ほか，健康教育・ヘルスプロモーションの評価，p.133 篠原出版新社（1994）]

	費用の指標	結果の指標	分析の指標
費用効果分析	金額	各種の効果	効果1単位あたりの費用 費用1単位あたりの効果
費用便益分析	金額	金額	便益－費用 便益1単位あたりの費用 費用1単位あたりの便益

B. 評価の流れ

　マネジメントサイクルの各段階において，どの時期に，どのような評価デザインで，どの指標を用いて，どのように評価するのかを，事前に検討し，その評価計画もプログラム計画に盛り込まれている必要がある．プログラム実施中に行う過程評価の結果は，その後のプログラムの修正に用いられ，プログラム後期に行われた場合は次のプログラムにフィードバックされる．影響・結果評価の評価指標は目標値設定時に決定されていることが望ましい．また，影響評価に使用される指標は把握するのが難しい項目もあり，適切な情報収集が必要となってくる．影響評価における生活習慣や環境の改善が持続することが，結果評価の死亡率や罹患率の変化をもたらすと考えられるため，影響評価と結果評価の間における疫学的な関連の確認も必要となってくる．

C. 評価のデザイン

　公衆栄養学プログラムにおける評価デザインを図8.10に示した．おのおのの長所と短所，実行可能性などを考慮し，信頼性の高いデザインを選ぶ．

図8.10　公衆栄養プログラムにおける評価デザイン
RCT：randomized controlled trial

1. 無作為割付比較試験（RCT）

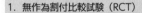
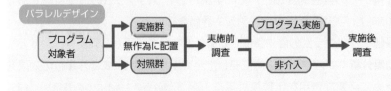

対象者を無作為に実施群と対照群の2群に分け，プログラム実施前後での指標の比較を行う．
公衆栄養プログラムでは，地域住民に平等にサービスを提供する必要がある．そこでパラレルデザインによる比較が終了した後に，対照群にも同様のプログラムを実施するクロスオーバーデザインを用いる．

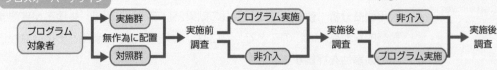

2. 介入前後の比較

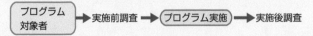

対照群を設定せず，プログラム実施前後での指標の比較を行う．

3. 事例評価（個別評価）

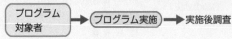

プログラム対象者に対して，プログラム実施後に，個々の事例についてプログラム前後の変化を調べる．

9. 公衆栄養プログラムの展開

9.1 都道府県，保健所設置市および特別区，市町村における行政栄養士の役割

健康日本21（第二次）の推進にあたり，2013年3月に「地域における行政栄養士による健康づくり及び栄養・食生活の改善の基本指針」（行政栄養士業務指針）が示された（図9.1）．

図 9.1 健康日本 21（第二次）と行政栄養士業務指針の構成

健康日本 21（第二次）基本的方向性	行政栄養士による健康づくり及び栄養・食生活の改善の基本指針（行政栄養士業務指針）		
	都道府県（保健所を含む）	保健所設置市および特別区（保健所を含む）	市町村
(1) 健康寿命の延伸と健康格差の縮小	(1) 組織体制の整備		
(2) 生活習慣病の発症予防と重症化予防の徹底	(2) 健康・栄養課題の明確化と PDCA サイクルに基づく施策の推進		
(3) 社会生活を営むために必要な機能の維持および向上	(3) 生活習慣病の発症予防と重症化予防の徹底のための施策の推進		
(4) 健康を支え，守るための社会環境の整備	(4) 社会生活を自立的に営むために必要な機能の維持および向上のための施策の推進		
(5) 栄養・食生活，身体活動・運動，休養，飲酒，喫煙および歯・口腔の健康に関する生活習慣および社会環境の改善	市町村の状況の差に関する情報の収集・整理と還元する仕組みづくり	①次世代の健康 ②高齢者の健康	①次世代の健康 ②高齢者の健康
	(5) 食を通じた社会環境の整備の促進		
	①特定給食施設における栄養管理状況の把握および評価に基づく指導・支援	①特定給食施設における栄養管理状況の把握および評価に基づく指導・支援	
	②飲食店によるヘルシーメニューの提供などの促進	②飲食店によるヘルシーメニューの提供などの促進	
	③地域の栄養ケアなどの拠点の整備		
	④保健，医療，福祉および介護領域における管理栄養士・栄養士の育成	③保健，医療，福祉および介護領域における管理栄養士・栄養士の育成	①保健，医療，福祉および介護領域における管理栄養士・栄養士の育成
	⑤健康増進に資する食に関する多領域の施策の推進		
		④食育推進ネットワーク構築	②食育推進ネットワーク構築
	⑥健康危機管理への対応	⑤健康危機管理への対応	③健康危機管理への対応

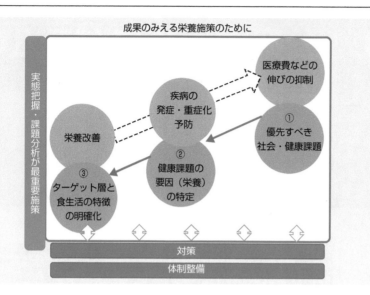

図 9.2　成果のみえる栄養施策に取り組むための概念図

［平成 25 年度都道府県等栄養施策担当者会議資料］

　行政栄養士業務指針の構成は，（1）組織体制の整備，（2）健康・栄養課題の明確化とPDCAサイクルに基づく施策の推進，（3）生活習慣病の発症予防と重症化予防の徹底のための施策の推進，（4）社会生活を自立的に営むために必要な機能の維持および向上のための施策の推進，（5）食を通じた社会環境の整備の促進の5つである．このうち，（1）（2）（3）は都道府県，保健所設置市および特別区，市町村の共通業務であり，（4）のうち次世代の健康と高齢者の健康にかかわる業務は，保健所設置市および特別区，市町村が担当する．（5）は3つの行政機関に共通する業務や都道府県のみが担当する業務があるなどさまざまである．

　行政栄養士業務指針では，行政として栄養・食生活改善に取り組むにあたっては，「施策の成果が最大に得られる」ことが重要な要素となっている．限られた予算や行政栄養士数で効果をあげ，施策の優先度を判断できるようにするためにも，実態把握・課題分析を基本とする業務体系が必要となる（図9.2）．

　以下，都道府県の行政栄養士と市区町村（この場合の区は特別区を示す）の行政栄養士の業務指針の概要を示す．

A.　組織体制の整備

a.　都道府県

　都道府県の行政栄養士は，該当施策を所管する課の施策の方向性に関する情報を共有し，優先施策の企画立案および実施にかかわることができるよう，関係部局や関係者と協議し体制を確保する．また，本庁（都道府県庁）および保健所が施策の基本方針を共有し，施策の成果が最大に得られるような体制を確保する．

　市町村との協働体制にあたって，市町村が有する地域のデータや地域の観察力

を活用し，健康・栄養課題を明確化できるよう，市町村との協働体制を確保する．

b. 保健所設置市および特別区，市町村

　該当施策を所管する課に行政栄養士がそれぞれ配置されている場合，関係部局や関係者と協議のうえ，栄養・食生活に関連する施策全体の情報を集約し，共有する体制を確保する．

　一方，行政栄養士の配置が健康増進施策の所管課に限られている場合，該当施策を所管する施策の方向性に関する情報を共有し，優先施策の企画立案および実施にかかわることができる体制を確保する．

B. 健康・栄養課題の明確化とPDCAサイクルに基づく施策の推進

a. 都道府県

　優先的な健康・栄養課題を明確にするために，都道府県の行政栄養士は市町村の健診結果や都道府県の調査結果を収集・整理し，総合的に分析し，PDCAに基づき施策を推進する．健康・栄養状態や食生活に関する市町村の状況の差を明らかにし，課題が見られる地域に対しては，保健所が計画的に支援し，課題解決を図るとともに，健康・栄養状態が良好な地域の取り組み事例を，他地域に広げる仕組みづくりを進める．

b. 保健所設置市および特別区，市町村

　市区町村の行政栄養士は，優先的な健康・栄養課題を明確にするために，健診結果などの分析を行う．その際，背景となる食事内容や食習慣などの特徴について，各種調査結果とともに地域の暮らしの観察も含め総合的に分析し，PDCAに基づき施策を推進する．

C. 生活習慣病の発症予防と重症化予防の徹底のための施策の推進

a. 都道府県

　都道府県の行政栄養士は市町村や保険者などの協力を得て，特定健康診査・特定保健指導の結果を共有し，施策に活かすための体制整備を進める．共有された情報を集約・整理し，市町村の状況の差に関する情報を還元する仕組みづくり，および地域特性を踏まえた疾病構造と食事や食習慣の特徴を明らかにし，その結果を広く周知・共有し，発症予防の効果的な取り組みを普及拡大する仕組みづくりを進める．

b. 保健所設置市および特別区，市町村

　市区町村の行政栄養士は，集団全体の健康・栄養状態の特徴を特定健康診査・特定保健指導の結果をはじめとする統計資料などに基づき分析し，優先的に取り組む健康・栄養課題を明確にし，効果の期待できる目標を設定し，効果的に栄養指導を実施する．栄養指導の実施には，対象者が身体のメカニズムと食習慣との

関係を理解し，食習慣の改善を自らが選択し，行動変容につなげられるよう進める．また，設定した目標に対する評価・検証，課題解決に向けた計画の修正，戦略的取り組みの検討を行う．

D. 社会生活を自立的に営むために必要な機能の維持および向上のための施策の推進

a. 都道府県

　都道府県の行政栄養士は，市町村の状況の差に関する情報について還元する仕組みづくりを進める．児童・生徒における健康・栄養状態の課題が見られる場合は，教育委員会と調整を行う．子どもの健やかな発育・発達，高齢者の身体および生活機能の維持・低下の防止に資する栄養・食生活支援の取り組み事例の収集・整理を行い，市町村の取り組みに役立つ情報について還元する仕組みづくりを進める．

b. 保健所設置市および特別区，市町村

(1) 次世代の健康　　市区町村の行政栄養士は，乳幼児健診で得られるデータについて，子どもの栄養状態を反映する代表的な指標である身体発育状況の集計・解析を行い，集団の年次推移の評価を通して，肥満や栄養不良などの優先課題を選定する．また，栄養・食生活の個別支援が必要とされる子どもの特定を図る．低出生体重児の減少に向けて，妊娠前の母親のやせや低栄養など予防可能な要因は，多職種と連携し，改善に向けた取り組みを行う．さらに，児童・生徒について，教育委員会との情報共有と，家庭，学校および教育機関と連携した取り組みを行う．

(2) 高齢者の健康　　市区町村の行政栄養士は，健康増進，介護予防および介護保険などでの栄養・食生活支援を効果的に行う体制を確保する．低栄養の高齢者の実態把握とその背景分析などを進め，改善に向けた効果的計画立案，必要な取り組みを行う．また，地域包括ケア体制全体の中で，優先的に解決すべき栄養の課題について，多職種と連携し取り組む体制を確保し，必要な栄養・食生活支援について関係部局や関係機関と調整する．

E. 食を通じた社会環境の整備の促進

a. 都道府県，保健所設置市および特別区

(1)特定給食施設における栄養管理状況の把握および評価に基づく指導・支援

　特定給食施設の管理栄養士・栄養士の配置率は，施設の種類などによって異なる．行政栄養士は，施設の種類別などの評価を行い，指導計画の改善を図る．

　特に健康増進に資する栄養管理の質の向上を図る観点から，管理栄養士・栄養士の配置促進に関する取り組みを進める．改善の成果が明確となるよう，栄養管理の状況を的確に評価する仕組みづくりを進める．

(2) 飲食店によるヘルシーメニューの提供の促進　ヘルシーメニューの提供については，行政栄養士は，どのような種類の店舗でヘルシーメニューを実践することが効果的かを検証し，より効果の期待できる店舗での実践を促す．栄養成分表示の活用については，健康増進に資するよう制度の普及に努める．

(3) 地域の栄養ケアなどの拠点の整備（都道府県のみ）　都道府県の行政栄養士は，地域の在宅での栄養・食生活に関するニーズの実態把握を行う仕組みを検討するとともに，在宅の栄養・食生活支援を担う管理栄養士育成や確保のため，地域の医師会や栄養士会などの関係団体と連携し，地域のニーズに応じた栄養ケアの拠点の整備に努める．また，大学などと連携し，地域の技術力を活かした栄養情報の拠点を整備する．

b. 都道府県，保健所設置市および特別区，市町村

(1) 保健，医療，福祉および介護領域における管理栄養士・栄養士の育成　行政栄養士の育成にあたっては，職位や業務年数に応じた到達能力を明らかにし，求められる能力が発揮できる配置体制について，人事担当者や関係部局と調整するとともに，関係職種の協力のもと，求められる能力が獲得できる仕組みづくりを進める．また，管内の医療機関や子どもまたは高齢者が入所・利用する施設などの管理栄養士・栄養士の活動状況を通して，各領域において専門職種の技能向上が必要である場合には，職能団体と調整し，その資質の向上を図る．管理栄養士養成施設などの実習生の受入には，養成校と調整し，実習内容を計画的に提供する体制を確保する．

(2) 健康増進に資する食に関する多領域の施策の推進（都道府県）と，食育推進のネットワーク構築（保健所設置市および特別区，市町村）　都道府県，市区町村いずれも食に関する施策を所管する部局は，健康増進のほか，子育て支援，保育，教育，福祉，農政など多岐にわたる．いずれの行政栄養士も健康増進が多領域の施策と効果的に推進されるよう，計画の策定や実施，評価について，関係部局と調整を図る．

　都道府県においては，特に，健康増進と産業振興との連携による施策推進には，科学的根拠に基づき，一定の質を確保するための仕組みづくりを進める．市区町村においては，住民主体の活動やソーシャルキャピタル*を活用した健康づくり活動を進めるため，食生活改善推進員などのボランティア組織の育成や活動の活性化が図られるよう，関係機関などとのネットワーク構築を図る．

(3) 健康危機管理への対応　災害，食中毒，感染症，飲料水汚染などの飲食に関する健康危機に対して，発生の未然防止，発生時に備えた準備，発生時の対応，被害回復の対応などについて，都道府県は，市町村や関係機関などと調整し，必要なネットワークの整備を図る．特に，災害の発生に備えて，地域防災計画に栄養・食生活支援の具体的内容を位置付けるよう，行政栄養士は関係部局との調整

*良好な人間関係，信頼できる社会的つながり．

を行う.

9.2 公衆栄養プログラムの展開例

公衆栄養活動は，9.1節に示したように国の施策などによる行政全体の「目的」と，それを達成するための「目標」があり，そのための「事業」で構成される．それぞれの行政栄養士は，それぞれの行政の中で事業を展開するためのアセスメント，PDCAサイクルによるマネジメントを行う．各事業はおもに表9.1のような構成要素からなる．

A. 健康づくり・食育（食環境づくり）

a. 健康づくり

健康づくりのためには，地域住民の実情に合わせた情報提供，人材育成，食育などの食環境づくりが必要となる（図9.3）．人々の生活は，私たちを取り巻く環境に大きく影響されているため，健康づくりも個人の問題とするのではなく，社会全体の問題として捉え，国，地方公共団体，関係団体，民間企業，ボランティ

表 9.1 事業要素の例

事業名	糖尿病対策
実施機関	K町保健センターおよびT大学
人口規模	K町の住民
目的	K町における糖尿病の住民を減少させる（介入研究）
目標	特定健康診査において「動機付け支援」および「積極的支援」に該当する者の，生活習慣上の問題点を見つけ改善するための行動変容を図ること，さらにそれに伴った良好な血糖コントロールができること.
アセスメント	K町の4年間における特定健康診査の受診率は約55％であった．「動機付け支援」および「積極的支援」に該当する者の割合は微増である．集団指導による糖尿病教育を実施してきたが，町全体の糖尿病者の減少，糖尿病者の良好な血糖コントロールにはつながっていないようであった．そのため，今回従来の栄養教育の方法を再考するとともに栄養介入がどのような影響をもたらすのか評価を行った.
評価方法	「動機付け支援」および「積極的支援」に該当する者を対象として，栄養教育介入前後の特定健診におけるHbA1c値をWilcoxon符号付順位和検定を用いて統計処理を行った.
内容	特定健診において「動機付け支援」および「積極的支援」に該当する者に対して保健センターでの栄養教育の案内を個別に郵送し参加者を募った．参加者は4年間で102名であった．栄養教育としては「糖尿病教室」，「健康づくり教室」および「個別相談」を組み合わせ行った．「糖尿病教室」は，月に1回の頻度で計9回を1クールとして実施した．「健康づくり教室」は短期的な集団指導であるが，その導入の理由は，年々，「糖尿病教室」への参加者が減少したのは，途中参加が困難であると判断したことにある．「健康づくり教室」は1クール2週間に1回の頻度で計3回とし，1年間に3クール実施した.
評価	HbA1c値が介入前7以上の者は，介入前に比べ介入後統計的に有意に低下を示した．一方，HbA1c値が介入前7未満の者に関しては介入前後でHbA1c値に差は認められなかった.
課題・改善	全体的にみてみると栄養教育を行っている期間はHbA1c値は低下あるいはコントロールされた状態であった．その後，栄養教育を受けた者を追跡して特定健診におけるHbA1c値を観察すると，上昇をきたした者が多々認められた．栄養教育を受けている期間は血糖値をコントロールすることができるのであるが，その後も継続的に自己管理できる社会的な食環境整備も必要かと思われる.

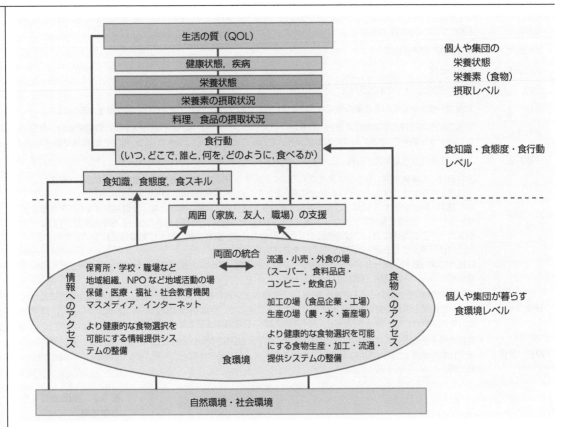

生活の質（QOL）

健康状態，疾病

栄養状態

栄養素の摂取状況

料理，食品の摂取状況

食行動
（いつ，どこで，誰と，何を，どのように，食べるか）

食知識，食態度，食スキル

個人や集団の
栄養状態
栄養素（食物）
摂取レベル

食知識・食態度・食行動
レベル

周囲（家族，友人，職場）の支援

両面の統合

情報へのアクセス

保育所・学校・職場など
地域組織，NPO など地域活動の場
保健・医療・福祉・社会教育機関
マスメディア，インターネット
より健康的な食物選択を
可能にする情報提供シス
テムの整備

食環境

流通・小売・外食の場
（スーパー，食料品店・
コンビニ・飲食店）

加工の場（食品企業・工場）
生産の場（農・水・畜産場）

より健康的な食物選択を可能
にする食物生産・加工・流通・
提供システムの整備

食物へのアクセス

個人や集団が暮らす
食環境レベル

自然環境・社会環境

図 9.3　健康づくりと
食環境との関係

［健康づくりのための
食環境整備に関する検
討会報告書，p.10
（2004）より改変］

ア，NPOなどの協働による食環境づくりが進められている．食環境づくりには，
5章（5.2）にあるように法的・制度的基盤の整備が含まれる．

　食環境とは，個人や集団が暮らす環境において，食物の生産・加工・流通，外
食などにおける食物へのアクセスと，学校や職場，保健，医療，福祉などの機関
における食情報へのアクセスをいい，またその統合も意味する．

　保健所は，食生活に関する正しい知識の普及として，栄養成分の表示や健康に
配慮した献立を提供する食品事業者などと連携し，地域版の「食生活指針」「食事
バランスガイド」の策定・活用を図る（表9.2）．また，充実した食環境の整備として，
住民の適切な食品選択のための情報提供，栄養・食生活に関する相談を受けたり，
食品事業者に対して虚偽誇大表示の禁止などを指導する．また，本庁（都道府県庁，
保健所設置市庁，特別区庁）でも充実した食環境の整備の推進として，各関係機関と
の連携を図り，中長期的な体制を整備する．

b.　食育

　食育は生きるうえでの基本であり，知育，徳育，体育の基礎となるべきものと
位置付けられている．いろいろな経験を通じて，「食」に関する知識と「食」を選択
する力を習得し，健全な食生活を実践することができる人間を育てるために，行

事業名	「健康づくり応援店」の指定
実施機関	S市保健所健康衛生課
人口規模	S市の住民
目的	「食生活指針」や「食事バランスガイド」の活用促進
目標	栄養成分表示をしている店舗の増加などによる，住民の認知度の向上（成人男性の認知度を40%以上に）
アセスメント	S市市民生活習慣実態調査によると，飲食店，レストラン，食品売場および職場（学校）の給食施設・食堂などのような場所で，食品や料理の栄養成分表示をみたことがあるのは全体で42%，男性では33%であった．
評価方法	次期S市市民生活習慣実態調査におけるアンケート
内容	昨年度からの継続事業：今年度は男性成人のよく利用するアルコールを提供する飲食店を中心に，健康づくり応援店を増やす．飲食店などへの登録推進とともに，住民への登録店に関する情報提供を行う． 表示基準：熱量を必ず3種類メニュー表示する．タンパク質，脂質，炭水化物，食塩相当量などの栄養成分表示を行う．「健康に配慮したメニュー基準」に適合した「健康に配慮したメニュー」を表示する．「おすすめメニュー」の基準においては栄養成分（カルシウム，鉄，食物繊維）および野菜の量について表示する．届出内容が適正である場合は，ステッカーを交付する． 住民への情報提供：ホームページを利用した紹介．広報紙へのリレー式掲載と，地元ケーブルテレビでの飲食店紹介コーナーの活用（指定店マークの表示）．
評価	登録店舗数は46店舗から67店舗と増加し，そのうち8店舗がアルコール提供を主とする居酒屋などであった．S市市民生活習慣実態調査におけるアンケートによると，全体での認知度は44.5%と上昇したが，目標とした成人男性の認知度は37.9%と上昇したものの，目標値には及ばなかった．
課題・改善	住民の成人男性の多くは都内などへ通勤のため，市内の店舗の利用は女性に比べて低くなっている．そのため，比較的家族と土日に利用する店舗，地域でのスポーツ活動の仲間との利用の多い店舗などへの働きかけも必要．

表9.2 食環境づくりの事業例

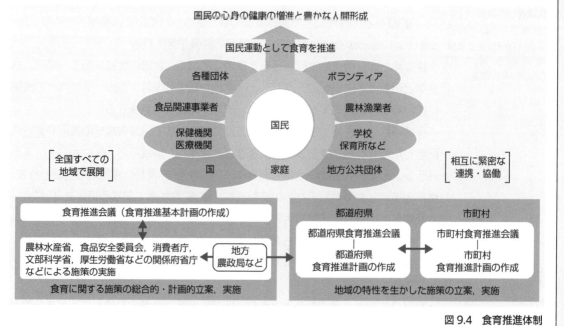

図9.4 食育推進体制
［平成29年度食育推進施策］

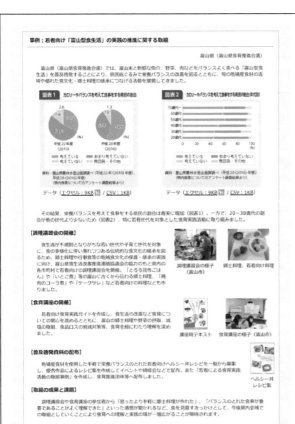

図 9.5 食育事例
［農林水産省，平成 29 年度食育白書，平成 29 年度食育推進施策］

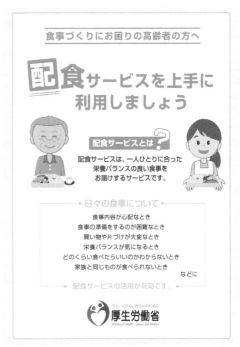

図 9.6 配食利用者向けパンフレット（一部）

政のみならず，さまざまな社会資源を活用して食育が推進されるようになってきた（図9.4）.

　食育の取り組み例としては，乳幼児から高齢者に至るまで，それぞれの世代に対する食育が各都道府県や市町村において，各地域の実情に応じて展開されている．図9.5は，富山県の若者に対する食育の事例である．若い世代は，食に関する知識や意識，実践状況などの面で他の世代より課題が多く，健全な食生活を実践することができるように食育を推進することが必要となっている．高齢者については，健康寿命の延伸と生活の質（QOL）の向上のための食育が求められている．地域の在宅高齢者のための食環境づくりとして，配食事業の普及があり，高齢者の低栄養・フレイル予防に資する役割が期待されている．2017年4月に「地域高齢者等の健康支援を推進するための配食事業の栄養管理に関するガイドライン」が発表され，厚生労働省は配食事業者向けガイドラインをまとめて配食サービスの普及に努めている（図9.6）.

B. 在宅療養，介護支援（高齢期を中心としたプログラム）

日本では高齢化が進み，平均寿命*は，男性81.47年，女性87.57年（2021年）となっており，男女とも世界上位となっている．高齢になるにつれ低栄養傾向の増加や，身体的能力の低下がみられ，それに伴い身の回りの世話や歩行などが困難になる．そのため療養や介護が必要となるが，療養の場を自宅や住み慣れた場所で行いたいと考える高齢者も多い．厚生労働省では適切な栄養状態の保持のための食環境整備や在宅医療や介護の確立に向けて在宅医療推進政策に取り組んでいる．

＊第23回生命表（完全生命表，2020年）では，男性81.56年，女性87.71年．

a. 在宅医療

在宅医療は，通院が困難となった場合や退院後に自宅等で医療を受けることである．医師の指示のもと，看護師や理学療法士，作業療法士，言語聴覚士，管理栄養士，薬剤師，歯科医師，歯科衛生士といった医療職が連携し，専門的なサービスを受けることができる（表9.3）．

在宅療養を行う高齢者に対する栄養管理は，低栄養予防や疾患の重症化予防，治療，予後に大きな影響を与えるが，地域における支援体制は不十分であると指摘される．そこで，在宅療養者の栄養や食事を支援している関係者の現状や課題，支援のニーズを明らかにし，今後の支援体制整備の参考とするために行われた事例を示す（表9.4）．栄養・食生活に関して介護支援専門員が管理栄養士へ求める希望として「利用者・家族への栄養指導」「疾病に合わせた食事内容の提案」「摂食能力に合わせた食事内容の提案」に関する項目が挙げられ，在宅療養者に対する必要な食事療法は多岐に渡り，栄養・食事支援に関して困難感を抱いていることから，これらのニーズを保健所・市町村・施設に所属する管理栄養士・栄養士などと共有し，具体的な支援体制の検討・構築が必要である．

b. 在宅訪問管理栄養士

在宅での療養者や介護者が増加するとともに，在宅での栄養ケアサービスの需

表9.3 在宅医療におけるサービス内容

	職種	
訪問診療	医師	医師が訪問し，定期的・計画的に診療を行う
訪問歯科診療・訪問歯科衛生指導	歯科医師，歯科衛生士	歯の治療や義歯（入れ歯）の調整などを通じて食事を噛んで飲み込めるように支援を行う
訪問看護*	看護師など	安心感のある生活を営めるように医療的処置や療養中の世話などを行う
訪問薬剤管理*	薬剤師	薬の飲み方や飲み合わせなどの確認，管理，説明などを行う
訪問によるリハビリテーション*	理学療法士，作業療法士，言語聴覚士	運動機能や日常生活で必要な動作を行えるように，訓練や家屋の適切な改造の指導などを行う
訪問栄養食事指導*	管理栄養士	病状や食事の状況，栄養状態や生活の習慣に適した食事などの栄養管理の指導を行う

＊医師の指示のもとで実施．
かかりつけ医などが自宅などでの療養が必要だと判断した時に，このようなサービスが受けられる．
［資料：厚生労働省HP，在宅医療の推進について「在宅医療をご存知ですか？」リーフレット］

表 9.4　在宅医療に関する事例

[日本栄養士会公衆衛生事業部, 平成 28 年度行政栄養士による活動事例, 事例 No.13 (2017) より抜粋]

事業名	在宅療養における栄養・食事支援に関する実態調査
実施機関	T 県保健福祉部健康増進課
対象	無作為抽出した県内の居宅介護事業所および地域包括支援センターの事業主と所属する介護支援専門員
目的	在宅療養者の栄養や食事支援をしている関係者の現状や課題, 支援のニーズを明らかにする さらに今後の支援体制整備の参考にする
目標	地域の在宅での栄養・食生活に関するニーズの実態把握を行い, 支援体制を構築すること
現状と課題	在宅療養を行う高齢者に対する栄養管理は, 低栄養予防のほか, 疾患の重症化予防, 治療, 予後に大きな影響を与えるが, 地域における支援体制は不十分と指摘される 個人差が大きい高齢者への対応に介護支援者は苦慮していると考えられる
評価方法	事業主用と介護支援専門員用に分けた自記式調査票
内容	事業主用調査票は, 基本情報, 連携職種, 行政機関への要望とし, 介護支援専門員用の調査項目は, 基本情報, 利用者情報, 栄養・食事支援で困難だと感じること, 栄養・食生活に関して利用者・家族・訪問介護職員から受ける相談内容, 支援を行う中で管理栄養士に希望することとした
評価	介護支援専門員からの回答では, 栄養・食事支援を行ううえで困難だと感じることは, 「利用者の食事に関する知識不足」「家族の食事に関する知識不足」「偏食」「食欲不振がある・食事量が少ない」がいずれも 60% 以上であった. また, 介護支援専門員が訪問介護員や家族から, 栄養・食生活に関して受ける相談内容としては, 「利用者の身体状況に関すること」が最も多く, 続いて「利用者の食事摂取状況に関すること」であった. さらに, 管理栄養士への希望では, 「利用者・家族への栄養指導」や「疾病に合わせた食事内容の提案」, 「摂食能力に合わせた食事内容の提案」が挙げられた
課題	在宅療養者の疾病や必要な食事療法は多岐に渡り, 栄養・食事支援に関して困難感を抱えていることから, 管理栄養士・栄養士に対して個別の栄養指導や, 具体的な食事内容の提案を求める声が多く, 今後はこれらのニーズを保健所・市町村・施設に所属する栄養士等が共有し, 具体的な支援体制の検討・構築が必要である

要も拡大することが予想される. しかしながら, 在宅訪問栄養食事指導を提供できる管理栄養士は少ないのが現状である. そこで, 2011 (平成23) 年度に, 公益社団法人日本栄養士会, 一般社団法人日本在宅栄養管理学会 (旧全国在宅訪問栄養食事研究会) 認定の「在宅訪問管理栄養士」制度が始まった. この在宅訪問管理栄養士は「療養者が在宅での生活を安全かつ快適に継続でき, さらにQOLを向上させることができる栄養食事指導 (支援) の技術を備えた管理栄養士」とされている. 在宅訪問管理栄養とは, 療養者だけでなく, その家族や介護者にとっても悔いを残さないような療養生活を送るための食・栄養の支援者でもあり, この認定制度は在宅での実践的な栄養食事指導が提供できる人材を増やすことを目指している.

c. 介護支援

　医療の発達により高齢化が進み, 要介護高齢者の増加や介護期間の長期化, 核家族化の進行や介護者の高齢化など, 介護のニーズだけでなく介護が必要な高齢者を支える状況も変化してきている. そこで, 高齢者の介護を社会全体で支え合う仕組みとして, 介護保険制度が創設され2000年に介護保険法が施行された. 国民が負担する保険料や税金を財源に, 介護を必要とする人が給付を受けること

都道府県・政令市・中核市が指定・監督を行うサービス	市町村が指定・監督を行うサービス
介護給付を行うサービス ◎居宅介護サービス 【訪問サービス】 ○訪問介護（ホームヘルプサービス） ○訪問入浴介護 ○訪問看護 ○訪問リハビリテーション ○居宅療養管理指導 ○特定施設入居者生活介護 ○福祉用具貸与 ○特定福祉用具販売 【通所サービス】 ○通所介護（デイサービス） ○通所リハビリテーション 【短期入所サービス】 ○短期入所生活介護 　（ショートステイ） ○短期入所療養介護 ◎施設サービス ○介護老人福祉施設 ○介護老人保健施設 ○介護療養型医療施設 ○介護医院	◎地域密着型介護サービス ○定期巡回・随時対応型訪問介護看護 ○夜間対応型訪問介護 ○地域密着型通所介護 ○認知症対応型通所介護 ○小規模多機能型居宅介護 ○認知症対応型共同生活介護 　（グループホーム） ○地域密着型特定施設入居者生活介護 ○地域密着型介護老人福祉施設入所者 　生活介護 ○複合型サービス 　（看護小規模多機能型居宅介護） ◎居宅介護支援
予防給付を行うサービス ◎介護予防サービス 【訪問サービス】 ○介護予防訪問入浴介護 ○介護予防訪問看護 ○介護予防訪問リハビリテーション ○介護予防居宅療養管理指導 ○介護予防特定施設入居者生活介護 ○介護予防福祉用具貸与 ○特定介護予防福祉用具販売 【通所サービス】 ○介護予防通所リハビリテーション 【短期入所サービス】 ○介護予防短期入所生活介護 　（ショートステイ） ○介護予防短期入所療養介護	◎地域密着型介護予防サービス ○介護予防認知症対応型通所介護 ○介護予防小規模多機能型居宅介護 ○介護予防認知症対応型共同生活介護 　（グループホーム） ◎介護予防支援

図 9.7　介護サービスの種類

このほか，居宅介護（介護予防）住宅改修，介護予防・日常生活支援総合事業がある．

[厚生労働省，介護保険制度の概要，p.13（2021）]

ができ，「要介護者」もしくは「要支援者」と呼ばれる．65歳以上の要介護・要支援の認定を受けた人，もしくは40～64歳までの特定疾病に該当する要介護・要支援の認定を受けた人が受けられるサービスには，居宅介護サービスや施設サービス，地域密着型介護サービスなどがあるが，指定・監督する都道府県か市町村かによって異なる（図9.7）．令和3年度介護給付費等実態統計では，これまでの介護予防サービスおよび介護サービス受給者数は前年より増加していた．介護サービス年間累計受給者数では福祉用具貸与，居宅療養管理指導，訪問看護が増加していた．

　今後も高齢者の割合は増加し続けることが予想され，2025年（団塊の世代が75歳以上となる）以降は，国民の医療や介護の需要が今以上に増すことが見込まれる．そこで，厚生労働省では2025（令和7）年を目途に，高齢者の尊厳の保持と自立生活の支援を目的として，可能な限り住み慣れた地域で，自分らしい暮らしを人生の最期まで続けることができるよう，地域の包括的な支援・サービス提供体制（地域包括ケアシステム）の構築を推進している．社会全体でサポートできる体制の構築が重要となる．

d. 介護報酬

　介護報酬は事業者が利用者（要介護者または要支援者）に介護サービスを提供した場合に，その対価として事業者に支払われる費用であり，サービスごとに設定されている．サービス提供にかかる費用や各事業所の提供体制，利用者の状況などに応じて加算・減算される仕組みとなっているが，令和3年度介護報酬の改定では，「地域包括ケアシステムの推進」，「自立支援・重度化防止の取組の推進」，「介護人材の確保・介護現場の革新」，「制度の安定性・持続可能性の確保」を図るとしている．介護保険施設における栄養ケア・マネジメントの強化を目的に，施設系サービスでは栄養マネジメント加算が廃止され，人員基準に現行の栄養士に加えて管理栄養士の配置を位置付けられることが記載された．通所系サービスにおける管理栄養士と介護職員などの連携による栄養アセスメントの取り組みや，外部の管理栄養士による居宅療養管理指導の評価についても記載され，栄養ケア・ステーションの活動の幅が広がっている．

e. 地域包括ケアシステム

　厚生労働省は，2025年を目途に重度な要介護状態となっても住み慣れた地域で自分らしい暮らしを人生の最期まで続けることができるよう，住まい・医療・介護・予防・生活支援が一体的に提供されることの実現を目指す地域包括ケアシステムの構築を推進している．大都市部と町村部などでは高齢化の進展状況に地域差が生じているため，保険者である市町村や都道府県が，地域の自主性や主体性に基づき，地域の特性に応じたシステムを作りあげることが必要とされている．

(1) 地域包括ケアシステム構築へ向けた取り組み　　高齢化の進行に伴い，将来的に在宅医療のニーズ増加が見込まれる．厚生労働省は，医療・看護・介護の関係者と話し合う体制の構築と，関係づくりおよびルールづくりを行い，在宅医療従事者の負担軽減の支援や，効率的な医療提供のための多職種連携，在宅医療に関する地域住民への普及啓発，人材育成，さらには実現するための地域医療拠点の整備などに取り組んでいる．関連団体との連携により，住民に対しても在宅医療に関する啓発を促進し，今後は市内全域における体制整備と多職種連携のルール確立を目指している（表9.5）．

C. 健康・食生活の危機管理と食支援

a. 国・都道府県・市町村の責務

　近年，日本各地で地震，津波，豪雨や台風による風水害，火山噴火や豪雪などによる大規模災害が多発しており，多くの地域で被害が生じている．災害対策基本法には，国・都道府県・市町村・住民などの責務も記載されており，災害に対する備えの必要性が記載されている．また，都道府県や市町村では国の防災基本計画に基づき，それぞれ地域防災計画を作成しなければならないとされ，それに

表 9.5　地域包括ケアシステム構築に向けた取組事例

［資料：厚生労働省 HP，地域包括ケアシステム構築へ向けた取組事例］

取組	行政と医師会の協働による在宅医療の推進と医療介護連携
実施機関	K市（大学および都市機構との共同研究）
取組目的	在宅医療を推進するため，行政（K市）が事務局となり，医師会をはじめとした関係者と話し合う体制を構築し，関係づくりとルールづくりを行う
取組の経緯	今後，高齢化が急速に進行し，独居高齢者や高齢夫婦のみ世帯が増加することから，在宅における訪問診療に対するニーズの増加が見込まれる
内容	高齢化が進行する将来においても住民が住み慣れた地域で暮らせることを推進 行政が中心となって，多職種（医師会など）と連携し，在宅医療を推進 医療・看護・介護の関係団体が，多職種連携との関係づくりやルールづくりを進める
取組の効果	医療・看護・介護をトータルに提供することで，住み慣れた家で暮らすことができる 多職種団体が参加することで，効果的に関係づくりやルールづくりを行うことができる 関係団体との連携により，住民に対して在宅医療に関する啓発を推進
今後の展望	市内全域における「主治医−副主治医システム」の体制と多職種連携ルールの確立

基づき被災者保護として避難所における食料，衣料，医薬品などの配布や保健医療サービスの提供をする．

　また，健康危機管理として，行政栄養士業務指針で都道府県，保健所設置市および特別区，市町村の対応が示されている．

b. 行政栄養士としての役割

(1) 平常時の栄養・食生活支援の準備　栄養・食生活支援にかかわる対応は管理栄養士または栄養士の配置状況により大きく異なる．そのため，必要な支援が可能となるよう平常時から管理栄養士または栄養士の適正な配置をしておく必要がある．平常時から支援休制の整備，地域防災計画またはマニュアルなどの整備，教育研修，提供食の把握，要配慮者の把握，特定給食施設などの支援，被災者支援，健康な食に関する普及啓発・健康教育，備蓄，炊き出しなど，多岐にわたって備えておくことが必要となる．

(2) 災害時の栄養・食生活支援　大規模災害発生時の被災地での栄養・食生活支援活動は，自治体の地域保健従事職種の一員として派遣され，避難所や被災地で専門的な活動を行うことや，災害時健康危機管理支援チーム（DHEAT）の一員として活動することが求められる．被災地では，行政栄養士の派遣のほか，日本栄養士会災害支援チーム（JDA-DAT）の活動や食生活改善推進員などの住民組織との連携と分担を円滑に計ることが効果的な支援活動には必要である．さらに，被災地での栄養・食生活支援活動を行ううえで，医師や保健師などとの多職種支援チームや自衛隊，婦人会，ボランティア団体などの炊き出し支援チーム，弁当業者など，さまざまな関係機関および支援チームとの連携が重要となる．

JDA-DAT：The Japan Dietetic Association-Disaster Assistance Team

　大規模災害発生時の被災地での栄養・食生活支援活動は，①避難者の健康管理を支援する「対人保健」，②避難所などでの食事支援や食品衛生助言，給食施設などを支援する「対物保健」，③情報収集や食事の分析評価，対策立案，支援要請，連絡調整などを行う「マネジメント」がある．避難者の健康管理にかかわる支援

は，被災した市町村の管理栄養士・栄養士と避難所の支援として派遣された行政栄養士の両者が直接支援を行う．また平常時より保健所管理栄養士が特定給食施設への指導を実施し，災害時においても給食施設の被災状況に応じて給食提供が困難な施設への支援を行う．

(3) 東日本大震災にかかわる栄養・食生活支援の事例　2011年3月11日に発生した東日本大震災から，甚大な被害によって栄養・食生活の支援ニーズが極めて高いとして，厚生労働省は初めて管理栄養士の派遣あっせん・調整に取り組んだ．全国の自治体および日本栄養士会に支援の協力依頼を行い，8月末日までに自治体派遣管理栄養士194人を含む600人が派遣された．

　必要な食料を確保する環境整備が急務であることから，4月には避難所における食事提供のための当面（被災後3か月まで）目標とする栄養素が，6月には被災後3か月以降の避難所における食事提供のための栄養量と適切な栄養管理の留意事項が提示された（表9.6）．被災地健康支援事業として，応急仮設住宅などへの継続的保健指導や栄養・食生活指導を支援するための経費が計上された．また防災基本計画の修正により，避難所などの生活環境を良好なものとするための食事供与の状況把握に努め，必要な対策を講じることが加えられた．東日本大震災では，想定を超える大きな被害をもたらし，多くの避難所で食料が不足した．特に，乳幼児や高齢者，慢性疾患患者など避難所で普通の食事ができない要配慮者の食の確保や，健常者でも長期化する避難生活による栄養状態の悪化などが課題となった．避難所では，乳児用ミルク・離乳食，おかゆなどの柔らかい物，塩分制限やタンパク質制限，糖尿病食やアレルギー除去食などが必要な人に対して，個別支援が求められる場合があり，特殊食品などの食料調達支援を行うとともに，医師や保健師などスタッフと連携し，適する食料提供や栄養指導を行う必要がある．

　日本栄養士会災害支援チーム（JDA-DAT）は，東日本大震災をきっかけとして設立された．国内外での大規模な自然災害発生時には，迅速に被災地内の医療・福祉・行政栄養部門と協力し，緊急栄養補給物資の支援などの状況に応じた栄養・食生活支援活動を通じて被災地支援を行うことを目的としている．東日本大震災において全国から多くの支援物資が届けられたが，その中には要配慮者が必要とする特殊栄養食品も含まれていた．しかしながら，支援物資の適切な仕分けや搬送などが行われず，要配慮者へ物資を速やかに届けることが困難であった．そこで日本栄養士会では行政と連携し，被災地内に特殊栄養食品を提供する「特殊栄養食品ステーション」を設置した．物資の調達から仕分け，在庫管理，配送などをJDA-DATの管理栄養士・栄養士が担当し，栄養アセスメントを実施することで，速やかに必要な物資を提供し，要配慮者への個別対応を円滑に行い，適切な栄養管理を行うことが可能となった．また日本栄養士会では，災害時の栄養・食生活支援マニュアルを作成し，災害時における管理栄養士・栄養士の救援活動に

A. 避難所における食事提供の計画・評価のために当面の目標とする栄養の参照量（1歳以上，1人1日あたり）

エネルギー	2,000 kcal
たんぱく質	55 g
ビタミンB₁	1.1 mg
ビタミンB₂	1.2 mg
ビタミンC	100 mg

日本人の食事摂取基準（2010年版）で示されているエネルギーおよび各栄養素の摂取基準値をもとに，平成17年国勢調査結果で得られた性・年齢階級別の人口構成を用いて加重平均により算出．なお，エネルギーは身体活動レベルⅠおよびⅡの中間値を用いて算出．

B. 参考

	対象特性別（1人1日あたり）			
	幼児 （1～5歳）	成長期Ⅰ （6～14歳）	成長期Ⅱ・成人 （15～69歳）	高齢者 （70歳以上）
エネルギー（kcal）	1,200	1,900	2,100	1,800
たんぱく質（g）	25	45	55	55
ビタミンB₁（mg）	0.6	1.0	1.1	0.9
ビタミンB₂（mg）	0.7	1.1	1.3	1.1
ビタミンC（mg）	45	80	100	100

日本人の食事摂取基準（2010年版）で示されているエネルギーおよび各栄養素の摂取基準値をもとに，該当の年齢区分ごとに，平成17年国勢調査結果で得られた性・年齢階級別の人口構成を用いて加重平均により算出．なお，エネルギーは身体活動レベルⅠおよびⅡの中間値を用いて算出．

C. 避難所における食事提供の評価・計画のための栄養の参照量―エネルギーおよびおもな栄養素について―

目的	エネルギー・栄養素	1歳以上，1人1日あたり
エネルギー摂取の過不足の回避	エネルギー	1,800～2,200 kcal
栄養素の摂取不足の回避	たんぱく質	55 g以上
	ビタミンB₁	0.9 mg以上
	ビタミンB₂	1.0 mg以上
	ビタミンC	80 mg以上

日本人の食事摂取基準（2010年版）で示されているエネルギーおよび各栄養素の値をもとに，平成17年国勢調査結果で得られた性・年齢階級別の人口構成を用いて加重平均により算出．

D. 避難所における食事提供の評価・計画のための栄養の参照量―対象特性に応じて配慮が必要な栄養素について―

目的	栄養素	配慮事項
栄養素の摂取不足の回避	カルシウム	骨量が最も蓄積される思春期に十分な摂取量を確保する観点から，特に6～14歳においては，600 mg/日を目安とし，牛乳・乳製品，豆類，緑黄色野菜，小魚など多様な食品の摂取に留意すること
	ビタミンA	欠乏による成長阻害や骨および神経系の発達抑制を回避する観点から，成長期の子ども，特に1～5歳においては，300 μg RE/日を下回らないよう主菜や副菜（緑黄色野菜）の摂取に留意すること
	鉄	月経がある場合には，十分な摂取に留意するとともに，特に貧血の既往があるなど個別の配慮を要する場合は，医師・管理栄養士などによる専門的評価を受けること
生活習慣病の一次予防	ナトリウム（食塩）	高血圧の予防の観点から，成人においては，目標量（食塩相当量として，男性9.0 g未満/日，女性7.5 g未満/日）を参考に，過剰摂取を避けること

表9.6 避難所における食事提供

[A，B：厚生労働省健康局総務課生活習慣病対策室事務連絡平成23年4月21日，避難所における食事提供の計画・評価のために当面の目標とする栄養の参照量について（2011），C，D：厚生労働省健康局総務課生活習慣病対策室事務連絡平成23年6月14日，避難所における食事提供に係る適切な栄養管理の実施について（2011）]

ついてまとめている．救援活動では，管理栄養士や栄養士として，食事や栄養補給面での支援が求められる（図9.8）．

D. 地域栄養ケアのためのネットワークづくり

a. 地域栄養ケアのためのネットワークづくりの意義

健康寿命の延伸や医療費の抑制などの観点から国策として特定健診・特定保健指導が開始され，また2013年度から健康日本21（第二次）が実施されている．この基本方針には，あらゆる世代の健康格差の縮小を目標とすることが盛り込まれている．個人の健康は，家庭，学校，職場など生活の場である地域社会の影響を受けていることから，これら目標を達成するためには地域社会全体として，個人の健康を支え，守る環境づくりに努めていく必要がある．特に健康づくりの基礎となる食生活を適切に営むことは，生活習慣病の予防のほか，社会生活機能の維

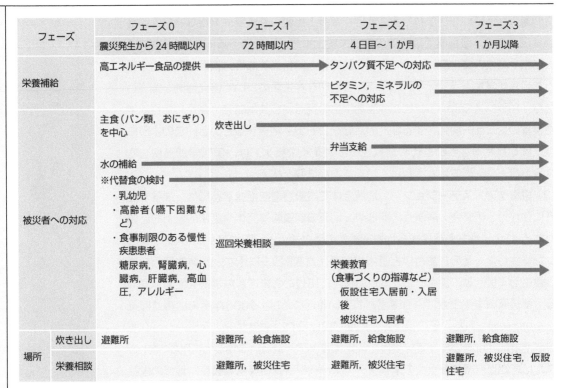

フェーズ	フェーズ0	フェーズ1	フェーズ2	フェーズ3
	震災発生から24時間以内	72時間以内	4日目～1か月	1か月以降
栄養補給	高エネルギー食品の提供 →		タンパク質不足への対応 →	→
			ビタミン，ミネラルの不足への対応 →	→
被災者への対応	主食（パン類，おにぎり）を中心	炊き出し →		→
			弁当支給 →	→
	水の補給 →			→
	※代替食の検討 →			→
	・乳幼児			
	・高齢者（嚥下困難など）			
	・食事制限のある慢性疾患患者	巡回栄養相談 →		→
	糖尿病，腎臓病，心臓病，肝臓病，高血圧，アレルギー		栄養教育（食事づくりの指導など）仮設住宅入居前・入居後 被災住宅入居者 →	→
場所 炊き出し	避難所	避難所，給食施設	避難所，給食施設	避難所，給食施設
場所 栄養相談		避難所，被災住宅	避難所，被災住宅	避難所，被災住宅，仮設住宅

図9.8 災害時の食事や栄養補給の活動のながれ
[国立健康・栄養研究所，日本栄養士会，災害時の栄養・食生活支援マニュアル，巻頭（2011）]

持，向上につながり，生活の質の向上に大きく貢献する．地域社会の中で行政機関のみならず，企業や民間団体，ボランティア組織などの積極的な参加協力を得るなどしてネットワークを形成し，栄養・食生活の実践を通した健康づくり支援体制の整備が求められている．時間的，精神的，または経済的にゆとりのない者や，健康づくりに関心のない者なども含めて，地域社会全体が相互に支え合いながら，食を通して健康を守る社会環境を整備することが「地域における栄養ケアのためのネットワークづくり」といえる．

b．地域における栄養ケアのためのネットワークづくりの実際

地域における栄養ケアとは，その地域で生活する個人や家族，集団などを対象とした栄養・健康，支援といえる．おもに都道府県や市町村で実施されている．

(1) 健康なまちづくり　保健所や市町村保健センターなど行政機関では，食生活改善推進員（ヘルスメイト），健康づくり支援者（ヘルスサポーター）といった健康づくりおよび栄養・食生活の改善を推進するボランティア組織などの住民組織のネットワーク化を進めている．また，地域住民のライフスタイルを理解し，その自主性および自律性を尊重しつつ連携を進め，住民が主体となった健康なまちづくりを目指している．

地域における栄養ケアのための活動として，大学生など若い世代を対象とした事例をあげる．若い世代の中でも女性は，過度の痩身志向や朝食欠食など食生活

に問題点が多いにもかかわらず，他の年齢層と比較して栄養ケアがなされていない状況にある．奈良県では県内の管理栄養士養成課程を有する4大学と連携し，大学祭や高校の文化祭において多くの訪問者と同世代であり，管理栄養士・栄養士を目指す学生ボランティアの視点から適切な食生活について啓発活動を実施したり，バランスのよいコンビニ弁当を学生の視点から共同開発・発売したり，学生食堂のメニュー開発をするなどの活動をコーディネートしている．このように食に関心が希薄な若い世代や地域住民に対する栄養ケアは，産官学が連携してネットワークを形成し，活動していくことが重要となる．

(2) 栄養ケア・ステーション　地域全体で健康増進を推進するには，栄養や食育にかかわる研修会・講演会の開催や，地元の健康関連団体や企業の協力も必要となる．このような必要性から地域密着型の活動拠点として栄養ケア・ステーションが誕生した．その位置付けと基本的な考え方を図9.9に示す．地域住民のための食生活支援活動の拠点として地域の特性に応じたさまざまな事業を展開している．都道府県栄養士会により運営されているところは，2006年度には都道府県に1か所設置された．その後，認定制度が設けられ，「栄養ケア・ステーション認定制度規則」に基づき認定を受けた認定栄養ケア・ステーションが日本栄養士会または各都道府県栄養士会の栄養ケア・ステーションと連携を図り，地域の栄養ケアネットワークを築くことを目指している．近年，薬局が認定栄養ケア・ステー

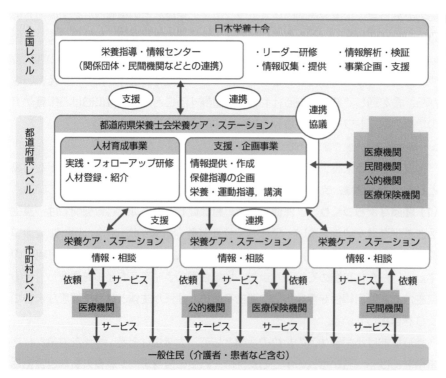

図9.9　栄養ケア・ステーションの位置付けと基本的考え方

[資料：日本栄養士会]

ションとなり，管理栄養士による栄養相談などを受けられるところが増加している．さらに2021年9月から傷病者や介護・支援を必要とする人の栄養状態の改善に必要な栄養・食事の指導，管理を行う機能強化型認定栄養ケア・ステーションが設立されている．

(3) 超高齢社会のための地域栄養ケア　　超高齢社会となったわが国において，高齢者が住み慣れた地域で，尊厳あるその人らしい生活を送るためには介護サービスを始め，福祉，医療，権利擁護などさまざまなサービスを包括的，継続的に提供する必要性が生じてきた．そこで，介護保険法に基づき高齢者の生活を支える総合機関として地域包括支援センターが2006年4月に設置され，主任介護支援専門員，社会福祉士，保健師などが連携しながら高齢者の支援を行っている．また，要介護・要支援認定を受けた高齢者が昼間の一定時間，デイサービスセンターなどの施設で，食事・入浴・排泄などの介助や日常生活上の世話，機能訓練などを受けることができる日帰りの通所介護サービス（老人デイサービス）および地域における配食サービス業者なども地域栄養ケアのためのネットワークの役割を果たしている．

E.　栄養成分表示の活用

　食環境の変化により外食や中食（調理済み食品）の利用が増え，社会的背景とともに栄養成分表示のニーズと正しい理解が求められてきている．わが国では，1996年に栄養表示基準制度が創設され，2015年に食品表示基準に移行し，2020年4月1日から新たな食品表示基準へ完全移行となり，栄養成分表示が義務化された．消費者が的確に表示を理解できるよう，表示する熱量や栄養成分，表示方法について定めている．表示方法には，栄養成分表示と栄養強調表示がある．

　消費者庁では栄養成分表示のためのガイドラインの作成や栄養成分表示活用のためのリーフレットなどを作成して普及に努めている．食品表示に関する消費者意向調査では，ふだんの食生活において商品を購入する際「栄養成分の量及び熱量（栄養成分表示）」をどの程度参考にするかという項目においては，「いつも参考にしている」と「ときどき参考にしている」を合わせると6割以上にもなる．その理由として，栄養バランスが取れた食事をするため，摂取した食品の熱量（エネルギー）や栄養素の量を把握するため，健康の維持増進や体重管理のため，といった健康を考慮した項目も挙げられ，食物選択を行ううえでも栄養成分表示は大きな役割を果たしているといえる．

a. リーフレットによる周知

　消費者庁では消費者の特性に応じた栄養成分表示の活用のためのリーフレットが公表されている（図9.10）．ここでは，お腹周りが気になり始めた中年男性を例

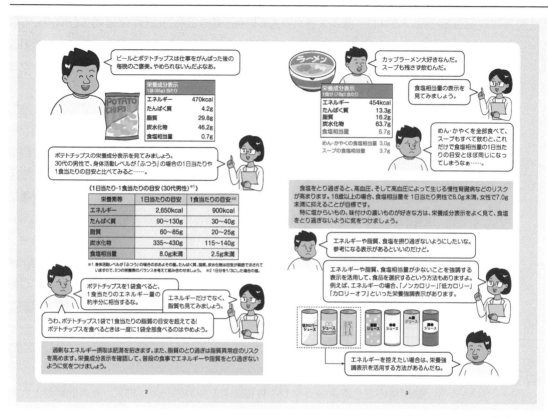

図 9.10　栄養成分表示の活用

[消費者庁，栄養成分表示とは？（リーフレット）]

にメタボリックシンドロームの予防に向けての栄養成分表示の活用方法を考えてみる．この男性の普段の食生活が，揚げ物やスナック菓子が好き，麺類はつゆも残さず飲む，などという場合どう活用するのがよいか．まずよく好んで食べるスナック菓子の栄養成分表示と1食あたりの目安とされる栄養成分とを比較してみる．そうすると，エネルギーや栄養素量の多少を知ることができ，エネルギーや脂質のとり過ぎにならないよう意識することができる．さらに，麺類を食べる際には，栄養成分表示の食塩相当量を確認し，1日あたりの目安を比較してとり過ぎていないか確認することができる．また普段から味付けの濃いものや塩辛いものをよく好んで食べている場合，栄養成分表示を見て食塩のとり過ぎに気をつけるようにする．このように，栄養成分表示を活用することで，自分が食べる食品のエネルギーや栄養素量，食塩相当量などを知る手がかりとなる．さらに，エネルギーや脂質のとり過ぎを防ぐために活用できる表示として，栄養強調表示がある．エネルギーの場合だと「ノンカロリー」「低カロリー」「カロリーオフ」といった強調表示があり，これらには基準が定められており，その表示の意味を正しく理解させることが大切である．

　過剰なエネルギー摂取は肥満，脂質のとり過ぎは脂質異常症などのリスクを高

める．さらに食塩のとり過ぎは高血圧や慢性腎臓病などのリスクを高める恐れがある．パッケージに表示されている栄養成分表示や栄養強調表示を確認することで，自分に合った食品を選択でき，栄養面でバランスの取れた健康的な食生活に役立てることができる．そのほか，消費者庁では若年女性や高齢者向けといった，消費者の特性に応じた栄養成分表示活用のためのリーフレットを提供しており，消費者の健康課題の解決や適切な食品選択につながるよう，栄養成分表示の活用推進に努めている．

F. 健康づくりのための外食料理の食環境整備

生活習慣や食を取り巻く環境の変化に伴い，外食や中食（調理済み食品）の利用機会が増加している．中でも20代〜40代の男性では外食を利用する割合が高く，外食も食生活と密接なかかわりが強まっている．それにより適切な栄養情報提供の重要性が高まっている．

外食料理の栄養成分表示は1990年2月に厚生省（現　厚生労働省）がまとめた「外食料理の栄養成分表示ガイドライン」をもとに推進されている．そのガイドラインに従って策定された「健康日本21」における食環境に関する目標項目では，「外食や食品を購入する時に栄養成分表示を参考にする人の増加」および「ヘルシーメニューの提供の増加と利用の促進」が掲げられ，各都道府県でも食環境に関する目標項目が取り上げられている．さらに2013年度から実施されている「健康日本21（第二次）」でも，「食品中の食塩や脂肪の低減に取り組む食品企業及び飲食店の登録数の増加」が目標項目として掲げられており，最適な食環境を提供できるように連携を取り合い進められている．さらに，2005年に厚生労働省および農林水産省から「食事バランスガイド」が示された．市販のお弁当や外食時に「食事バランスガイド」を用いた表示がなされ，消費者自身で自分に合った食事を選択することに役立っている．

a. スマートミールの導入

個人が適切な食事を選択するためには，個人の栄養に関する知識・関心に加え食環境整備が重要である．栄養成分表示を参考とした食品の選択に加え，栄養バランスがとれた食事を容易に購入できれば食を通じた健康増進の促進が可能となる．日本における12学術団体（うち2学術団体は2019年より追加）が中心となり，外食や中食，事業所給食において「健康な食事」を，継続的に健康的な環境で提供する店舗や事業所を認証する新しい制度が2018年4月より開始された．健康に資する要素を含む栄養バランスのとれた食事（1食の中で，主食・主菜・副菜が揃い，野菜がたっぷりで食塩のとり過ぎにも配慮した食事）のことをスマートミールといい，病気の予防や健康寿命を伸ばすことを目的としている．基準は厚生労働省の「生活習慣病予防その他の健康増進を目的として提供する食事の目安」（2015年9月）や食事

① 「主食＋主菜＋副菜」パターン

項　目	食品など	「ちゃんと」 450 〜 650 kcal 未満	「しっかり」 620 〜 850 kcal
主　食	飯, めん類, パン	飯の場合 150 〜 180 g（目安）	飯の場合 170 〜 220 g（目安）
主　菜	魚, 肉, 卵, 大豆製品	60 〜 120 g（目安）	90 〜 150 g（目安）
副菜1 （付合せなど） 副菜2 （小鉢，汁）	野菜, きのこ, いも, 海藻	140 g 以上	140 g 以上
食　塩	食塩相当量	3.0 g 未満	3.5 g 未満

注）副菜は，副菜1を主菜の付合わせなどとし副菜2を独立した小鉢とする方法，あるいは副菜1と副菜2を合わせて1つの大きな副菜とする方法など，メニューにより自由に工夫をしても構いません．

② 「主食＋副食（主菜, 副菜）」パターン

項　目	食品など	「ちゃんと」 450 〜 650 kcal 未満	「しっかり」 620 〜 850 kcal
主　食	飯, めん類, パン	飯の場合 150 〜 180 g（目安）	飯の場合 170 〜 220 g（目安）
副　食 主菜, 副菜(汁)	魚, 肉, 卵, 大豆製品 野菜, きのこ, いも, 海藻	70〜130 g（目安） 140 g 以上	100〜160 g（目安） 140 g 以上
食　塩	食塩相当量	3.0 g 未満	3.5 g 未満

図 9.11　スマートミール：1食あたりの提供エネルギー量（2段階）による分類
[日本栄養改善学会, プレスリリース (2018), 2022 年 10 月 1 日改定]

摂取基準（2015年版）を基本とし，さらに給食会社4社の実際のヘルシーメニューの献立分析を行って決定したもので，料理・食品の構成基準が示されている（図9.11）．エネルギー量が，1食あたり450 〜 600 kcal 未満（通称「ちゃんと」），620 〜 850 kcal（通称「しっかり」，日本食品標準成分表2020年版（八訂）対応）の2段階とし，料理の組み合わせとして「主食＋主菜＋副菜」パターン，または「主食＋副食（主菜，副菜）」パターンの2パターンを基本としている．そのほかにもエネルギー産生栄養素（PFC）バランスや食塩相当量などの設定もされている．認証の必須要件は，スマートミールやその情報を提供するほか，スマートミールに「おすすめ」の表示などをしてプロモーションされているか，スマートミールを説明できる人が店内にいるか，管理栄養士・栄養士がスマートミール作成や確認にかかわっているか，店内禁煙などであり，オプション項目とあわせて3段階でランク付けされる．

　健康的な食物選択に役立つ栄養に関する表示やヘルシーメニューの提供といった食環境の整備により，利用者の選択行動の変化をもたらすとともに，飲食店などの提供側の意識や知識向上につながり，大きな役割を果たすことにもなる．

G.　ライフステージ別プログラム

　ライフステージ別のプログラムは，おもに母子（妊娠期，授乳期，新生児期，乳児期，幼児期），成長期（学童期，思春期），成人期，高齢期に分けて実施されている．

a. 母子（妊娠期，授乳期，新生児期，乳児期，幼児期）

　母子保健対策は，思春期から妊娠，出産，乳児期，幼児期，学童期を通じて，一貫したサービスが提供できるよう，体系化されている（図9.12）．都道府県の保健所と市町村保健センターが担う役割分担は明確化されており，基本的母子保健サービスは，市町村保健センターで実施されている．保健所は，市町村の活動を技術的に支援するとともに，先天性代謝異常等検査や不妊専門相談などの専門的母子保健サービスを実施している（図9.13）．

図9.12　母子保健対策の体系

2021（令和3）年4月現在.

［令和3年版厚生労働白書 資料編，p.192（2021）］

(1) 健やか親子21（第2次）　　「健やか親子21」は，母子の健康水準を向上させるための取り組みを推進する国民運動計画である．現在は，「健やか親子21（第2次）」が進行している（2015〜2024年度）．「健やか親子21（第2次）」では，10年後

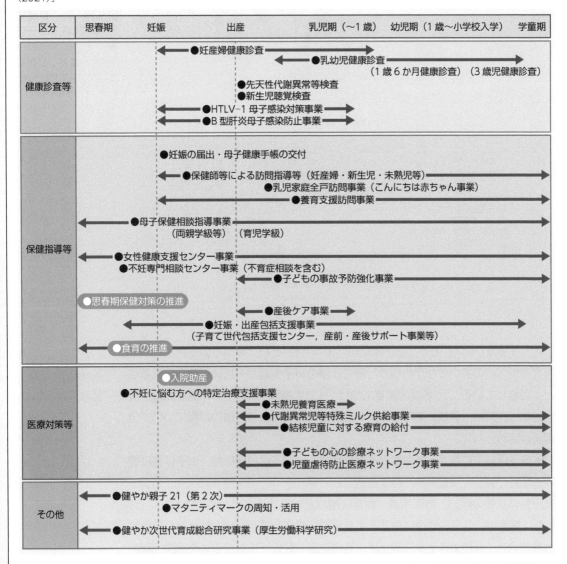

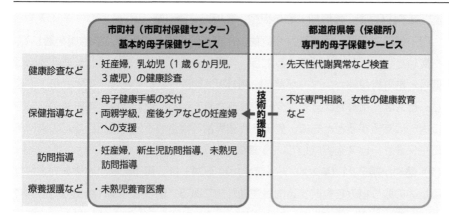

図 9.13　母子保健事業の推進体制

［令和 3 年版厚生労働白書資料編，p.193（2021）］

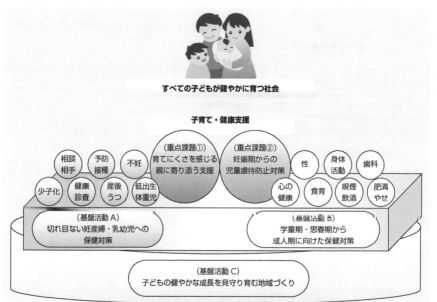

図 9.14　健やか親子 21（第 2 次）イメージ図

［健やか親子 21（第 2 次）について検討会報告書，p.56（2014）］

に目指す姿を「すべての子どもが健やかに育つ社会」とし，すべての国民が地域や家庭環境などの違いにかかわらず，同じ水準の母子保健サービスが受けられることを目指している．10年後の実現に向け，3つの基盤活動と2つの重点課題が設定され（図9.14），健康水準の指標，健康行動の指標，環境整備の指標について目標値が定められた．

(2) 母子保健法に基づくおもな母子保健事業　　母子保健法には，母子保健に関する知識の普及，保健指導，健康診査（以下，健診），母子健康手帳の交付，妊娠・低出生体重児の届出，訪問指導，養育医療などに関する事項が規定されている．また，妊産婦，乳児，幼児に対する栄養摂取に関する援助が努力義務として規定されている．管理栄養士や栄養士は，妊婦教室や健診時における栄養相談・指導，

事業名	母子保健事業
実施主体	A市健康推進課
人口規模	約10万人
実施期間	2018～2022年度
目的	・母体ならびに乳幼児の健康の保持増進を図る ・育児不安が軽減し、安心して出産・子育てができる
目標	・乳幼児の発育・発達を確認するとともに、疾病や障害などを早期発見する ・妊娠・出産・育児に関する知識の普及を図る ・育児関連情報の提供や保健指導、育児不安軽減のための相談を通じ、保護者へ育児支援を行う ・目標値：乳幼児健診受診率100%、子育て総合相談室の認知率95%以上、離乳食講習会・パパママ教室実施回数はそれぞれ30回、24回を目標値とする
アセスメント	・4か月児健診受診率は98.1%、1歳6か月児健診受診率は100%、3歳児健診受診率は96.2%であった ・健診時における相談では、離乳食など子供の栄養に関する相談が多い。また、育児不安やストレスを感じている母親が散見された ・妊婦および乳幼児の保護者に対しアンケート調査を行ったところ、子育て総合相談室の認知度は83.0%であった
評価方法	・乳幼児健診受診率、離乳食講習会・パパママ教室の開催回数を把握する。また、妊婦および乳幼児の保護者へのアンケート調査により、子育て総合相談室の認知率を把握する。いずれについても、目標値に対する達成状況で評価する
内容	・子育て総合相談室の開設（母子健康手帳の交付、妊娠・出産・育児に関する相談、情報提供） ・パパママ教室（妊娠期の食生活、出産・子育てに関する講義） ・こんにちは赤ちゃん事業（新生児のいる家庭全戸訪問） ・乳幼児健診の実施（4か月児、1歳6か月児、3歳児） ・離乳食講習会の実施 ・発育や育児に不安がある母子に対する発達相談、訪問指導
評価	・2020年度の4か月児健診受診率は99.3%、1歳6か月児健診受診率は100%、3歳児健診受診率は、99.7%であった。未受診者には、電話やはがきなどで連絡をとったことが受診率向上につながった ・離乳食講習会とパパママ教室は、新型コロナウイルス感染症拡大予防のため、一部中止となり、実施回数はそれぞれ22回、17回であった（目標値に対する達成率は、それぞれ73.3%、70.8%） ・子育て総合相談室の認知率は84.5%であり、わずかながら向上したが目標値には達しなかった
課題・改善	・乳幼児健診受診率が100%になるよう、未受診者への連絡を継続実施する ・感染症対策を踏まえた取り組みが必要である。離乳食講習会については、オンライン講習会、動画配信などの取り組みを迅速に進める ・子育て総合相談室については、認知率が目標値に近づけられるよう、他の課や関係機関との連携を密にし、周知方法を刷新する ・家庭環境、経済的な問題など、母親の背景が幅広く、個人の価値観も多様化していることから個別性に応じた継続的な支援が必要である。健診や教室、相談事業に携わるスタッフに対して研修などを行い、より一層のスキルアップを図る

表9.7　母子を対象とした事業の例

離乳食講習会の実施のほか、訪問指導などにもかかわる（表9.7）。

①**妊産婦**：妊娠の届け出をした妊婦に対し、母子健康手帳が交付される。母子健康手帳には、妊婦健診や乳幼児健診、訪問指導・保健指導の母子保健サービスを受けた際の記録や、予防接種歴などが記録される。妊娠期から乳幼児期までの健康に関する情報が一つの手帳で管理できるため、継続性・一貫性のあるケアを提供するうえで有用である。母子健康手帳交付時には、手帳の利用方法についての説明だけでなく、妊婦の生活状況や悩みなどについてのアンケートをとり、アンケート結果をもとに相談対応や情報提供を行うことが広く実施され

ている．管理栄養士や栄養士は，母子健康手帳交付時や，妊婦教室，両親学級などで，妊娠・授乳中の栄養摂取や食生活についての指導および助言を行うとともに相談に応じる．

② **乳児**：離乳食講習会や育児学級などで，離乳食の始め方・進め方，離乳食の調理形態・食べさせ方，食物アレルギーなどについての指導や助言を行うとともに，相談に応じる．法定健診ではないが，3〜4か月児健診は，ほとんどの市町村で実施されており，この健診のタイミングに合わせて開催することも多い．

③ **幼児**：満1歳6か月を超え満2歳に達しない幼児に対して「1歳6か月児健診」，満3歳を超え満4歳に達しない幼児に対して「3歳児健診」が実施される（法定健診）．健診では，身体発育の状況や栄養状態，運動・言語・精神発達の状況，歯・口腔のチェックなどが行われる．1歳6か月児は，乳児期から幼児期への移行期にあり，自我の芽生え，一人歩きや意味のある単語を話すなど，発育・発達の節目の時期である．食生活に関しては，食事のリズム，食品の種類と組み合わせ，家族と楽しく食べる食生活習慣や食行動などについての確認を行い，食事・生活のリズム，間食の取り方，食事環境作りなどについての指導や助言を行うとともに相談に応じる．3歳児は，食習慣や歯磨き習慣，睡眠時間などの習慣が確立する時期であるとともに社会性が発達する時期でもある．食生活に関しては，食事のリズム，食行動，スプーンや箸の使用状況のほか，共食を楽しむ食生活習慣が身についてきているかなどの確認を行い，これらに対して指導や助言を行うとともに相談に応じる．

(3) 子育て世代包括支援センター　妊娠期から子育て期にわたる切れ目のない支援を提供する目的で，母子保健法に基づき市町村に設置されている（設置は努力義務）．センターでは，妊娠・出産・子育てに関する相談を受けている．また，必要に応じて支援プランの策定や，地域の保健医療または福祉に関する機関との連絡調整を行っている（図9.15）．

(4) 各種指針とガイド

① **妊娠前からはじめる妊産婦のための食生活指針**：「妊産婦のための食生活指針」は，妊娠期および授乳期における望ましい食生活の実現に向けて，2006年に策定された．2021年に改定され，妊娠前からの健康なからだづくりや適切な食習慣の形成が重要であるため，指針の対象に妊娠前の女性を含めた．名称も「妊娠前からはじめる妊産婦のための食生活指針」になった（図9.16）．

② **授乳・離乳の支援ガイド**：授乳・離乳の支援ガイドは，妊産婦や子どもにかかわる保健医療従事者が，所属する施設や専門領域が異なっていても，授乳や離乳の望ましい支援の基本的な事項を共有して，一貫した支援を進めることができるよう策定された．2019年には改定された（図9.17）．なお，ガイドに記載されている事項は目安であり，子どもの発育・発達の状況に応じて柔軟に進め

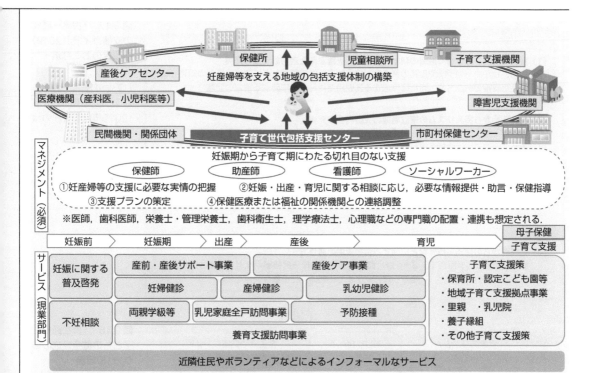

図 9.15 子育て世代包括支援センター

[厚生労働省説明資料，厚生労働省における妊娠・出産，産後の支援の取組，p.4，男女共同参画局（2020）]

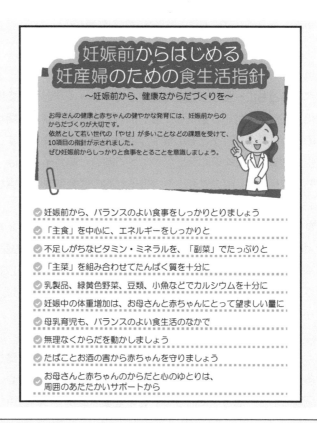

妊娠前からはじめる
妊産婦のための食生活指針
〜妊娠前から、健康なからだづくりを〜

お母さんの健康と赤ちゃんの健やかな発育には、妊娠前からのからだづくりが大切です。
依然として若い世代の「やせ」が多いことなどの課題を受けて、10項目の指針が示されました。
ぜひ妊娠前からしっかりと食事をとることを意識しましょう。

- 妊娠前から、バランスのよい食事をしっかりとりましょう
- 「主食」を中心に、エネルギーをしっかりと
- 不足しがちなビタミン・ミネラルを、「副菜」でたっぷりと
- 「主菜」を組み合わせてたんぱく質を十分に
- 乳製品、緑黄色野菜、豆類、小魚などでカルシウムを十分に
- 妊娠中の体重増加は、お母さんと赤ちゃんにとって望ましい量に
- 母乳育児も、バランスのよい食生活のなかで
- 無理なくからだを動かしましょう
- たばことお酒の害から赤ちゃんを守りましょう
- お母さんと赤ちゃんのからだと心のゆとりは、周囲のあたたかいサポートから

図 9.16 妊娠前からはじめる妊産婦のための食生活指針リーフレット（一部抜粋）

[厚生労働省]

改定のおもなポイント
(1) 授乳・離乳を取り巻く最新の科学的知見などを踏まえた適切な支援の充実 食物アレルギーの予防や母乳の利点などの乳幼児の栄養管理などに関する最新の知見を踏まえた支援のあり方や, 新たに流通する乳児用液体ミルクに関する情報の記載
(2) 授乳開始から授乳リズムの確立時期の支援内容の充実 母親の不安に寄り添いつつ, 母子の個別性に応じた支援により, 授乳リズムを確立できるよう, 子育て世代包括支援センターなどを活用した継続的な支援や情報提供の記載
(3) 食物アレルギー予防に関する支援の充実 従来のガイドでは参考として記載していたものを, 近年の食物アレルギー児の増加や科学的知見などを踏まえ, アレルゲンとなりうる食品の適切な摂取時期の提示や, 医師の診断に基づいた授乳および離乳の支援について新たな項目として記載
(4) 妊娠期からの授乳・離乳などに関する情報提供のあり方 妊婦健康診査や両親学級, 3〜4か月健康診査などの母子保健事業などを活用し, 授乳方法や離乳開始時期など, 妊娠から離乳完了までの各時期に必要な情報を記載

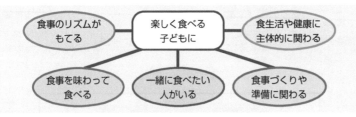

図 9.18 「食を通じた子どもの健全育成のあり方」の目標

[厚生労働省, 楽しく食べる子どもに, p.7 (2004)]

ることが重要である.

③**楽しく食べる子どもに〜食から始まる健やかガイド〜**: 子どもの食に関する問題の多様化, 深刻化に対応するため, 食を通じて親子や家族との関わり, 仲間や地域との関わりを深め, 子どもの健やかな心と身体の成長を促すことをねらいに, 厚生労働省が2004年に示したガイドである. 本ガイドには, 楽しく食べる子どもに成長していくために, 5つの子どもの健全育成の目標が示されている(図9.18).

④**保育所保育指針**: 保育所保育指針は, 保育所保育の基本となる考え方や保育のねらいおよび内容と運営に関する事項を定めたものである. 全国の保育所では, 本指針に基づき保育を実施している. 食育は, 保育内容の一環として位置付けられており, 保育士, 調理員, 栄養士, 看護師などの職員が協力し, 創意工夫を行いながら食育を推進していくことが求められている.

b. **成長期(学童期・思春期)を対象としたプログラム**

学童期は, 発育・発達の重要な時期であるとともに, 食生活の基礎ができ食習慣が確立する時期である. しかし近年, 学童期における朝食の欠食や, 栄養素摂取の偏り, 肥満の増加, 思春期におけるやせの増加など多くの問題点が指摘され

事業名	減塩教室
実施主体	B市健康管理課
人口規模	約3万人
実施期間	2019年
目的	・食習慣形成の時期にある児童に対し，減塩の必要性を理解してもらい，実践方法を身につけてもらう
目標	・体験型の食育事業に参加することにより減塩への関心を高める ・減塩の実践方法を知ってもらう ・目標値：減塩の理解度を95%以上にする
アセスメント	・B市があるC県では，脳血管疾患の死亡数が全国平均より高い状況にある．脳血管疾患対策の一つとして高血圧予防があり，そのためには減塩が重要である ・学童期の食習慣は成人期の食習慣に影響を与えることから，学童期からの減塩対策が必要である．事前に市内の小学5年生に対しアンケート調査を実施したところ，減塩の理解度は80.0%であった
評価方法	・減塩教室開催後にアンケート調査を行い，減塩の理解度に変化がみられたかを評価する．あわせて減塩教室に参加した感想も記入してもらい，意識や行動にどのような影響がみられたのかを確認する
内容	・減塩についての講義（減塩の必要性，食塩摂取の目標量，身近な食品の食塩相当量，自分でできる減塩方法） ・だし入り味噌汁と，だし無し減塩味噌汁の飲み比べ体験（だしによる減塩効果を体験） ・学習内容を資料として保護者に配布
評価	・事後アンケートにおける減塩の理解度は95.5%であった．児童が記入した感想からは，減塩だけでなく食生活全体への関心の向上がみられた．また，自宅で減塩みそ汁を保護者と一緒に作ってみたなどの回答もみられ，家庭への波及効果もあったと考えられた
課題・改善	・減塩への理解度がさらに向上するよう講義内容や体験の内容について見直しを行う ・関係機関と調整し，理解が実践につながっているかを確認する機会を設ける

表9.8　学童期を対象とした事業例

ている．この理由として，夜型生活などによる生活の乱れや，家族の食意識・健康意識の低下，核家族化，地域社会とのかかわりの希薄化，情報の氾濫など，さまざまな食を取り巻く家庭環境，社会環境の変化があげられる．このような変化のなかで，子どもが将来にわたり健康に生活していくためには，一人ひとりが自分自身で健康を守ることを考え，正しい知識に基づいて食について自ら判断し，実践できるようになることが重要である．

学童期は学校教育において，栄養教諭を中心として，食育が展開されている．2019年に文部科学省から発行された「食に関する指導の手引き（第二次改訂版）」には，学校における食育の必要性，食に関する指導の全体計画の必要性と手順・内容，食育の推進に対する評価方法，栄養教諭の役割などが示されている．地域における学童期への食育の取り組みは，食生活指針などに基づき展開され，学校や家庭のほか，食品事業者（飲食店を含む事業者，食料生産者，流通・販売者など），関係機関，関係団体および地域住民と連携して実施されることが多い．具体的な例としては，スーパーマーケットや商店街，地域における催しでの食育推進イベント，農業体験，料理教室，ポスターコンクール，各種掲示物・リーフレットによる啓発などがあげられる（表9.8）．

c. 成人期を対象としたプログラム

成人期は，身体機能の発達がほぼ完成し，仕事や子育て，介護など，社会や家

庭で中心的な役割を果たす時期である．しかし，多忙がゆえに，生活リズムは不規則になりやすく，就労状況や就労条件（交代制，夜勤などの有無）などにも影響される．また，身体活動量は就労内容（事務仕事か，力仕事かなど）や余暇の過ごし方（運動習慣の有無など）などにより個人差が大きく，食生活の面では，朝食欠食や，外食，飲酒の機会の増加など，健康的な食習慣が確立しにくい世代である．加えて，加齢とともに身体機能は徐々に低下するため，生活習慣病をはじめとする慢性疾患を発症しやすくなっていく．成人期における生活習慣の積み重ねが，その後の高齢期の健康に大きく影響を及ぼすと考えられることからも，食事や生活のリズムを整え，健康的な生活習慣を実践することが望まれる．成人の健康管理は自己管理が原則であるが，意欲を持って日常的に健康づくりに取り組むために，適宜，健康教育や栄養教育を行い，健康づくりを推進していくことが重要である．

(1) 健康増進法に基づく健康増進事業　　市町村が行う健康増進事業は，高齢者の医療の確保に関する法律に定められたもの以外について，健康増進法に基づく健康増進事業として，40〜64歳までの者を対象に，①健康手帳の交付，②健康教育，③健康相談，④機能訓練，⑤訪問指導を，また，検診および保健指導を実施している．これら市町村の健康増進事業は，市町村健康増進計画などに位置付け，計画的に推進していくことが望ましいとされており，関係機関との積極的な連携および調整を図り，広報なども活用し，住民が積極的に健康増進事業に参加しうる体制づくりに努めることとされている．特に，「健康日本21（第二次）」と特定健康診査・特定保健指導との連携が重要である．

　成人期の健康づくり事業に関する具体的例としては，広報誌やホームページを活用した食情報の提供や，家庭で実践するための料理教室や講習会の実施，生活習慣病および食生活改善のための健康教室の実施，食事バランスガイドの普及啓発，健康運動教室（体操やヨガ，ストレッチ，ウォーキングなど），健康・栄養相談などである．また，土日祭日に，地域住民を対象とした健康まつりや健康フェスタといった健康づくりイベントを開催する自治体もある（表9.9）．

　さらに，成人期は，子どもや高齢者を抱える世代でもあり，これらの世代を通じた取り組みも有用である．特に，親世代として，次世代の子どもたちへ伝統料理などの食文化や食の大切さを伝える役目も担っている点からも，成人期に対して適切な健康・栄養教育を行うことが重要である．

　いずれにしても，対象者が参加しやすい日時や場を設定し，健康づくりへの意欲を促す，継続的で魅力あるプログラムの提供が重要である．

(2) 労働安全衛生法に基づく職域における健康づくり　　職域の産業保健の場では，労働安全衛生法に基づき，労働者の健康の保持・増進普及のための心と体の健康づくりトータル・ヘルスプロモーション・プラン（THP）を推進している．THPは，厚生労働省が策定した「事業場における労働者の健康保持増進のための

THP：total health promotion plan

事業名	健康管理プログラム～なりたい自分へ健康管理～
実施主体	C市健康づくり推進課
人口規模	約35万人
実施期間	2022年度
目的	・成人期における生活習慣病の有病率を減少させる
目標	・住民の健康づくりに対する意識を高める ・生活習慣病予防のための正しい知識を身につけ，日常生活において自らバランスのとれた食生活，適度な運動などを実践し，継続できる者の割合を増やす
アセスメント	・C市の近年の死因別死亡者の割合をみると，3大死因（悪性新生物，心疾患，脳血管疾患）によるものが約6割を占めており，これらを引き起こす危険因子である肥満や脂質異常症，高血圧，糖尿病の有病率が増加している ・朝食を毎日食べている者の割合（20歳以上）は80.5%であり，主食・主菜・副菜が1日2回以上そろっている人の割合（20歳以上）は46.7%と半数を下回っている．また，1日の野菜摂取量（20歳以上）は男性で285g，女性で264gであり，健康日本21（第二次）の目標値である350gより少ない状況にある ・運動習慣がある者の割合は26.8%であり，日常生活において歩行または同等の身体活動を1日1時間以上実施している者の割合は48.0%である ・C市における生活習慣病予防のための知識を得る場と機会は市内2か所，8回という現状にある
評価方法	・県民健康・栄養調査 ・C市国保特定健診 ・C市食に関する意識調査 ・C市食生活改善推進員協議会活動報告 ・プログラム実施期間前後のアンケート調査，体重，歩数などの推移
内容	・HPからもダウンロード可能な健康管理用紙を発行する．あるいは，アプリを利用して参加することも可能 ・参加登録をした住民は各々の体重や食事，運動に関する課題を見つけ，改善目標を決定する ・体重，血圧，歩数，コメントなどを記録し，1か月後，6か月後に健康づくり推進課へデータを送付する．送付されたデータの解析結果と応援メッセージを付けて返却し，修了書を発行する ・このイベントとあわせて，運動，栄養および食生活，生活習慣病などをテーマに講話や調理実習による講座を開催する ・保健センターなどにおける定期開催以外に，地域の自主活動グループや，子育て世代の多いPTAなどを対象とした講座を出前で開催したり，土日祝日に健康フェスタを開催し，働く世代を含めた地域住民全体への働きかけを行う ・市内のウォーキングマップの作成や，ウォーキングイベントの開催などを通じて，地域の自主的な健康づくり活動をサポートする
評価	・参加住民の野菜摂取量は309gに，運動習慣のある者の割合は34.4%と現状値より増加したが，朝食を毎日食べている者の割合は80.7%，主食・主菜・副菜が1日2回以上そろっている人の割合は48.5%と顕著な改善は認められなかった ・プログラムへの20～40代男性の参加が少なかった ・生活習慣病予防のための知識を得る場と機会は市内10か所，52回に増加した
課題・改善	・最も健康づくりを実践してほしい20～40代の男性の参加が少なかったことから，事業の実施方法，周知方法についてさらに検討する必要がある ・日常的な行動変容へつなげるためには，1回限りの事業ではなく，継続した働きかけが必要である ・全市的な健康づくりキャンペーンとするため，より多くの関係機関と連携し，実施する必要がある

表9.9 成人期を対象とした事業例

指針」に沿って実施される，すべての働く人を対象とした，総合的な「心とからだの健康づくり運動」のことであり，1988年の労働安全衛生法の改正により，企業の努力義務として導入された．現状では，職場での健康づくりを専任とする管理栄養士は少ないが，社員食堂の運営を受託する給食会社や，特定給食施設としての社員食堂を指導・支援する保健所などの行政栄養士が職域における健康づくりにかかわる場合もある．健康増進法においても，特定給食施設における栄養管

理が強化されており，また，就業中は健康づくり事業のための時間を持つことが難しいことからも，職場の給食施設の有効利用（ポスター，リーフレット，卓上メモを利用した情報提供など）や，食事バランスガイドなどを活用した食環境整備の強化，職場のイントラネットの活用，健診後の個人指導や集団指導，また単身赴任者などの支援などが重要な取り組みとなってくる．

d. 高齢者を中心としたプログラム

　高齢期は加齢とともにさまざまな心身機能が徐々に低下し，それに伴い生活機能にもさまざまな影響を及ぼす．加齢による変化には個人差があり，健康で活力のある者，要介護となり介護を必要とする者，その中間的な段階にある虚弱（フレイル）状態の者も存在し，疾病の罹患状況もさまざまである．高齢化が進行するわが国では，より健康で活力のある状態を維持し，虚弱にならない，あるいはその先の要介護状態にならない高齢者を増やす対策が求められている．

　高齢期では，成人期のメタボリックシンドローム対策から移行し，フレイル対策がより重要となる．フレイルには社会的，身体的，精神的な多面性があり，社会的には孤食や閉じこもり，身体的には低栄養や転倒の増加，口腔機能の低下，精神的には意欲・判断力や認知機能の低下，うつなどが考えられている．フレイルは適切な介入・支援により，生活機能の維持向上が可能であるため，医療と介護が連携した多面的なフレイル対策，総合的なフレイル対策の実施が望まれる．

　また，地域包括ケアシステムの対象地域は，おおむね30分以内にサービス提供できる日常生活圏域（中学校区域）とされており，市町村の地域包括支援センターやケアマネージャーが主体となってコーディネートを行うこととされている．それぞれの地域の実情に合った医療・介護・予防・住まい・生活支援が一体的に提供される体制を目指している．行政栄養士は既存の計画や事業，関連データを通じて地域の実態を把握したうえで高齢者の栄養課題を明確化し，改善の必要性のある課題を多職種と共有・連携しながら，介護予防，生活習慣病重症化予防，食環境整備，食育推進，人材育成などにより地域包括ケアシステムを推進している．

(1) 介護予防のプログラム　健康で自立した生活を営むことができる高齢者は，その活力のある生活を維持し，介護が必要となる状態にならないように，健康的な食生活を実践することが求められる．市町村では元気高齢者を対象とした（一人暮らしや男性向けなどの）調理実習の実施や，栄養に関する教室等の企画・運営，住民向けの普及啓発（フレイル，低栄養，摂食嚥下，介護食）などを通じて，フレイルや低栄養を予防し，介護を必要としない元気な状態を維持するためのプログラムを実施している（表9.10）．

(2) 生活習慣病重症化予防のプログラム　高齢者は1つあるいは複数の生活習慣病を罹患している割合が高い．すでに生活習慣病に罹患している地域在住療養者がそれ以上に重症化することを予防するため，保健所や市町村は医療機関や介

事業名	介護予防，虚弱（フレイル）対策事業
実施主体	D市健康推進課
人口規模	約20万人
実施期間	2022年度
目的	・低栄養傾向の地域高齢者の割合を低下させる ・虚弱（フレイル）による要支援または要介護への移行を予防する
目標	・医療・介護双方からの対象者を中心とした一体的な支援体制を構築する ・地域高齢者が低栄養を予防するための適切な食生活や生活習慣を理解し，日常的に主体性を持って実践できるように支援する ・地域住民主体の活動の場を構築し，地域への社会参加の機会を促す
アセスメント	・厚生労働省の「令和元年国民健康・栄養調査」の結果では低栄養傾向（BMI ≦ 20 kg/m²）の65歳以上の高齢者の割合が男性12.4%，女性20.7%である ・厚生労働省の「令和元年国民生活基礎調査の概況」では要支援または要介護と認定された人の「介護が必要になった主な原因」のうち「高齢による虚弱」（フレイル）が全体の12.8%を占めており，認知症，脳血管疾患（脳卒中）に次いで高い
評価方法	・県民健康・栄養調査（地域の実態，やせの多い地域の抽出） ・プログラム実施期間前後のアンケート調査（実施側：食知識・食態度・食行動の変化，関係機関・団体との連携など．対象者側：食知識・食態度・食行動の変化，身体状況，口腔機能，栄養状態，運動習慣の変化など） ・フレイル対策に取り組む通いの場の数，関係機関・団体などへの波及効果
内容	・地域高齢者の健康課題に関するデータを整理・分析し，医療・介護の双方の視点からスクリーニングする ・地域高齢者の状況に応じて必要な医療・介護サービスに接続するため，地域の関連施設などと連携し，アウトリーチを行う ・地域高齢者の通いの場や，住民主体の地域拠点などにおける集いや会食の場などを活用し，専門職による健康相談や低栄養やフレイル予防に関する健康教室などを開催する ・地域の元気高齢者の活躍の場を創出し，地域の人材育成とともに社会参加の機会を増やすことで地域住民の主体的な健康づくりを推進する
評価	・データ活用によるスクリーニングとアウトリーチの実施により，個々の対象者が必要とする医療あるいは介護サービスに接続することができた ・実施側はフレイル予防改善のための知識と技術の習得につながり，関係機関・団体と連携の重要性への認識が深まった ・対象者においては主観的健康観，生活満足度，食品摂取多様性，運動習慣の向上が認められた ・地域住民が慣れ親しんだ場所での活動の場と機会を増やしたことで，地域の健康に興味を持ち，主体的に考え，自信を持って具体的に行動できるようになった
課題・改善	・各制度間の事業連携を進めるためには，組織特性を考慮しながら体制整備を進める必要がある ・地域における持続的な取り組みとなるように，地域高齢者の活動の場の拡大や，参加率の増加を目指した仕組みづくりを継続し，低栄養と虚弱（フレイル），介護予防を引き続き推進する

表9.10　高齢期を対象とした事業例

護・福祉施設などの関係部署と多職種連携し，個々の状態に応じた栄養・食生活支援を推進している．

（3）配食事業を活用したプログラム　　地域高齢者の健康支援を推進するため，厚生労働省は2017年に配食事業者向けの「地域高齢者等の健康支援を推進する配食事業の栄養管理に関するガイドライン」を公表した．この中で，配食事業とは特定かつ多数の地域高齢者などに対し，おもに在宅での摂取用として主食，主菜および副菜の組合せを基本（主食なしのものを含む）とする，1食分を単位とした調理済みの食事（冷凍食品，チルド食品などを含む），としている．在宅療養者など向けの「栄養素等調整食」は，エネルギー量，タンパク質量，食塩相当量などを1つ

または複数調整したものであり，摂食嚥下機能が低下した者向けの「物性等調整食」は，硬さ，付着性，凝集性などに配慮して調理したものである．地域高齢者の特性と配食にかかわる課題を理解し，ガイドラインに基づく適切な栄養管理，衛生管理などを行ったうえで，事業者は地域高齢者の健康支援を推進する配食事業を行う．行政は医療・介護関連施設，地域包括支援センターなどの専門職と連携しながら，配食事業を地域の共食の場に活用することにより，地域高齢者の低栄養・フレイル予防に資する効果的かつ効率的な健康支援や栄養教育を実施している．

H. 生活習慣病ハイリスク集団におけるプログラム展開

a. 特定健康診査（特定健診）・特定保健指導

2008年より，「高齢者の医療の確保に関する法律」（高齢者医療確保法）により，生活習慣病の発症・重症化を防ぎ，その医療費を抑制することを目的として，「内臓脂肪の蓄積に起因した生活習慣病に関する健康診査（特定健診）及び特定健診の結果により健康の保持に努める必要がある者に対する保健指導（特定保健指導）の実施」が義務づけられた．

特定健診・特定保健指導は，医療保険者（国民健康保険・被用者保険）に実施義務があり，40歳以上から75歳未満の被保険者と被扶養者を対象としている．特定健診・特定保健指導の基本的な考え方を図9.19，一連の流れを図9.20に示す．

b. 特定健診・特定保健指導の実施率

2020年度の特定健診の対象者約5,420万人のうち，約2,890万人が受診しており，特定健診の実施率は53.4%であった．これは，初年度（2008年度）の特定健診実施率の38.9%と比較すると増加しているが，近年はほぼ横ばい状態にあり，「健康日本21（第2次）」が掲げる目標値70%以上に達していない．性・年齢階級別の実施率でみると，45〜49歳で最も高く，女性よりも男性の方が高くなる傾向が見られた．

一方，特定保健指導の対象となった者は約522万人であった．そのうち，特定保健指導の実施率は22.7%であった．これは，初年度より増加しているが，「健康日本21（第二次）」の目標値である実施率45%以上には到達していない．

c. 特定健診の項目と判定

特定健診の基本的な健診項目として，質問票（服薬状況，喫煙習慣など）（表9.11），身体計測（身長，体重，BMI，腹囲（内臓脂肪面積）），血圧，血中脂質（中性脂肪，HDL-コレステロール，LDL-コレステロール（中性脂肪が400 mg/dL以上または食後採血の場合，LDL-コレステロールに代えて，non-HDLコレステロール測定でも可），血糖（空腹時血糖もしくはHbA1c，やむを得ない場合は随時血糖（食直後3.5時間以内を除く）），肝機能検査，尿検査がある．

	かつての健診・保健指導		現在の健診・保健指導
健診・保健指導の関係	健診に付加した保健指導	最新の科学的知識と，課題抽出のための分析	内臓脂肪の蓄積に着目した生活習慣病予防のための保健指導を必要とする者を抽出する健診
特徴	プロセス（過程）重視の保健指導		結果を出す保健指導
目的	個別疾患の早期発見・早期治療		内臓脂肪の蓄積に着目した早期介入・行動変容 リスクの重複がある対象者に対し，医師，保健師，管理栄養士などが早期に介入し，生活習慣の改善につながる保健指導を行う
内容	健診結果の伝達，理想的な生活習慣に係る一般的な情報提供		自己選択と行動変容 対象者が代謝などの身体のメカニズムと生活習慣との関係を理解し，生活習慣の改善を自らが選択し，行動変容につなげる
保健指導の対象者	健診結果で「要指導」と指摘された者		健診受診者全員に対し情報提供，必要度に応じ，階層化された保健指導を提供 リスクに基づく優先順位をつけ，保健指導の必要性に応じて「動機付け支援」「積極的支援」を行う
方法	主に健診結果に基づく保健指導 画一的な保健指導	行動変容を促す手法	健診結果の経年変化および将来予測を踏まえた保健指導 データ分析などを通じて集団としての健康課題を設定し，目標に沿った保健指導を計画的に実施 個人の健診結果を読み解くとともに，ライフスタイルを考慮した保健指導
評価	アウトプット（事業実施量）評価を重視		アウトプット評価に加え，ストラクチャー評価，プロセス評価，アウトカム評価を含めた総合的な評価
実施主体	市町村		保険者

図9.19　内臓脂肪の蓄積に着目した生活習慣病予防のための健診・保健指導の基本的な考え方
［厚生労働省，標準的な健診・保健指導プログラム【平成30年度版】，p.1-13（2018）］

また，一定の基準の下，医師が必要と判断した場合，詳細な健診として，心電図，眼底検査，貧血検査，血清クレアチニン検査（eGFRによる腎機能の評価を含む）が行われる．

d. 特定保健指導対象者の選定と階層化

健診受診者全員に対して，健診結果の通知および「情報提供」が行われる．また，特定健診の結果から，内臓脂肪の蓄積とリスク因子の数により，特定保健指導の対象者を選定し，リスクの高さや年齢に応じて，保健指導レベル（動機付け支援・積極的支援）の振り分けを行っていく．この際，よりリスクの高い者が「積極的支援」に分類される．

ただし，65歳以上の者は，「積極的支援」の対象となった場合においても，「動機付け支援」の実施となる．また，すでに糖尿病，脂質異常症，高血圧の薬を服用している者は，特定保健指導の対象外となるが，かかりつけ医と連携したうえで積極的に保健指導に取り組むことが推奨されている．

特定保健指導対象者の選定と階層化の手順について，表9.12に示す．この際，特定保健指導の対象とならない非肥満者であっても，リスクなどに応じた必要な情報提供や保健指導を行うことが重要であるとされている．

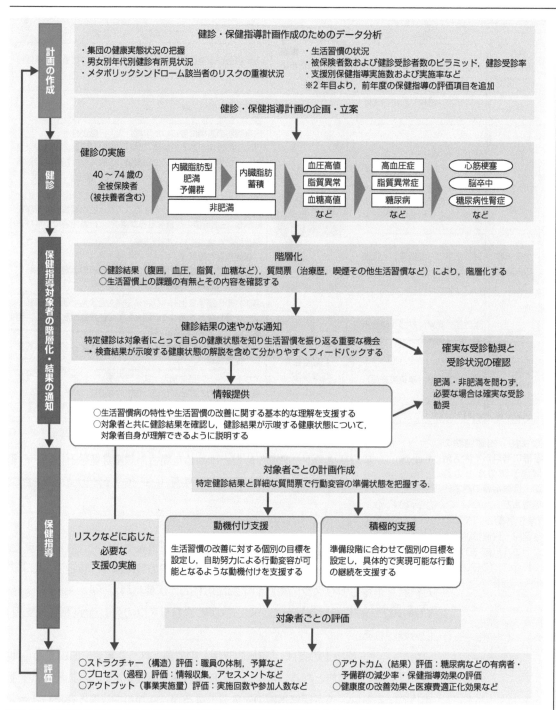

図 9.20　生活習慣病予防のための標準的な健診・保健指導計画の流れ（イメージ）
［厚生労働省，標準的な健診・保健指導プログラム【平成30年度版】，p.1-18（2018）］

表 9.11 標準的な質問票

質問項目	回答
1-3 現在，aからcの薬の使用の有無*	
1 a. 血圧を下げる薬	①はい ②いいえ
2 b. 血糖を下げる薬またはインスリン注射	①はい ②いいえ
3 c. コレステロールや中性脂肪を下げる薬	①はい ②いいえ
4 医師から，脳卒中（脳出血，脳梗塞など）にかかっているといわれたり，治療を受けたことがありますか.	①はい ②いいえ
5 医師から，心臓病（狭心症，心筋梗塞など）にかかっているといわれたり，治療を受けたことがありますか.	①はい ②いいえ
6 医師から，慢性腎臓病や腎不全にかかっているといわれたり，治療（人工透析など）を受けていますか.	①はい ②いいえ
7 医師から，貧血といわれたことがありますか.	①はい ②いいえ
8 現在，たばこを習慣的に吸っていますか.（※「現在，習慣的に喫煙している者」とは，「合計 100 本以上，または 6 か月以上吸っている者」であり，最近 1 か月間も吸っている者）	①はい ②いいえ
9 20 歳の時の体重から 10 kg 以上増加していますか.	①はい ②いいえ
10 1 回 30 分以上の軽く汗をかく運動を週 2 日以上，1 年以上実施していますか.	①はい ②いいえ
11 日常生活において歩行または同等の身体活動を 1 日 1 時間以上実施していますか.	①はい ②いいえ
12 ほぼ同じ年齢の同性と比較して歩く速度が速いですか.	①はい ②いいえ
13 食事をかんで食べる時の状態はどれにあてはまりますか.	①何でもかんで食べることができる ②歯や歯ぐき，かみあわせなど気になる部分があり，かみにくいことがある ③ほとんどかめない
14 人と比較して食べる速度が速いですか.	①速い ②ふつう ③遅い
15 就寝前の 2 時間以内に夕食をとることが週に 3 回以上ありますか.	①はい ②いいえ
16 朝昼夕の 3 食以外に間食や甘い飲み物を摂取していますか.	①毎日 ②時々 ③ほとんど摂取しない
17 朝食を抜くことが週に 3 回以上ありますか.	①はい ②いいえ
18 お酒（日本酒，焼酎，ビール，洋酒など）を飲む頻度	①毎日 ②時々 ③ほとんど飲まない（飲めない）
19 飲酒日の 1 日当たりの飲酒量 日本酒 1 合（180 mL）の目安：ビール 500 mL，焼酎 25 度（110 mL），ウイスキーダブル 1 杯（60 mL），ワイン 2 杯（240 mL）	①1 合未満 ②1〜2 合未満 ③2〜3 合未満 ④3 合以上
20 睡眠で休養が十分とれていますか.	①はい ②いいえ
21 運動や食生活などの生活習慣を改善してみようと思いますか.	①改善するつもりはない ②改善するつもりである（概ね 6 か月以内） ③近いうちに（概ね 1 か月以内）改善するつもりであり，少しずつ始めている ④既に改善に取り組んでいる（6 か月未満） ⑤既に改善に取り組んでいる（6 か月以上）
22 生活習慣の改善について保健指導を受ける機会があれば，利用しますか.	①はい ②いいえ

*医師の判断・治療のもとで服薬中のものを指す.
［厚生労働省，標準的な健診・保健指導プログラム【平成 30 年度版】，p.2-29，2-30（2018）より改変］

| 腹囲 | 追加リスク | ④喫煙歴 | 対象 | |
	①血糖　②脂質　③血圧		40〜64歳	65〜74歳
≧ 85 cm（男性） ≧ 90 cm（女性）	2つ以上該当		積極的支援	動機付け支援
	1つ該当	あり		
		なし		
上記以外で BMI ≧ 25 kg/m²	3つ該当		積極的支援	動機付け支援
	2つ該当	あり		
		なし		
	1つ該当			

追加リスク（糖尿病，高血圧症または脂質異常症の治療に係る薬剤を服用している者を除く）

①血糖	空腹時血糖≧ 100 mg/dL または HbA1c（NGSP値）≧ 5.6％（やむを得ない場合，随時血糖≧ 100 mg/dL）
②脂質	中性脂肪≧ 150 mg/dL または HDL-コレステロール＜ 40 mg/dL
③血圧	収縮期血圧≧ 130 mmHg または拡張期血圧≧ 85 mmHg

　なお，特定保健指導対象者の選定の基準は，メタボリックシンドロームの判定基準とは異なる.

e. 積極的支援と動機付け支援

　動機付け支援および積極的支援は，対象者の現在の生活習慣の状況や行動変容ステージを把握し，問題行動の改善策を考えるためにも詳細な質問項目を用いてアセスメントを行うことが望ましい（表9.13）.

　動機付け支援は，初回面接を実施してから，3か月後以降に対象者の特定保健指導の効果について評価するための実績評価を行う.

　積極的支援は，初回面接の実施後，3か月以上の継続的な支援を行った後，実績評価を実施する.

　面接は，個別支援の場合1人あたり20分以上（情報通信技術を活用した遠隔での面接の場合30分以上），グループ支援の場合，1グループ8名以下とし，1グループあたり80分以上（情報通信技術を活用した遠隔での面接の場合90分以上）としている.

　実績評価は，面接または電話，メール，FAX，手紙などを用いて，行動目標の達成状況や身体状況，生活習慣の変化についての評価を行う. また，評価結果は，対象者に提供する.

　ただし，保険者の判断で，対象者の状況などに応じて，6か月後に評価を実施することや，3か月の実績評価の終了後に，さらに独自のフォローアップの実施等も可能である.

　積極的支援の継続的な支援方法としては，支援A（積極的関与タイプ）と支援B（励ましタイプ）に分かれており，支援形態によりポイント制が設定されている（表9.14）.

表 9.13 「動機付け支援」,「積極的支援」に必要な詳細な質問項目

1. 健康意識・認識

1-1	現在の自分の健康状態についてどのように感じていますか.	①よい ②まあよい ③ふつう ④あまりよくない ⑤よくない
1-2	自分の健康のために, 食生活, 運動, その他で特に気を付けていることはありますか.	①はい ②いいえ
1-3	これまでに減量に取り組んだ経験はありますか.	①はい ②いいえ
1-4	体重を定期的に測定していますか.	①はい ②いいえ
1-5	特定健康診査あるいは人間ドックなどの健康診断を昨年度, 受けましたか.	①はい ②いいえ
1-6	年に1回以上, 歯科の健診を受けていますか.	①はい ②いいえ

2. 食生活習慣

2-1	1日の食事時間はだいたい決まっていますか.	①はい ②いいえ
2-2	朝食をほぼ毎日とりますか.	①はい ②いいえ
2-3	寝る前2時間は何も食べないようにしていますか.	①はい ②いいえ
2-4	食事はよく噛んでゆっくり食べるようにしていますか.	①はい ②いいえ
2-5	食事のバランス(ごはん・麺などの主食, 肉・魚などの主菜, おひたし・サラダなどの副菜)を考えて食べていますか.	①はい ②いいえ
2-6	糖分の入った飲み物を習慣的に飲みますか.	①飲まない ②飲む
2-7	習慣的に間食をしますか.	①食べない ②食べる
2-8	塩分の多い食材(麺類, 佃煮, 漬物, 梅干し, 干物, 練製品等)や濃い味付けのものを毎日食べていますか.	①食べない ②食べる
2-9	外食, 惣菜, 市販の弁当を習慣的に食べますか.	①食べない ②食べる
2-10	食事は主に, 誰が作りますか.	①自分 ②自分以外

3. 運動・身体活動状況

3-1	1週間の中で運動する時間を設けていますか.	①はい ②いいえ
3-2	エレベーターより階段を使うなど意識的に体を動かしていますか.	①はい ②いいえ
3-3	ほぼ同じ年齢の同性と比較して歩く速度が速いですか.	①はい ②いいえ
3-4	1日の中で座っている時間は少ないですか.	①少ない ②多い
3-5	膝, 腰, 手, 足, 首などに痛みや違和感はありますか.	①いいえ ②はい

4. 既往・現病歴・家族歴

4-1	現在, 身体活動・運動や食事等の生活習慣に関して, 主治医より指導を受けていますか.	①指導なし ②指導あり
4-2	健診後, 生活習慣病(高血圧, 糖尿病, 脂質異常症など)で受診しましたか.	①はい ②いいえ
4-3	両親やきょうだいであてはまる病気があれば○をつけて下さい(複数回答可)	高血圧／糖尿病／脂質代謝異常(高脂血症)／痛風／脳卒中(脳梗塞・脳出血)／心臓病(心筋梗塞・狭心症)／腎臓病

[厚生労働省, 標準的な検診・保健指導プログラム【平成30年度版】, p.3-20, 3-21 (2018)]

(つづく)

(つづき)

5. 喫煙		
5-1	職場において，この1か月間に，自分以外の人が吸っていたたばこの煙を吸う機会がありましたか.	①ほぼ毎日　②週に数回程度　③週に1回程度 ④月に1回程度　⑤全くなかった ⑥行かなかった
5-2	家庭において，この1か月間に，自分以外の人が吸っていたたばこの煙を吸う機会がありましたか.	①ほぼ毎日　②週に数回程度　③週に1回程度 ④月に1回程度　⑤全くなかった
5-3	現在，たばこ(いわゆる加熱式たばこ，電子たばこを含む)を習慣的に吸っていますか.	①もともと吸わない　②やめた　③吸う
5-4	1日に平均して何本のたばこを吸っていますか(吸っていましたか).	1日(　)本
5-5	習慣的にたばこを吸うようになってから，何年間たばこを吸っていますか(吸っていましたか).	(　)年間
5-6	今までにたばこをやめたことがありますか.	①はい　②いいえ
6. 飲酒		
6-1	どの程度の頻度でお酒を飲みますか.	①飲まない　②やめた　③月1度以下 ④月2～4度　⑤週2～3度　⑥週4度以上
6-2	飲酒日1日当たりの飲酒量はどの程度ですか. 日本酒1合(180 mL)の目安：ビール500 mL，焼酎(25度)110 mL，ウイスキーダブル1杯(60 mL)，ワイン2杯(240 mL).	①1合未満　②1～2合未満　③2～3合未満 ④3合以上
6-3	一度に，ビール中瓶3本か日本酒3合，あるいは焼酎(25度)1.7合以上を飲むことがどのくらいの頻度でありますか.	①ない　②月に1度未満　③月に1度 ④週に1度　⑤ほとんど毎日
7. 睡眠・休養		
7-1	休養は充分にとれていると思いますか.	①はい　②いいえ
7-2	睡眠は足りていますか.	①はい　②いいえ
8. 家族・社会参加		
8-1	同居家族すべてに○をつけてください.	①配偶者(パートナー)　②こども　③孫　④親 ⑤祖父母　⑥きょうだい　⑦一人暮らし
9. 仕事・労働衛生		
9-1	1週間の労働時間はおおよそ何時間ですか.	①就労していない　②40時間未満 ③40～48時間　④49～54時間 ⑤55時間以上
9-2	交代勤務制の仕事に従事していますか.	①はい　②いいえ
10. 行動変容ステージ		
10-1	改善したい生活習慣に○をつけてください(複数選択可).	①食生活　②運動・身体活動　③喫煙　④飲酒 ⑤睡眠　⑥休養　⑦その他
備考		

表 9.14　積極的支援における支援方法と支援ポイント

＊情報通信技術を活用した支援を含む.
[標準的な健診・保健指導プログラム【平成30年度版】, p.3-40, 3-41, 特定健康診査・特定保健指導の円滑な実施に向けた手引き（第3.2版）2021年2月, p.22-23から作成]

支援 A（積極的関与タイプ）			
内容	○積極的支援対象者の過去の生活習慣および行動計画の実施状況を踏まえ, 積極的支援対象者の必要性に応じた支援をすること ○食事, 運動などの生活習慣の改善に必要な事項について実践的な指導をすること ○進捗状況に関する評価として, 積極的支援対象者が実践している取り組み内容およびその結果についての評価を行い, 必要があると認めるときは, 行動目標および行動計画の再設定を行うこと ○行動計画の実施状況について記載したものの提出を受け, それらの記載に基づいて支援を行うこと		
支援方法	基本的なポイント	最低限の介入量	ポイントの上限
個別支援＊	5分20ポイント	10分	1回30分以上実施した場合でも120ポイントまで
グループ支援＊	10分10ポイント	40分	1回120分以上実施した場合でも120ポイントまで
電話支援	5分15ポイント	5分	1回20分以上実施した場合でも60ポイントまで
電子メール支援（電子メール, FAX, 手紙など）	1往復40ポイント	1往復	
支援 B（励ましタイプ）			
内容	○初回の面接の際に作成した行動計画の実施状況を確認し, 行動計画に掲げた取組を維持するために励ましや賞賛を行うものとすること		
支援方法	基本的なポイント	最低限の介入量	ポイントの上限
個別支援＊	5分10ポイント	5分	1回10分以上実施した場合でも20ポイントまで
電話支援	5分10ポイント	5分	1回10分以上実施した場合でも20ポイントまで
電子メール支援（電子メール, FAX, 手紙など）	1往復5ポイント	1往復	

付録 1 | 保健統計

分野	資料名	調査目的など	統計・調査内容	管轄官庁・機関など	調査年
人口関連統計	人口静態統計（国勢調査）	ある一時点での人口の規模や世帯構成の実態を把握し，各種行政施策その他の基礎資料を得る	総人口，年齢 3 区分別構成割合（年少人口，生産年齢人口，老年人口），人口ピラミッド	総務省	5 年毎
	人口動態統計（人口動態調査）	一定期間（1 年間など）内での人口の変動を把握する	出生，死亡，死産，婚姻，離婚について出生率，死亡率，乳児死亡率，死産率，周産期死亡率，婚姻率，離婚率などを算出	厚生労働省	毎年（年報）毎月（月報）
	生命表	生命表作成期間における死亡状況が変わらないと仮定したときの，各年代の生存者の余命を推計する	平均余命，平均寿命（0 歳の平均余命のことで保健福祉水準を総合的に示す指標）	厚生労働省	完全生命表：5 年毎簡易生命表：毎年
疾病・傷病統計	国民生活基礎調査	保健，医療，福祉，年金，所得などの国民生活の基礎的な事項について，世帯を対象に実態を把握する	世帯，健康（有訴者率，通院者率，健康診断調査），介護，所得，貯蓄など大規模調査項目（世帯・健康・介護・所得・貯蓄）簡易調査項目（世帯・所得）	厚生労働省	大規模調査：3 年毎簡易調査：中間の毎年
	患者調査	医療施設（病院および診療所）を利用する患者について，傷病の状況などの実態を明らかにする	推計患者数，入院・外来受療率，平均在院日数，おもな傷病の総患者数など	厚生労働省	3 年毎
	食中毒統計調査	食中毒の患者ならびに食中毒死者の発生状況を的確に把握し，また複雑な発生状況を解明する	食中毒事件の原因となった家庭・業者・施設などの所在地，名称，発病年月日，原因食品名，病因物質，患者数，死者数など	厚生労働省	毎年
歯科	歯科疾患実態調査	歯科保健状況を把握し，歯科口腔保健に関する基本的事項・目標評価など，歯科保健医療対策を推進する	現在歯数，う蝕の状況，喪失歯の状況とその補綴状況，フッ化物の応用，歯ブラシの使用，顎関節，インプラント，歯肉の状況，歯をみがく頻度，歯列・咬合の状況	厚生労働省	5 年毎
医療費	国民医療費国民医療費の概況	国民に必要な医療を確保していくための基礎資料として，我が国の医療保険制度・医療経済における重要な指標	国民医療費・対国内総生産・対国民所得比率の年次推移，制度区分別・財源別・診療種類別・年齢階級・性別・傷病分類別医科診療・都道府県別の国民医療費	厚生労働省	毎年
健康・栄養	国民健康・栄養調査	国民の身体の状況，栄養摂取量および生活習慣の状況を明らかにし，国民の健康の増進の総合的な推進を図る	栄養素等摂取状況，身体状況，生活習慣など（循環器疾患基礎調査，糖尿病実態調査含む）	厚生労働省	毎年
乳幼児	乳幼児身体発育調査	乳幼児の身体発育の状態を調査，身体発育値・発育曲線を明らかにし，保健指導の改善の資料とする	生年月日，体重，身長，胸囲，頭囲，運動・言語機能，栄養法，母の状況など妊娠中の喫煙・飲酒，母親の BMI と出生時体重など	厚生労働省	10 年毎

（つづく）

（つづき）

分野	資料名	調査目的など	統計・調査内容	管轄官庁・機関など	調査年
乳幼児	乳幼児栄養調査	乳幼児の栄養方法，食事の状況などの実態を把握する	母乳育児（授乳）および離乳食・幼児食の現状，子どもの生活習慣，健康状態，食物アレルギー，社会経済的要因など	厚生労働省	10年毎
児童・生徒，学校関連	学校保健統計調査	学校における幼児，児童・生徒の発育・健康状態を把握する	・発育状態：身長，体重 ・健康状態：栄養状態，脊柱・胸郭・四肢の状態，視力・聴力，歯・口腔の状態，結核，眼・耳鼻咽頭疾患・皮膚疾患・心臓の疾病や異常の有無など	文部科学省	毎年
	学校給食実施状況等調査	学校給食の現状と課題を把握する	学校給食実施状況，学校給食費，米飯給食実施状況，食堂・食器具使用状況	文部科学省	毎年
食育関連	食育に関する意識調査	食育に対する国民の意識を把握する（食育白書の基礎資料となる）	食育への関心，現在の食生活（栄養バランス・朝食頻度など），共食（家族，地域など）や孤食の状況，生活習慣病の予防や改善に関する食意識や実践，食品の安全性，食文化の継承，農林漁業体験への参加や環境への配慮	農林水産省	毎年
食料・消費関連	食料需給表	食料需給の動向，食料消費構造の変化などを把握 FAOの食料需給表作成の手引に準拠	食料の国内生産量，輸出入量，食料自給率国民1人あたりの供給純食料および栄養量	農林水産省	毎年
	食品ロス統計調査	世帯，外食における食品ロスの実態を把握	・世帯調査（食品使用量，食品ロス量，食事管理者など） ・外食産業調査（メニュー・調理品の食数，提供量・食品使用量および食べ残し量など）	農林水産省	平成27年度にて調査終了（農林水産省および環境省より食品ロス量の推計値が毎年公表）
	家計調査	国民生活における家計収支の実態を把握し，国の経済政策・社会政策の立案	家計収支，貯蓄・負債，家計消費指数，消費支出の内訳（食料，住居など），食料の品目別都道府県庁所在市・政令指定都市別支出金額・数量，時系列データなど	総務省	毎年（年報）毎月（月報）
行政報告など	衛生行政報告例	衛生関連法規施行に伴う各都道府県等における衛生行政の実態を把握	精神保健福祉，栄養（給食施設数，管理栄養士・栄養士配置状況など），衛生検査，生活衛生，食品衛生，乳肉衛生，医療，薬事，母体保護，特定疾患（難病），狂犬病予防	厚生労働省	毎年
	地域保健・健康増進事業報告	地域住民の健康の保持・増進を目的に保健所・市区町村ごとに把握し，地域保健施策のための基礎資料を得る	・地域保健事業（地域保健法，母子保健法，予防接種法など）母子保健，健康増進，歯科保健，精神保健福祉，衛生教育，職員の設置状況など ・健康増進事業（健康増進法）健康手帳の交付，健康診査，機能訓練，訪問指導，がん検診など	厚生労働省（都道府県，指定都市および中核市，保健所，市町村）	毎年
	介護保険事業状況報告	介護保険事業の実施状況を把握し，今後の介護保険制度の円滑な運営に資するための基礎資料	第1号被保険者数，要介護（要支援）認定者数，居宅（介護予防）サービス受給者数，地域密着型（介護予防）サービス受給者数，施設サービス受給者数，保険給付，介護給付・予防給付総数など	厚生労働省	毎年
海外	世界保健統計（World Health Statistics）世界保健報告（World Health Report）	世界の保健医療状況を示すデータを収集 WHO加盟国194の国（2018）と地域を対象	・持続可能な開発目標（SDG：Sustainable Development Goal）における保健に関連するデータなど ・世界の年齢階級別死亡数構成の年次推移，主要死因別死亡数構成の推移，性年齢階級別人口の推移，高齢者人口の推移などの統計資料が参照可能	世界保健機関（WHO：World Health Organization）	毎年（Annual）

付録2 | 栄養関係法規

栄養士法（抜粋）　　　　　　　　　　　　　　　（昭和22年12月29日法律第245号）

改正平成19年6月27日法律第96号

（栄養士及び管理栄養士の定義）

第一条　この法律で栄養士とは，都道府県知事の免許を受けて，栄養士の名称を用いて栄養の指導に従事することを業とする者をいう．

2　この法律で管理栄養士とは，厚生労働大臣の免許を受けて，管理栄養士の名称を用いて，傷病者に対する療養のため必要な栄養の指導，個人の身体の状況，栄養状態等に応じた高度の専門的知識及び技術を要する健康の保持増進のための栄養の指導並びに特定多数人に対して継続的に食事を供給する施設における利用者の身体の状況，栄養状態，利用の状況等に応じた特別の配慮を必要とする給食管理及びこれらの施設に対する栄養改善上必要な指導等を行うことを業とする者をいう．

第二条　栄養士の免許は，厚生労働大臣の指定した栄養士の養成施設（以下「養成施設」という．）において2年以上栄養士として必要な知識及び技能を修得した者に対して，都道府県知事が与える．

2　養成施設に入所することができる者は，学校教育法（昭和22年法律第26号）第九十条に規定する者とする．

3　管理栄養士の免許は，管理栄養士国家試験に合格した者に対して，厚生労働大臣が与える．

第三条　次の各号のいずれかに該当する者には，栄養士又は管理栄養士の免許を与えないことがある．

1. 罰金以上の刑に処せられた者
2. 前号に該当する者を除くほか，第一条に規定する業務に関し犯罪又は不正の行為があった者

第三条の二　都道府県に栄養士名簿を備え，栄養士の免許に関する事項を登録する．

2　厚生労働省に管理栄養士名簿を備え，管理栄養士の免許に関する事項を登録する．

第四条　栄養士の免許は，都道府県知事が栄養士名簿に登録することによって行う．

2　都道府県知事は　栄幕十の免許を与えたときは，栄養士免許証を交付する．

3　管理栄養士の免許は，厚生労働大臣が管理栄養士名簿に登録することによって行う．

4　厚生労働大臣は，管理栄養士の免許を与えたときは，管理栄養士免許証を交付する．

第五条　栄養士が第三条各号のいずれかに該当するに至ったときは，都道府県知事は，当該栄養士に対する免許を取り消し，又は1年以内の期間を定めて栄養士の名称の使用の停止を命ずることができる．

2　管理栄養士が第三条各号のいずれかに該当するに至ったときは，厚生労働大臣は，当該管理栄養士に対する免許を取り消し，又は1年以内の期間を定めて管理栄養士の名称の使用の停止を命ずることができる．

3　都道府県知事は，第1項の規定により栄養士の免許を取り消し，又は栄養士の名称の使用の停止を命じたときは，速やかに，その旨を厚生労働大臣に通知しなければならない．

4　厚生労働大臣は，第2項の規定により管理栄養士の免許を取り消し，又は管理栄養士の名称の使用の停止を命じたときは，速やかに，その旨を当該処分を受けた者が受けている栄養士の免許を与えた都道府県知事に通知しなければならない．

第五条の二　厚生労働大臣は，毎年少なくとも1回，管理栄養士として必要な知識及び技能について，管理栄養士国家試験を行う．

第五条の三　管理栄養士国家試験は，栄養士であって次の各号のいずれかに該当するものでなければ，受けることができない．

1. 修業年限が2年である養成施設を卒業して栄養士の免許を受けた後厚生労働省令で定める施設において3年以上栄養の指導に従事した者
2. 修業年限が3年である養成施設を卒業して栄養士の免許を受けた後厚生労働省令で定める施設において2年以上栄養の指導に従事した者
3. 修業年限が4年である養成施設を卒業して栄養士の免許を受けた後厚生労働省令で定める施設において1年以上栄養の指導に従事した者
4. 修業年限が4年である養成施設であって，学校（学校教育法第一条の学校並びに同条の学校の設置者が設置して

いる同法第百二十四条の二の専修学校及び同法第百三十四条の各種学校をいう．以下この号において同じ．）である
ものにあっては文部科学大臣及び厚生労働大臣が，学校以外のものにあっては厚生労働大臣が，政令で定める基準
により指定したもの（以下「管理栄養士養成施設」という．）を卒業した者

第五条の五　管理栄養士は，傷病者に対する療養のため必要な栄養の指導を行うに当たっては，主治の医師の指導を受
けなければならない．

第六条　栄養士でなければ，栄養士又はこれに類似する名称を用いて第一条第1項に規定する業務を行ってはならない．

2　管理栄養士でなければ，管理栄養士又はこれに類似する名称を用いて第一条第2項に規定する業務を行ってはなら
ない．

第六条の二　管理栄養士国家試験に関する事務をつかさどらせるため，厚生労働省に管理栄養士国家試験委員を置く．

第六条の三　管理栄養士国家試験委員その他管理栄養士国家試験に関する事務をつかさどる者は，その事務の施行に当
たって厳正を保持し，不正の行為がないようにしなければならない．

第七条の二　第六条の三の規定に違反して，故意若しくは重大な過失により事前に試験問題を漏らし，又は故意に不正
の採点をした者は，6月以下の懲役又は50万円以下の罰金に処する．

健康増進法（抜粋）　（平成 14 年 8 月 2 日 法律第 103 号）

改正令和3年5月19日 法律第37号

第一章　総則

（目的）

第一条　この法律は，我が国における急速な高齢化の進展及び疾病構造の変化に伴い，国民の健康の増進の重要性が著
しく増大していることにかんがみ，国民の健康の増進の総合的な推進に関し基本的な事項を定めるとともに，国民の栄
養の改善その他の国民の健康の増進を図るための措置を講じ，もって国民保健の向上を図ることを目的とする．

（国民の責務）

第二条　国民は，健康な生活習慣の重要性に対する関心と理解を深め，生涯にわたって，自らの健康状態を自覚すると
ともに，健康の増進に努めなければならない．

（国及び地方公共団体の責務）

第三条　国及び地方公共団体は，教育活動及び広報活動を通じた健康の増進に関する正しい知識の普及，健康の増進に
関する情報の収集，整理，分析及び提供並びに研究の推進並びに健康の増進に係る人材の養成及び資質の向上を図ると
ともに，健康増進事業実施者その他の関係者に対し，必要な技術的援助を与えることに努めなければならない．

（健康増進事業実施者の責務）

第四条　健康増進事業実施者は，健康教育，健康相談その他国民の健康の増進のために必要な事業（以下「健康増進事業」
という．）を積極的に推進するよう努めなければならない．

（関係者の協力）

第五条　国，都道府県，市町村（特別区を含む．以下同じ．），健康増進事業実施者，医療機関その他の関係者は，国民
の健康の増進の総合的な推進を図るため，相互に連携を図りながら協力するよう努めなければならない．

第二章　基本方針等

（基本方針）

第七条　厚生労働大臣は，国民の健康の増進の総合的な推進を図るための基本的な方針（以下「基本方針」という．）を定
めるものとする．

2　基本方針は，次に掲げる事項について定めるものとする．

　一　国民の健康の増進の推進に関する基本的な方向

　二　国民の健康の増進の目標に関する事項

　三　次条第一項の都道府県健康増進計画及び同条第二項の市町村健康増進計画の策定に関する基本的な事項

　四　第十条第一項の国民健康・栄養調査その他の健康の増進に関する調査及び研究に関する基本的な事項

　五　健康増進事業実施者間における連携及び協力に関する基本的な事項

　六　食生活，運動，休養，飲酒，喫煙，歯の健康の保持その他の生活習慣に関する正しい知識の普及に関する事項

　七　その他国民の健康の増進の推進に関する重要事項　　[以下略]

（都道府県健康増進計画等）

第八条　都道府県は，基本方針を勘案して，当該都道府県の住民の健康の増進の推進に関する施策についての基本的な
計画（以下「都道府県健康増進計画」という．）を定めるものとする．

2　市町村は，基本方針及び都道府県健康増進計画を勘案して，当該市町村の住民の健康の増進の推進に関する施策に

ついての計画（以下「市町村健康増進計画」という.）を定めるよう努めるものとする.　　［以下略］

（健康診査の実施等に関する指針）

第九条　厚生労働大臣は，生涯にわたる国民の健康の増進に向けた自主的な努力を促進するため，健康診査の実施及びその結果の通知，健康手帳（自らの健康管理のために必要な事項を記載する手帳をいう.）の交付その他の措置に関し，健康増進事業実施者に対する健康診査の実施等に関する指針（以下「健康診査等指針」という.）を定めるものとする.
［以下略］

第三章　国民健康・栄養調査等

（国民健康・栄養調査の実施）

第十条　厚生労働大臣は，国民の健康の増進の総合的な推進を図るための基礎資料として，国民の身体の状況，栄養摂取量及び生活習慣の状況を明らかにするため，国民健康・栄養調査を行うものとする.

2　厚生労働大臣は，国立研究開発法人医薬基盤・健康・栄養研究所（以下「研究所」という.）に，国民健康・栄養調査の実施に関する事務のうち集計その他の政令で定める事務の全部又は一部を行わせることができる.

3　都道府県知事（保健所を設置する市又は特別区にあっては，市長又は区長. 以下同じ.）は，その管轄区域内の国民健康・栄養調査の執行に関する事務を行う.

（調査世帯）

第十一条　国民健康・栄養調査の対象の選定は，厚生労働省令で定めるところにより，毎年，厚生労働大臣が調査地区を定め，その地区内において都道府県知事が調査世帯を指定することによって行う.

2　前項の規定により指定された調査世帯に属する者は，国民健康・栄養調査の実施に協力しなければならない.

（国民健康・栄養調査員）

第十二条　都道府県知事は，その行う国民健康・栄養調査の実施のために必要があるときは，国民健康・栄養調査員を置くことができる.　　［以下略］

（食事摂取基準）

第十六条の二　厚生労働大臣は，生涯にわたる国民の栄養摂取の改善に向けた自主的な努力を促進するため，国民健康・栄養調査その他の健康の保持増進に関する調査及び研究の成果を分析し，その分析の結果を踏まえ，食事による栄養摂取量の基準（以下この条において「食事摂取基準」という.）を定めるものとする.

第四章　保健指導等

（市町村による生活習慣相談等の実施）

第十七条　市町村は，住民の健康の増進を図るため，医師，歯科医師，薬剤師，保健師，助産師，看護師，准看護師，管理栄養士，栄養士，歯科衛生士その他の職員に，栄養の改善その他の生活習慣の改善に関する事項につき住民からの相談に応じさせ，及び必要な栄養指導その他の保健指導を行わせ，並びにこれらに付随する業務を行わせるものとする.

（都道府県による専門的な栄養指導その他の保健指導の実施）

第十八条　都道府県，保健所を設置する市及び特別区は，次に掲げる業務を行うものとする.

　　一　住民の健康の増進を図るために必要な栄養指導その他の保健指導のうち，特に専門的な知識及び技術を必要とするものを行うこと.

　　二　特定かつ多数の者に対して継続的に食事を供給する施設に対し，栄養管理の実施について必要な指導及び助言を行うこと.　　［以下略］

（栄養指導員）

第十九条　都道府県知事は，前条第一項に規定する業務（同項第一号及び第三号に掲げる業務については，栄養指導に係るものに限る.）を行う者として，医師又は管理栄養士の資格を有する都道府県，保健所を設置する市又は特別区の職員のうちから，栄養指導員を命ずるものとする.

第五章　特定給食施設

（特定給食施設の届出）

第二十条　特定給食施設（特定かつ多数の者に対して継続的に食事を供給する施設のうち栄養管理が必要なものとして厚生労働省令で定めるものをいう. 以下同じ.）を設置した者は，その事業の開始の日から一月以内に，その施設の所在地の都道府県知事に，厚生労働省令で定める事項を届け出なければならない.

2　前項の規定による届出をした者は，同項の厚生労働省令で定める事項に変更を生じたときは，変更の日から一月以内に，その旨を当該都道府県知事に届け出なければならない. その事業を休止し，又は廃止したときも，同様とする.

（特定給食施設における栄養管理）

第二十一条　特定給食施設であって特別の栄養管理が必要なものとして厚生労働省令で定めるところにより都道府県知事が指定するものの設置者は，当該特定給食施設に管理栄養士を置かなければならない.

2　前項に規定する特定給食施設以外の特定給食施設の設置者は，厚生労働省令で定めるところにより，当該特定給食施設に栄養士又は管理栄養士を置くように努めなければならない．

（立入検査等）

第二十四条　都道府県知事は，第二十一条第一項又は第三項の規定による栄養管理の実施を確保するため必要があると認めるときは，特定給食施設の設置者若しくは管理者に対し，その業務に関し報告をさせ，又は栄養指導員に，当該施設に立ち入り，業務の状況若しくは帳簿，書類その他の物件を検査させ，若しくは関係者に質問させることができる．

第六章　受動喫煙防止

第一節　総則

（国及び地方公共団体の責務）

第二十五条　国及び地方公共団体は，望まない受動喫煙が生じないよう，受動喫煙に関する知識の普及，受動喫煙の防止に関する意識の啓発，受動喫煙の防止に必要な環境の整備その他の受動喫煙を防止するための措置を総合的かつ効果的に推進するよう努めなければならない．

（関係者の協力）

第二十六条　国，都道府県，市町村，多数の者が利用する施設（敷地を含む．以下この章において同じ．）及び旅客運送事業自動車等の管理権原者（施設又は旅客運送事業自動車等の管理について権原を有する者をいう．以下この章において同じ．）その他の関係者は，望まない受動喫煙が生じないよう，受動喫煙を防止するための措置の総合的かつ効果的な推進を図るため，相互に連携を図りながら協力するよう努めなければならない．

第二節　受動喫煙を防止するための措置

（特定施設等における喫煙の禁止等）

第二十九条　何人も，正当な理由がなくて，特定施設等においては，次の各号に掲げる特定施設等の区分に応じ，当該特定施設等の当該各号に定める場所（以下この節において「喫煙禁止場所」という．）で喫煙をしてはならない．　［以下略］

第七章　特別用途表示等

（特別用途表示の許可）

第四十三条　販売に供する食品につき，乳児用，幼児用，妊産婦用，病者用その他内閣府令で定める特別の用途に適する旨の表示（以下「特別用途表示」という．）をしようとする者は，内閣総理大臣の許可を受けなければならない．

2　前項の許可を受けようとする者は，製品見本を添え，商品名，原材料の配合割合及び当該製品の製造方法，成分分析表，許可を受けようとする特別用途表示の内容その他厚生労働省令で定める事項を記載した申請書を，その営業所の所在地の都道府県知事を経由して内閣総理大臣に提出しなければならない．

3　内閣総理大臣は，研究所又は内閣総理大臣の登録を受けた法人（以下「登録試験機関」という．）に，第一項の許可を行うについて必要な試験（以下「許可試験」という．）を行わせるものとする．　［以下略］

（特別用途食品の検査及び収去）

第六十一条　内閣総理大臣又は都道府県知事は，必要があると認めるときは，当該職員に特別用途食品の製造施設，貯蔵施設又は販売施設に立ち入らせ，販売の用に供する当該特別用途食品を検査させ，又は試験の用に供するのに必要な限度において当該特別用途食品を収去させることができる．

2　前項の規定により立入検査又は収去をする職員は，その身分を示す証明書を携帯し，関係者に提示しなければならない．

3　第一項に規定する当該職員の権限は，食品衛生法第三十条第一項に規定する食品衛生監視員が行うものとする．

［以下略］

（権限の委任）

第六十九条　この法律に規定する厚生労働大臣の権限は，厚生労働省令で定めるところにより，地方厚生局長に委任することができる．

2　前項の規定により地方厚生局長に委任された権限は，厚生労働省令で定めるところにより，地方厚生支局長に委任することができる．

3　内閣総理大臣は，この法律による権限（政令で定めるものを除く．）を消費者庁長官に委任する．

4　消費者庁長官は，政令で定めるところにより，前項の規定により委任された権限の一部を地方厚生局長又は地方厚生支局長に委任することができる．

5　地方厚生局長又は地方厚生支局長は，前項の規定により委任された権限を行使したときは，その結果について消費者庁長官に報告するものとする．

健康増進法施行規則（抜粋）　　　　　　　　　　　（平成 15 年 4 月 30 日 厚生労働省令第 86 号）

改正令和3年10月22日 厚生労働省令第175号

（国民健康・栄養調査の調査事項）

第一条　健康増進法（平成十四年法律第百三号．以下「法」という．）第十条第一項 に規定する国民健康・栄養調査は，身体状況，栄養摂取状況及び生活習慣の調査とする．

2　前項に規定する身体状況の調査は，国民健康・栄養調査に関する事務に従事する公務員又は国民健康・栄養調査員（以下「調査従事者」という．）が，次に掲げる事項について測定し，若しくは診断し，その結果を厚生労働大臣の定める調査票に記入すること又は被調査者ごとに，当該調査票を配布し，次に掲げる事項が記入された調査票の提出を受けることによって行う．

- 一　身長
- 二　体重
- 三　血圧
- 四　その他身体状況に関する事項

3　第一項に規定する栄養摂取状況の調査は，調査従事者が，調査世帯ごとに，厚生労働大臣の定める調査票を配布し，次に掲げる事項が記入された調査票の提出を受けることによって行う．

- 一　世帯及び世帯員の状況
- 二　食事の状況
- 三　食事の料理名並びに食品の名称及びその摂取量
- 四　その他栄養摂取状況に関する事項

4　第一項に規定する生活習慣の調査は，調査従事者が，被調査者ごとに，厚生労働大臣の定める調査票を配布し，次に掲げる事項が記入された調査票の提出を受けることによって行う．

- 一　食習慣の状況
- 二　運動習慣の状況
- 三　休養習慣の状況
- 四　喫煙習慣の状況
- 五　飲酒習慣の状況
- 六　歯の健康保持習慣の状況
- 七　その他生活習慣の状況に関する事項

（調査世帯の選定）

第二条　法第十一条第一項 の規定による対象の選定は，無作為抽出法によるものとする．

2　都道府県知事（保健所を設置する市又は特別区にあっては，市長又は区長．以下同じ．）は，法第十一条第一項 の規定により調査世帯を指定したときは，その旨を当該世帯の世帯主に通知しなければならない．

（国民健康・栄養調査員）

第三条　国民健康・栄養調査員は，医師，管理栄養士，保健師その他の者のうちから，毎年，都道府県知事が任命する．

2　国民健康・栄養調査員は，非常勤とする．

（国民健康・栄養調査員の身分を示す証票）

第四条　国民健康・栄養調査員は，その職務を行う場合には，その身分を示す証票を携行し，かつ，関係者の請求があるときには，これを提示しなければならない．

2　前項に規定する国民健康・栄養調査員の身分を示す証票は，別記様式第一号による．

（栄養指導員の身分を証す証票）

第十条　法第二十四条第二項 に規定する栄養指導員の身分を示す証明書は，別記様式第二号による．

食育基本法（抜粋）　　　　　　　　　　　　　　　（平成 17 年 6 月 17 日法律第 63 号）

改正平成27年9月11日法律第66号

（目的）

第一条　この法律は，近年における国民の食生活をめぐる環境の変化に伴い，国民が生涯にわたって健全な心身を培い，豊かな人間性をはぐくむための食育を推進することが緊要な課題となっていることにかんがみ，食育に関し，基本理念を定め，及び国，地方公共団体等の責務を明らかにするとともに，食育に関する施策の基本となる事項を定めることにより，食育に関する施策を総合的かつ計画的に推進し，もって現在及び将来にわたる健康で文化的な国民の生活と豊か

で活力ある社会の実現に寄与することを目的とする.
(国民の心身の健康の増進と豊かな人間形成)
第二条 食育は，食に関する適切な判断力を養い，生涯にわたって健全な食生活を実現することにより，国民の心身の健康の増進と豊かな人間形成に資することを旨として，行われなければならない.
(食に関する感謝の念と理解)
第三条 食育の推進に当たっては，国民の食生活が，自然の恩恵の上に成り立っており，また，食に関わる人々の様々な活動に支えられていることについて，感謝の念や理解が深まるよう配慮されなければならない.
(食育推進運動の展開)
第四条 食育を推進するための活動は，国民，民間団体等の自発的意思を尊重し，地域の特性に配慮し，地域住民その他の社会を構成する多様な主体の参加と協力を得るものとするとともに，その連携を図りつつ，あまねく全国において展開されなければならない.
(国の責務)
第九条 国は，第二条から前条までに定める食育に関する基本理念(以下「基本理念」という.)にのっとり，食育の推進に関する施策を総合的かつ計画的に策定し，及び実施する責務を有する.
(地方公共団体の責務)
第十条 地方公共団体は，基本理念にのっとり，食育の推進に関し，国との連携を図りつつ，その地方公共団体の区域の特性を生かした自主的な施策を策定し，及び実施する責務を有する.
(国民の責務)
第十三条 国民は，家庭，学校，保育所，地域その他の社会のあらゆる分野において，基本理念にのっとり，生涯にわたり健全な食生活の実現に自ら努めるとともに，食育の推進に寄与するよう努めるものとする.
(食育推進基本計画)
第十六条 食育推進会議は，食育の推進に関する施策の総合的かつ計画的な推進を図るため，食育推進基本計画を作成するものとする.
2 　食育推進基本計画は，次に掲げる事項について定めるものとする.
　一　食育の推進に関する施策についての基本的な方針
　二　食育の推進の目標に関する事項
　三　国民等の行う自発的な食育推進活動等の総合的な促進に関する事項
　四　前三号に掲げるもののほか，食育の推進に関する施策を総合的かつ計画的に推進するために必要な事項
3 　食育推進会議は，第一項の規定により食育推進基本計画を作成したときは，速やかにこれを農林水産大臣に報告し，及び関係行政機関の長に通知するとともに，その要旨を公表しなければならない.
4 　前項の規定は，食育推進基本計画の変更について準用する.
(都道府県食育推進計画)
第十七条 都道府県は，食育推進基本計画を基本として，当該都道府県の区域内における食育の推進に関する施策についての計画(以下「都道府県食育推進計画」という.)を作成するよう努めなければならない.
2 　都道府県(都道府県食育推進会議が置かれている都道府県にあっては，都道府県食育推進会議)は，都道府県食育推進計画を作成し，又は変更したときは，速やかに，その要旨を公表しなければならない.
(市町村食育推進計画)
第十八条 市町村は，食育推進基本計画(都道府県食育推進計画が作成されているときは，食育推進基本計画及び都道府県食育推進計画)を基本として，当該市町村の区域内における食育の推進に関する施策についての計画(以下「市町村食育推進計画」という.)を作成するよう努めなければならない.
2 　市町村(市町村食育推進会議が置かれている市町村にあっては，市町村食育推進会議)は，市町村食育推進計画を作成し，又は変更したときは，速やかに，その要旨を公表しなければならない.
第四章　食育推進会議等
(食育推進会議の設置及び所掌事務)
第二十六条 農林水産省に，食育推進会議を置く.
2 　食育推進会議は，次に掲げる事務をつかさどる.
　一　食育推進基本計画を作成し，及びその実施を推進すること.
　二　前号に掲げるもののほか，食育の推進に関する重要事項について審議し，及び食育の推進に関する施策の実施を推進すること.
(組織)

第二十七条 食育推進会議は，会長及び委員二十五人以内をもって組織する．

（会長）

第二十八条 会長は，農林水産大臣をもって充てる．　　[以下略]

地域保健法（抜粋）　　　　　　　　　　　　　　（昭和 22 年 9 月 5 日法律第 101 号）

改正平成 30 年 7 月 25 日法律第 79 号

（目的）

第一条 この法律は，地域保健対策の推進に関する基本指針，保健所の設置その他地域保健対策の推進に関し基本となる事項を定めることにより，母子保健法（昭和四十年法律第百四十一号）その他の地域保健対策に関する法律による対策が地域において総合的に推進されることを確保し，もつて地域住民の健康の保持及び増進に寄与することを目的とする．

（基本理念）

第二条 地域住民の健康の保持及び増進を目的として国及び地方公共団体が講ずる施策は，我が国における急速な高齢化の進展，保健医療を取り巻く環境の変化等に即応し，地域における公衆衛生の向上及び増進を図るとともに，地域住民の多様化し，かつ，高度化する保健，衛生，生活環境等に関する需要に適確に対応することができるように，地域の特性及び社会福祉等の関連施策との有機的な連携に配慮しつつ，総合的に推進されることを基本理念とする．

（責務）

第三条 市町村（特別区を含む．以下同じ．）は，当該市町村が行う地域保健対策が円滑に実施できるように，必要な施設の整備，人材の確保及び資質の向上等に努めなければならない．

2　都道府県は，当該都道府県が行う地域保健対策が円滑に実施できるように，必要な施設の整備，人材の確保及び資質の向上，調査及び研究等に努めるとともに，市町村に対し，前項の責務が十分に果たされるように，その求めに応じ，必要な技術的援助を与えることに努めなければならない．

3　国は，地域保健に関する情報の収集，整理及び活用並びに調査及び研究並びに地域保健対策に係る人材の養成及び資質の向上に努めるとともに，市町村及び都道府県に対し，前二項の責務が十分に果たされるように必要な技術的及び財政的援助を与えることに努めなければならない．

（設置）

第五条 保健所は，都道府県，地方自治法（昭和 22 年法律第 67 号）第 252 条の 19 第 1 項の指定都市，同法第 252 条の 22 第 1 項の中核市その他の政令で定める市又は特別区が，これを設置する．

2　都道府県は，前項の規定により保健所を設置する場合においては，保健医療に係る施策と社会福祉に係る施策との有機的な連携を図るため，医療法（昭和 23 年法律第 205 号）第 30 条の 4 第 2 項第 9 号に規定する区域及び介護保険法（平成 9 年法律第 123 号）第 118 第 2 項に規定する区域を参酌して，保健所の所管区域を設定しなければならない．

（市町村保健センター）

第十八条 市町村は，市町村保健センターを設置することができる．

2　市町村保健センターは，住民に対し，健康相談，保健指導及び健康診査その他地域保健に関し必要な事業を行うことを目的とする施設とする．

（国の補助）

第十九条 国は，予算の範囲内において，市町村に対し，市町村保健センターの設置に要する費用の一部を補助することができる．

食品表示法　　　　　　　　　　　　　　　　　（平成 25 年 6 月 28 日法律第 70 号）

改正平成 30 年 12 月 14 日法律第 97 号

第二章　食品表示基準

（食品表示基準の策定等）

第四条 内閣総理大臣は，内閣府令で，食品及び食品関連事業者等の区分ごとに，次に掲げる事項のうち当該区分に属する食品を消費者が安全に摂取し，及び自主的かつ合理的に選択するために必要と認められる事項を内容とする販売の用に供する食品に関する表示の基準を定めなければならない．

1　名称，アレルゲン（食物アレルギーの原因となる物質をいう．第六条第八項及び第十一条において同じ．），保存の方法，消費期限（食品を摂取する際の安全性の判断に資する期限をいう．第六条第八項及び第十一条において同じ．），原材料，添加物，栄養成分の量及び熱量，原産地その他食品関連事業者等が食品の販売をする際に表示されるべき事項

2　表示の方法その他前号に掲げる事項を表示する際に食品関連事業者等が遵守すべき事項

付録 3 | 西暦・元号対照表

日本では明治6年より太陽暦が採用されるまで太陰太陽暦を使用していた．そのため明治5年までの日付は太陽暦と一致しない．明治5年12月3日が明治6年1月1日とされた．

西暦	元号		西暦	元号		西暦	元号	西暦	元号	
1868年	明治元年	9月8日〜	1910	明治43年		1950	昭和25年	1991	平成3年	
1869	明治2年		1911	明治44年		1951	昭和26年	1992	平成4年	
1870	明治3年		1912	明治45年	〜7月29日	1952	昭和27年	1993	平成5年	
1871	明治4年		1912	大正元年	7月30日〜	1953	昭和28年	1994	平成6年	
1872	明治5年		1913	大正2年		1954	昭和29年	1995	平成7年	
1873	明治6年		1914	大正3年		1955	昭和30年	1996	平成8年	
1874	明治7年		1915	大正4年		1956	昭和31年	1997	平成9年	
1875	明治8年		1916	大正5年		1957	昭和32年	1998	平成10年	
1876	明治9年		1917	大正6年		1958	昭和33年	1999	平成11年	
1877	明治10年		1918	大正7年		1959	昭和34年	2000	平成12年	
1878	明治11年		1919	大正8年		1960	昭和35年	2001	平成13年	
1879	明治12年		1920	大正9年		1961	昭和36年	2002	平成14年	
1880	明治13年		1921	大正10年		1962	昭和37年	2003	平成15年	
1881	明治14年		1922	大正11年		1963	昭和38年	2004	平成16年	
1882	明治15年		1923	大正12年		1964	昭和39年	2005	平成17年	
1883	明治16年		1924	大正13年		1965	昭和40年	2006	平成18年	
1884	明治17年		1925	大正14年		1966	昭和41年	2007	平成19年	
1885	明治18年		1926	大正15年	〜12月24日	1967	昭和42年	2008	平成20年	
1886	明治19年		1926	昭和元年	12月25日〜	1968	昭和43年	2009	平成21年	
1887	明治20年		1927	昭和2年		1969	昭和44年	2010	平成22年	
1888	明治21年		1928	昭和3年		1970	昭和45年	2011	平成23年	
1889	明治22年		1929	昭和4年		1971	昭和46年	2012	平成24年	
1890	明治23年		1930	昭和5年		1972	昭和47年	2013	平成25年	
1891	明治24年		1931	昭和6年		1973	昭和48年	2014	平成26年	
1892	明治25年		1932	昭和7年		1974	昭和49年	2015	平成27年	
1893	明治26年		1933	昭和8年		1975	昭和50年	2016	平成28年	
1894	明治27年		1934	昭和9年		1976	昭和51年	2017	平成29年	
1895	明治28年		1935	昭和10年		1977	昭和52年	2018	平成30年	
1896	明治29年		1936	昭和11年		1978	昭和53年	2019	平成31年	〜4月30日
1897	明治30年		1937	昭和12年		1979	昭和54年	2019	令和元年	5月1日〜
1898	明治31年		1938	昭和13年		1980	昭和55年	2020	令和2年	
1899	明治32年		1939	昭和14年		1981	昭和56年	2021	令和3年	
1900	明治33年		1940	昭和15年		1982	昭和57年	2022	令和4年	
1901	明治34年		1941	昭和16年		1983	昭和58年	2023	令和5年	
1902	明治35年		1942	昭和17年		1984	昭和59年	2024	令和6年	
1903	明治36年		1943	昭和18年		1985	昭和60年	2025	令和7年	
1904	明治37年		1944	昭和19年		1986	昭和61年	2026	令和8年	
1905	明治38年		1945	昭和20年		1987	昭和62年	2027	令和9年	
1906	明治39年		1946	昭和21年		1988	昭和63年	2028	令和10年	
1907	明治40年		1947	昭和22年		1989	昭和64年	〜1月7日			
1908	明治41年		1948	昭和23年		1989	平成元年	1月8日〜			
1909	明治42年		1949	昭和24年		1990	平成2年				

参考書，報告書

- 21世紀における国民健康づくり運動（健康日本21）について報告書，厚生労働省HP，2000
- 「健康日本21」最終評価，厚生労働省HP，2011
- 健康日本21（第二次）の推進に関する参考資料，厚生労働省HP，2012

- 日本人の食事摂取基準，厚生労働省HP
- 国民健康・栄養の現状，国立研究開発法人医薬基盤・健康・栄養研究所，第一出版，各年版
- 国民衛生の動向，厚生統計協会，各年版
- 生活習慣病のしおり，生活習慣病予防研究会編，社会保険出版社，各年版
- 我が国の人口動態，厚生労働省大臣官房統計情報部編，厚生労働統計協会，各年版
- 日本食品標準成分表2020年版（八訂），文部科学省HP
- 食生活指針，厚生労働省HP
- 特定健康診査・特定保健指導の円滑な実施に向けた手引き（第3.2版），厚生労働省HP，2021
- 食育基本法・食育推進基本計画等，農林水産省HP
- 栄養・健康データハンドブック 2020/2021　藤原良知編著，同文書院，2020
- 母子保健マニュアル 改訂7版　高野陽，南山堂，2010
- 食事調査マニュアル 改訂3版　日本栄養改善学会監修，南山堂，2016
- はじめて学ぶやさしい疫学 改訂第3版　日本疫学会監修，南江堂，2018

公衆栄養学 第7版 索引

英数

1型糖尿病(type Ⅰ diabetes mellitus)　59
2型糖尿病(type Ⅱ diabetes mellitus)　59
21世紀における国民健康づくり運動(Healthy Japan 21)
　　27, 97
24時間思い出し法(24-hour dietary recall)　125
95%信頼区間(95% confidence interval)　140
A(act)　105, 152
C(check)　105, 152
CDC(Centers for Disease Control and Prevention)　114
COVID-19(coronavirus disease 2019)　41
D(do)　105, 152
DBM(double burden of malnutrition)　49
DTR(dietetic technician, registered)　118
EBPM(evidenceb asedpolicy making)　162
FAO(Food and Agriculture Organization)　10, 21, 110
FFQ(food frequency questionnaire)　125
GHQ(General Head Quarter)　22, 92
ICD(International Classification of Diseases,
　　国際疾病分類)　3
ICD(International Congress of Dietetics,
　　国際栄養士会議)　118
ICDA(International Confederation of Dietetic
　　Associations)　118
JDA-DAT(The Japan Dietetic　Association-Disaster
　　Assistance Team)　186
JICA(Japan International Cooperation Agency)　110
JPHC Study(Japan Public Health Center-based
　　Prospective Study)　120
LARA物資(donated foods by Licensed Agency for
　　Relief in Asia)　23, 30
LDL-コレステロール(low-density lipoprotein
　　cholesterol)　52, 56
MDGs(Millennium Development Goals)　111
NCDs(non-communicable diseases)　41
ODA(Official Development Assistance)　110
P(plan)　105, 152
PDCA(マネジメント)サイクル(plan-do-check-act
　　management cycle)　105, 152
PEM(protein-energy malnutrition)　42
PFC比率(protein, fat and carbohydrate ratio)
　　36, 129, 194
QOL(quality of life)　17, 97, 154
RD(registered dietitian)　118
SDGs(Sustainable Development Goals)　41, 79, 111
UNDP(United Nations Development Programme)　110
UNESCO(United Nations Educational, Scientific and
　　Cultural Organization)　110
UNHCR(The Office of the United Nations Highn
　　Commissioner for Refugees)　110
UNICEF(United Nations Children's Fund)　110
WFP(World Food Programme)　110
WHO(World Health Organization)　21, 42, 105, 110

ア

アウトカム評価(outcome evaluation)　207, 208
アウトプット評価(output evaluation)　207, 208
悪性新生物(malignant neoplasm)　1, 3, 63
アクティブ80ヘルスプラン(Active 80 Health Plan)　26
アクティブガイド(Active Guide)　105
アセスメント(assessment)　152, 154
アトウォーター(Wilbur Olin Atwater)　21
アナフィラキシー(anaphylaxis)　71
油と脂(oil and fat)　56
アレルギー(allergy)　70
アレルギー疾患対策基本法(Basic Act on Allergic
　　Diseases Measures)　70
胃がん(gastric cancer)　65
一次予防(primary prevention)　18, 61, 97, 159
医薬基盤・健康・栄養研究所(National Institutes of
　　Biomedical Innovation, Health and Nutrition)　74
医療法(Medical Care Act)　23
因子(factor)　150
インフォームド・コンセント(informed consent)
　　89, 133, 163
影響評価(evaluation of influence)　171
衛生行政報告例(Report on Public Health Administration
　　and Services)　164, 215
栄養疫学(nutritional epidemiology)　120
栄養改善法(Nutrition Improvement Act)　22, 25, 77
栄養技手(dietician/dietitian)　22
栄養機能食品(food with health benefits)　15, 87
栄養行政(administration of nutrition)　73, 110
栄養行政(米国の一)(administration of nutrition)　114
栄養強調表示　85, 191
栄養教諭(school dietetics teacher)　27, 74, 84, 201
栄養ケア(nutrition care)　189
栄養ケア・ステーション(nutrition care station)　16, 190
栄養ケアの拠点整備　177
栄養ケア・マネジメント(nutrition care management)　185
栄養欠乏(nutritional deficiency)　30, 41
栄養研究所(private institute of nutrition)　22
栄養士(dietician/dietitian)　22, 79, 88
栄養士規則(The Ordinance for Dietitians)　22, 88
栄養失調(malnutrition)　21, 30
栄養指導(nutritional guidance/nutrition counseling)
　　25, 27, 74, 81, 170
栄養指導員(nutrition counselor)　25, 76, 97, 218
栄養士配置規定(dietician arrangement regulation)　96
栄養士法(Dietitians Act)　22, 79, 88, 216
栄養手(dietician/dietitian)　22, 88
栄養所要量(recommended dietary allowance)　25
栄養成分表示(nutrition facts)　84, 103, 191

栄養相談(nutrition consultation)　76, 170, 191
栄養素密度法(nutrient density method)　129
栄養調査(nutrition survey)　21, 22, 92
栄養と食事のアカデミー(元米国栄養士会)(Academy of Nutrition and Dietetics : AND)　118
栄養表示基準(Reference Nutrition Labeling)　26, 84, 191
栄養不足(undernourishment)　41
栄養不良の二重負荷(double burden of malnutrition : DBM)　50
疫学(epidemiology)　120
エネルギー産生栄養素バランス(energy providing nutrients' balance)　36, 129
エネルギー調整(energy adjustment)　128
エンパワーメント(empowerment)　18
横断研究(cross-sectional study)　134
オタワ憲章(Ottawa charter for health promotion)　17
オッズ比(odds ratio)　132, 151
オリザニン(oryzanin)　22

カ

回帰直線(regression line)　130
回帰分析(regression analysis)　150
介護支援(long-term care support)　182
介護報酬(reward for nursing care)　185
介護保険事業状況報告(reports for Long-Term Care Insurance services)　9, 215
介護保険制度(Nursing-care Insurance System)　9, 183
介護予防(preventive long-term care)　9, 176, 204
外食(eating-out)　34, 103, 193
外食の栄養成分表示(nutrition labeling of eating-out)　103
改善(act)　105, 152
改善可能性(improvement possibility)　165
階層化　207
介入(intervention)　134, 147, 172
介入研究(intervention study)　136
開発途上国(developing country)　21, 41, 112
学童期(school-age)　200
確率法　159
家計調査(family income and expenditure survey)　34, 164, 215
陰膳法(duplicate method)　127
加工食品(processed food)　34, 84, 103
過剰栄養(over nutrition/hyper alimentation)　21, 40, 46
過小申告(under-reporting)　156
仮説検定(hypothesis test)　145
課題解決型アプローチ(problem-solving approach)　168
過大申告(over-reporting)　156
脚気(beriberi)　21, 44
脚気病調査会(An Investigation Committee to Beriberi)　22
学校給食(school lunch/school meal)　22, 31, 83
学校給食実施状況等調査(the survey on the current status of school lunches)　215
学校給食法(School Lunch Program Act)　25, 83
学校教育法(School Education Act)　84
学校保健統計調査(the survey on the school health statistics)　164, 215
カットポイント法　159
過程評価(evaluation of process)　171

カリウム(potassium)　54
カルシウム(calcium)　32, 33, 37, 69
カルシウム摂取量(calcium intake)　37, 122
カルシウム・パラドックス(calcium paradox)　56
カルシウムブロッカー(calcium blocker)　56
がん(cancer/carcinoma)　63
簡易生命表(abridged life table)　8, 214
間隔尺度(interval scale)　141
観察研究(observational study)　134
観察法(observation method)　162
患者調査(Patient Survey)　164, 214
感染症発生動向調査(national epidemiological surveillance of infectious diseases)　164
完全生命表(complete life table)　182, 214
管理栄養士(national registered dietitian)　25, 74, 80, 88
管理栄養士国家試験(state examination of national registered dietitian)　81, 89
管理栄養士制度(System of National Registered Dietitian)　25, 88
管理栄養士配置規定(registered dietitian arrangement regulation)　96
管理栄養士(米国の一)(registered dietitian : RD)　118
飢餓(starvation)　21, 30, 41, 111
企画評価(evaluation of plan)　171
危機管理(crisis-management)　75, 177, 185
危険因子(risk factor)　120
記述統計量(descriptive statistics)　142
既存資料(existing materials)　163
期待値(expected value)　130
機能性表示食品(foods with function claims)　15, 88
帰無仮説(null hypothesis)　144
境界域高血圧(borderline hypertension)　53
強化食品(enriched food)　26
狭心症(angina pectoris)　56
行政栄養士(administrative dietitian)　74, 170, 173, 186
行政栄養士業務指針　173
強調表示(emphasized indication)　85, 191
寄与危険(attributable risk)　132
虚血性心疾患(ischemic heart disease)　9, 40, 51, 56
虚弱(frailty)　161, 204
魚油(fish oil)　56
偶然誤差(random error)　122
クモ膜下出血(subarachnoid hemorrhage)　58
クワシオルコル(kwashiorkor)　43
計画(plan)　105, 152
経過評価(evaluation of process)　171
経済評価(economic evaluation)　171
系統誤差(systematic error)　122
系統的レビュー(systematic reviews)　137
血圧(blood pressure)　53
結核(tuberculosis)　3, 22, 63
結果評価(evaluation of outcome)　171
欠食(meal skipping)　34
血清コレステロール(serum cholesterol)　51
血栓(thrombus)　56
減塩運動(salt restriction campaign)　1, 54
研究デザイン(study design)　131
健康運動指導士(trainer for health-maintenance sports)　26

健康・栄養課題の明確化　175
健康・栄養研究所（National Institute of Health and Nutrition）　74
健康格差の縮小（reduction of health disparities）　28, 98, 188
健康寿命（healthy life expectancy）　8
健康寿命の延伸（extension of healthy life expectancy）　28, 98, 188
健康食品（healthy food）　15
健康診査（健診）（health checkup）　76, 83, 176, 196
健康増進法（Health Promotion Act）　27, 77, 90, 202, 217
健康増進法施行規則（Ordinance for Enforcement of Health Promotion Act）　29, 77, 220
健康増進モデルセンター（health promotion model center）　25
健康づくり（health promotion）　26, 178, 202
健康づくり支援者（health advocates）　189
健康づくりのための運動基準 2006（Exercise and Physical Activity Reference for Health Promotion 2006）　27, 105
健康づくりのための休養指針（Rest Guideline for Health Promotion）　107
健康づくりのための食生活指針（Dietary Guideline for Health Promotion）　26, 103
健康づくりのための食生活指針（対象特性別）（Dietary Guideline for Health Promotion by target characteristics）　26, 103
健康づくりのための身体活動基準 2013（Physical Activity Reference for Health Promotion 2013）　28, 105
健康づくりのための身体活動指針（Japanese Official Physical Activity Guidelines for Health Promotion）　105
健康づくりのための睡眠指針（Sleep Guideline for Health Promotion）　107
健康なまちづくり（healthy community development）　76, 189
健康日本 21（Healthy Japan 21）　16, 27
健康日本 21（第二次）（Healthy Japan 21 2nd）　19, 28, 97, 173
検定（test）　144
後期高齢者（latter-stage elderly）　8, 83
合計特殊出生率（total fertility rate）　6
高血圧（症）（hypertension/high blood pressure）　37, 45, 51, 53
高コレステロール食（cholesterol-rich food）　56
公衆栄養アセスメント（assessment of public health nutrition）　154
公衆栄養行政（public health nutrition）　73
公衆栄養マネジメント（management of public health nutrition）　152
硬水（hard water）　55
厚生労働省（Ministry of Health, Labour and Welfare）　74
高齢化率（aging rate）　8
高齢者（elderly people）　176, 204
高齢者の医療の確保に関する法律（Act on Assurance of Medical Care for Elderly People）　83, 206
高齢者の健康（health of the elderly）　4, 38, 176
誤嚥性肺炎（aspiration pneumonia）　3
国際栄養士会議（International Congress of Dietetics : ICD）　118
国際栄養士連盟（International Confederation of Dietetic Associations : ICDA）　118
国際協力機構（Japan International Cooperation Agency : JICA）　110
国際疾病分類（International Classification of Diseases : ICD）　3
国勢調査（national census）　164, 214
国民医療費（national medical expenditure）　9, 164, 214
国民栄養調査（national nutrition survey）　23, 25, 92, 124
国民健康・栄養調査（national health and nutrition survey）　27, 38, 92, 125, 164, 214
国民生活基礎調査（Comprehensive Survey of Living Conditions）　93, 164, 214
国連開発計画（United Nations Development Programme : UNDP）　110
国連教育科学文化機関（United Nations Educational, Scientific and Cultural Organization : UNESCO）　110
国連児童基金（United Nations Children's Fund : UNICEF）　110
国連食糧農業機関（Food and Agriculture Organization : FAO）　10, 21, 111
国連世界食糧計画（World Food Programme : WFP）　110
国連難民高等弁務官事務所（The Office of the United Nations Highn Commissioner for Refugees : UNHCR）　110
国連ミレニアム開発目標（Millennium Development Goals : MDGs）　111
個人間変動（inter-individual variation）　121
個人情報保護（personal information protection）　90, 133, 162
個人内変動（within-person variation）　121
子育て世代包括支援センター　198
骨粗鬆症（osteoporosis）　69
コホート研究（cohort study）　136
コミュニティ・オーガニゼーション（community organization）　17, 167
コールドチェーン（cold chain）　34
コレステロール（cholesterol）　51
根拠に基づく政策立案（evidenceb asedpolicy making）　162

サ

災害（disaster）　71, 177, 186
災害時のアレルギー対応（dealing with allergy ailments in children during disasters）　71
佐伯矩（Tadasu Saiki）　22, 79, 88
再現性（reproductivity）　126
在宅医療（home based medical care）　182
在宅訪問栄養食事指導（in-home dietary education service）　183
在宅訪問管理栄養士　182
在宅療養（home health care）　182
最頻値（mode）　142
サステナビリティ（sustainability）　111
残差法（residual method）　129
三次予防（tertiary prevention）　18, 61
散布度（dissemination）　142
歯科疾患実態調査（Survey of Dental Diseases）　214

自己管理能力(empowerment)　18
脂質(lipid)　36, 57, 192
脂質異常(症)(dyslipidemia)　51
思春期(adolescence)　200
次世代の健康(health of the next generation)　176
持続可能性(sustainability)　111
持続可能な開発目標(Sustainable Development Goals：
　SDGs)　41, 79, 111
市町村健康増進計画(municipal health promotion plan)
　102
市町村保健センター(municipal health centers)
　26, 76, 82, 170
実現可能性　165
実施(do)　105, 152
実測値(measured value)　130
質問紙(questionnaire)　162
四分位偏差(quartile deviation)　142
脂肪(fat)　32, 57
脂肪酸(fatty acid)　56
死亡率(death rate/mortality)　3, 51, 132
社会資源(social resources)　169
社会生活を自立的に営むために必要な機能　176
社会調査法(social survey method)　162
習慣的な摂取量(habitual intake)　122, 157
従属人口指数(dependency rate)　7
従属変数(dependent variable)　150
集団給食施設(facilities for mass feeding)　25, 95
住民参加(community participation)　167
出生率(birth rate)　6
授乳・離乳の支援ガイド(Guide for breast-feeding and
　weaning)　198
シュレーダー(Schroeder)　55
循環器疾患(cardiovascular disease)　51
順序尺度(ordinal scale)　141
少子高齢社会(aged society with a low birth rate)　5, 19
消費者庁(Consumer Affairs Agency)　14, 27, 74
消耗症(wasting)　42
症例対照研究(case-control study)　135
食育(food education)　20, 74, 77, 179
食育基本法(Basic Act on Food Education)　77, 220
食育推進基本計画(Basic Program for Shokuiku
　Promotion)　27, 78
食育に関する意識調査　215
食塩摂取量(salt intake)　1, 37, 54, 65
食塩相当量(salt equivalent)　86, 161
食環境(dietary environment/food environment)
　13, 75, 99, 178, 193
職業倫理(professional ethics)　89
食行動(feeding behavior，eating behavior)　35, 155
食事アセスメント(dietary assessment)　158
食支援(meal support)　185
食事改善(dietary improvement)　155, 158
食事記録法(dietary recording method)　124
食事摂取基準(dietary reference intakes：DRIs)
　27, 33, 77, 155
食事摂取基準(米国・カナダの一)(dietary reference
　intakes：DRIs)　116
食事摂取基準の活用(application of dietary reference
　intakes)　155

食事調査(dietary survey)　21, 122, 156
食事バランスガイド(Food Balance Guide)　108, 193
食事歴法(dietary history)　127
食生活改善推進員(health mate)　26, 170
食生活指針(Dietary Guideline)　21, 26, 103
食生活指針(米国の一)　114
食知識(feeding knowledge，food knowledge)　35, 155
食中毒統計調査(survey on food poisoning)　164, 214
食の外部化(tendency to eat outside the home)　34
食品表示基準(Food Labeling Standards)　28, 84, 191
食品表示法(Food Labeling Act)　28, 84, 103, 222
食品ロス(food waste)　16, 78
食品ロス統計調査(survey on food loss)　215
食物アレルギー(food allergy)　70, 198
食物摂取頻度調査法(food frequency questionnaire)　125
食料自給率(food self-sufficiency rate)　11
食料自給力　13
食料需給表(food balance sheet)　10, 74, 164, 215
食を通じた社会環境の整備　176
新型コロナウイルス感染症(coronavirus disease 2019)
　29, 41
心筋梗塞(myocardial infarction/coronary infarction)　56
人口静態統計(static statistics of population)　164, 214
人口動態統計(dynamic statistics of population)　164, 214
人口ピラミッド(population pyramid)　6
心疾患/心臓病(heart disease)　1, 3, 37, 51
信頼区間(confidence interval)　140
推奨量(recommended dietary allowance：RDA)　157
推定平均必要量(estimated average requirement：EAR)
　157
健やか親子21(第2次)(Healthy Parent and Child 21
　2nd)　195
鈴木梅太郎(Umetaro Suzuki)　22
ステークホルダ (stakeholder)　113, 170
ストラクチャー評価(structure evaluation)　207, 208
スマートミール(Smart Meal)　193
生化学的指標(biochemical index)　127
生活習慣病の重症化予防(prevention of severity of
　lifestyle-related diseases)　28, 98, 155, 175, 204
生活習慣病の発症予防(prevention of the onset of
　lifestyle diseases)　28, 98, 155, 175
正規分布(normal distribution)　144
生産年齢人口(working-age population)　6
成人期(adulthood)　201
生存年数(quality adjusted life years：QALYs)　171
生態学的研究(ecological study)　134
生態学的錯誤(ecological fallacy)　134
生態系(ecosystem)　13, 16
政府開発援助(Official Development Assistance：ODA)
　110
生命表(Life Tables)　164, 214
世界保健機関(World Health Organization：WHO)
　21, 111
世界保健統計(World Health Statistics)　215
世界保健報告(World Health Report)　215
積極的支援(active health support)　207, 210
前期高齢者(young-old)　83
選択バイアス(selection bias)　136
相関(correlation)　1, 55, 65, 149

相関係数(correlation coefficient) 149
総合評価(comprehensive evaluation) 171
相対危険(relative risk) 132
測定誤差(measurement error) 156
組織体制の整備 174
ソーシャルキャピタル(social capital) 177

タ

第1次国民健康づくり対策(the 1st National Health
　　Promotion Plan) 26, 103
第2次国民健康づくり対策(the 2nd National Health
　　Promotion Plan) 26
第3次国民健康づくり対策(the 3rd National Health
　　Promotion Plan) 27, 97
第4次国民健康づくり対策(the 4th National Health
　　Promotion Plan) 28, 97
第4次食育推進基本計画(The Fourth Basic Plan for the
　　Promotion of Shokuiku) 79
対応のある2群の検定(paired t-test) 147
対応のない2群の検定(unpaired t-test) 147
対応のない3群以上の検定(comparison test of more
　　than unpaired two groups) 148
対照(control) 134, 172
対数変換(logarithm transformation) 144
大腸がん(colorectal cancer) 66
第二次世界大戦前の食生活(dietary life before the
　　Second World War) 30
代表値(representative value) 142
耐容上限量(tolerable upper intake level : UL) 157
高木兼寛(Kanehiro Takaki) 22, 120
多重比較(multiple comparison) 149
多職種連携(interprofessional work : IPW) 185
妥当性(validity) 126
楽しく食べる子どもに 200
多変量解析(multivariate analysis) 151
多目的コホート研究(Japan Public Health Center-based
　　Prospective Study) 120
短期目標(short term goal) 166
炭水化物(carbohydrate) 36
タンパク質(protein) 36
タンパク質・エネルギー栄養障害(protein-energy
　　malnutrition : PEM) 42
地域栄養ケア(community nutrition care) 188
地域介入試験(community intervention trial) 136
地域における行政栄養士による健康づくり及び栄養・食生活
　　の改善の基本指針 173
地域包括ケアシステム(The Integrated Community Care
　　System) 185, 204
地域包括支援センター(community general support
　　center) 191, 204
地域防災計画(area disaster management plan) 177, 185
地域保健・健康増進事業報告(Report on Regional Public
　　Health Services and Health Promotion Services)
　　　　164, 215
地域保健法(Community Health Act) 26, 75, 81, 222
地産地消(local production and consumption) 14
致命率(case fatality rate) 131
中央値(median) 142
中期目標(medium-term goal) 166

長期目標(long term goal) 166
超高齢社会(super-aging society) 8, 191
調査日数(number of survey days) 122, 157
朝食欠食率(breakfast skipping rate) 35
調理師法(Cooks Act) 25, 81
低栄養(malnutrition) 21, 104, 161, 182
データ(data) 138
鉄欠乏性貧血(iron-deficiency anemia) 45, 68
鉄摂取(iron intake) 68
動機付け支援(motivation support) 207, 210
統計学(statistics) 138
糖尿病(diabetes mellitus) 46, 59
動脈硬化(症)(arteriosclerosis) 51
登録栄養技師(米国の-)(dietetic technician, registered :
　　DTR) 118
特殊栄養食品(special nutritional food defined in
　　Japanese Nutrition Improvement Law) 25
特殊栄養食品ステーション 187
特定給食施設(specified food service facilities)
　　　　25, 75, 95, 170, 176
特定健康診査(specified health checkups) 27
特定健康診査(特定健診)・特定保健指導(specific health
　　check and health guidance) 27, 175, 202, 206
特定保健指導(specific health guidance) 27
特定保健用食品(food for specified health uses)
　　　　15, 90, 92
特別区(special ward) 74, 75, 173
特別用途食品(food for special dietary uses) 15, 90, 91
独立変数(independent variable) 150
トータル・ヘルスプロモーション・プラン(total health
　　promotion plan) 202
都道府県健康増進計画(prefectural health promotion
　　plan) 102
トレーサビリティー(traceability) 14

ナ

内閣府(Cabinet Office, Government of Japan) 74
内臓脂肪症候群(metabolic syndrome) 61
中食(inside food) 191
ナトリウム(sodium) 33, 37, 53, 65, 86, 161
二重盲検(double blind method) 136
二次予防(secondary prevention) 18, 61
日間変動(day-to-day variation) 122, 156
日本栄養士会(The Japan Dietetic Association) 90, 183
日本栄養士会災害支援チーム(The Japan Dietetic
　　Association-Disaster Assistance Team :
　　JDA-DAT) 186
日本食品標準成分表(Standard Tables of Food
　　Composition in Japan) 25, 95
日本人の食生活(Japanese dietary life) 34
乳児(infants) 198
乳幼児栄養調査(National nutrition survey on preschool
　　children) 164, 215
乳幼児身体発育調査(National growth survey on
　　preschool children) 164, 214
妊産婦(expectant and nursing mothers)
　　　　45, 74, 112, 197
妊娠前からはじめる妊産婦のための食生活指針 105, 198
年少人口(young population) 6

年少人口指数(young population rate) 7
年齢調整死亡率(age-standardised mortality rate) 3
脳血管疾患(cerebral vascular disease) 1, 3, 58
脳梗塞(cerebral infarction) 51, 58
脳出血(cerebral hemorrhage) 51, 58
脳卒中(stroke) 1, 40, 51, 53, 58
農林水産省(Ministry of Agriculture, Forestry and Fisheries) 9, 74
ノンパラメトリック検定(nonparametric test) 145

ハ

肺炎(pneumonia) 3
肺がん(lung cancer) 66
配食事業 181, 205
ハイリスクアプローチ(high risk approach) 18
ハイリスク集団(high risk population) 206
曝露因子(exposure factor) 120
ハーバート・フーバー(Herbert Hoover) 23
パラメトリック検定(parametric test) 145
範囲(range) 142
非感染性疾患(non-communicable diseases : NCDs) 41
被災地(disaster area) 186
比尺度(ratio scale) 141
ビタミン A(vitamin A) 32
ビタミン A 欠乏症(vitamin A deficiency) 44
ビタミン B₁(vitamin B₁/thiamin) 22, 44
ビタミン B₂(vitamin B₂/riboflavin) 32
ビタミン C(vitamin C/ascorbic acid) 32
避難所(evacuation shelter) 71, 186
肥満(obesity) 35, 40, 48, 61, 114
肥満(海外の一)(obesity) 40, 46, 113
評価(check) 105, 152, 171
費用効果分析(cost-effect analysis) 171
費用効用分析(cost-utility analysis) 171
標準的な質問票(standard questionnaire) 209
標準偏差(standard deviation) 142
費用便益分析(cost-benefit analysis) 171
標本(sample) 139
秤量法(weighing method) 124
比率の差の検定(test of ratio difference) 149
比例案分法(pro rate method. proportional distribution method) 124
貧血(anemia) 44, 68
フォイト(Carl von Voit) 21
フードガイドピラミッド(Food Guide Pyramid) 115
フードバランスシート(food balance sheet) 10
フードマイレージ(food miles) 14
不飽和脂肪酸(unsaturated fatty acid) 56
フラミンガム(Framingham) 54
プリシード・プロシードモデル(precede-proceed model) 154
フレイル(frailty) 161, 204
プログラム(program) 155, 165
プロセス評価(process evaluation) 207, 208
分散(variance) 142
分布(distribution) 120, 142
平均寿命(life expectancy at birth) 2
平均値(mean) 142
平均余命(average life expectancy) 2

米国疾病予防管理センター(Centers for Disease Control and Prevention : CDC) 114
米国民のための食生活指針(Dietary Guidelines for Americans) 115
ヘモグロビン(hemoglobin) 68
ヘモグロビン A1c(hemoglobinA1c : HbA1c) 51
ヘルシーピープル(Healthy People) 116
ヘルシーメニュー(healthy menu) 14, 103, 177, 193
ヘルスサポーター(health advocates) 189
ヘルスプロモーション(health promotion) 17, 154
ヘルスメイト(health mate) 76, 170, 189
変数(variable) 139
変動係数(coefficient ofariation) 142
保育所保育指針(Nursery child care guidelines) 200
防災基本計画(basic disaster management plan) 185
飽和脂肪酸(saturated fatty acid) 56
保健機能食品(food with health claims) 92
保健師(public health nurse) 75
保健所(public health centers) 20, 75, 82, 170, 179
保健所設置市(city with a public health center) 74, 75, 173
保健所法(Public Health Center Law) 22, 81
保健センター(municipal health centers) 170
保健統計(health statistics) 214
母子健康手帳(maternal and child health handbooks) 83, 197
母子保健(maternal and child health) 76, 195
母子保健法(Maternal and Child Health Act) 83, 196
母集団(population) 139
ポピュレーションアプローチ(population approach) 18
ボランティア(volunteer) 170

マ

マイピラミッド(MyPyramid) 115
マイプレート(MyPlate) 115
マクガバン報告(McGovern Report) 114
マグネシウム(magnesium) 55
マネジメント(management) 152
マラスムス(marasmus) 44
マンパワー(manpower) 169
無作為抽出(random sampling) 93, 140
無作為割付比較試験(randomized controlled trial : RCT) 136, 172
名義尺度(nominal scale) 141
メタ・アナリシス(meta-analysis) 137
メタボリックシンドローム(metabolic syndrome) 61, 192
目安量(adequate intake : AI) 157
目安量法(portion size method) 124
目的設定型アプローチ 168
目標設定(goal setting) 165
目標量(tentative dietary goal for preventing life-style related diseases : DG) 157
森林太郎(Rintaro Mori, 森鴎外) 22
文部科学省(Ministry of Education, Culture, Sports, Science and Technology) 74

ヤ, ラ

野外試験(field trial) 136
有意(significant) 145

優先順位(priority)　165
有病率(prevalence)　131
幼児(toddlers)　198
ヨウ素(ヨード)欠乏症(iodine deficiency disorders)　44
罹患率(morbidity)　131
両側検定(two-sided test)　145
臨床試験(clinical trial)　136
倫理審査(ethical review)　163

連合国軍最高司令官総司令部(General Headquarters)　22, 92
老人保健法(Health and Medical Services Act for the Aged)　26, 83
労働安全衛生法(Industrial Safety and Health Act)　202
老年化指数(aging population rate)　7
老年人口(elderly population)　6
老年人口指数(elderly population rate)　6, 7

編者紹介

酒井 徹（さかい とおる）

1990年　徳島大学医学部栄養学科卒業
1995年　徳島大学大学院栄養学研究科博士後期課程修了
現　在　徳島大学大学院医歯薬学研究部 教授

郡 俊之（こおり としゆき）

1992年　徳島大学医学部栄養学科卒業
1994年　徳島大学大学院栄養学研究科博士前期課程修了
現　在　甲南女子大学医療栄養学部医療栄養学科 教授

中本 真理子（なかもと まりこ）

2009年　徳島大学医学部栄養学科卒業
2014年　徳島大学大学院栄養生命科学教育部人間栄養科学専攻博士
　　　　後期課程修了
現　在　徳島大学大学院医歯薬学研究部 講師

NDC 590　　239 p　　26 cm

栄養科学シリーズ NEXT（えいようかがくシリーズ NEXT）

公衆栄養学　第7版（こうしゅうえいようがく　だいはん）

2023年1月31日　第1刷発行

編　者　酒井 徹・郡 俊之・中本真理子（さかい とおる・こおり としゆき・なかもと まりこ）
発行者　髙橋明男
発行所　株式会社　講談社
　　　　〒112-8001　東京都文京区音羽 2-12-21　KODANSHA
　　　　　　販　売　(03)5395-4415
　　　　　　業　務　(03)5395-3615
編　集　株式会社　講談社サイエンティフィク
　　　　代表　堀越俊一
　　　　〒162-0825　東京都新宿区神楽坂 2-14　ノービィビル
　　　　　　編　集　(03)3235-3701
本文データ制作
カバー印刷　株式会社双文社印刷
本文・表紙印刷
製本　　　　株式会社ＫＰＳプロダクツ